소설처럼 재미있게 읽는
해부학 강의

소설처럼
재미있게 읽는

해부학
강의

무라카미 도오루 지음

오시연 옮김

시그마북스
Sigma Books

소설처럼 재미있게 읽는
해부학 강의

발행일 2024년 12월 5일 초판 1쇄 발행
지은이 무라카미 도오루
옮긴이 오시연
발행인 강학경
발행처 시그마북스
마케팅 정제용
에디터 김은실, 최윤정, 최연정, 양수진
디자인 김은경, 강경희, 김문배, 정민애

등록번호 제10-965호
주소 서울특별시 영등포구 양평로 22길 21 선유도코오롱디지털타워 A402호
전자우편 sigmabooks@spress.co.kr
홈페이지 http://www.sigmabooks.co.kr
전화 (02) 2062-5288~9
팩시밀리 (02) 323-4197
ISBN 979-11-6862-292-0 (03510)

「小説みたいに楽しく読める解剖学講義」村上 徹/著
Copyright © 2023 by YODOSHA,CO.,LTD.
All rights reserved.
Original Japanese edition published in 2023 by YODOSHA,CO.,LTD.

시그마북스는 (주)시그마프레스의 단행본 브랜드입니다.

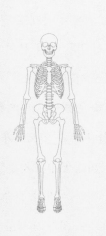

들어가며

자, 이제 해부학을 함께 공부해보겠습니다. 우리 몸의 다양한 부위는 지금 이렇게 책을 읽기 위해 일하고 있습니다. 이 책을 읽기 위해 왼쪽에서 오른쪽으로, 그리고 위에서 아래로 글자를 쫓느라 눈을 움직이는 근육이 특히나 바쁠 겁니다. 우리 몸이 작용하는 기저를 알게 되면 자신의 몸이 특별하게 느껴질 거예요.

해부학을 배우는 가장 좋은 방법은 인체를 실제로 해부해보는 것입니다. 뇌와 오감을 모두 활용할 수 있으니까요.

진짜로 해부를 하려면 의대생이나 치대생이 되어야 하고, 천 쪽에 육박하는 교과서를 읽고 이백 시간의 실습과 여섯 시간의 시험을 견뎌야 합니다. 아, 나는 의사도 치과 의사도 안 될 건데 배우지 말까? 맞는 말씀입니다. 하지만 그게 정답은 아닐 수도 있어요.

해부학을 알아두면 인간과 세상에 대한 이모저모를 좀 더 잘 이해할 수 있습니다. 어떤 일에 관해 자기 나름대로 생각하거나 검토할 수 있지요. 그것은 자랑스럽기도 하고 기쁜 일이기도 합니다. 저보다는 구루마 도라지로[1] 씨가 말해주는 게 낫겠네요.

미쓰오	삼촌, 질문해도 돼요?
도라	너무 어려운 건 묻지 마.
미쓰오	대학에는 왜 가는 거죠?
도라	뻔하지. 공부하기 위해서 가는 거지.
미쓰오	그럼 뭐하러 공부하는 거예요?
도라	응? 그런 어려운 건 묻지 말라고 했잖아, 너한테… 그러니까 이거야. 봐, 사람이 오래 살다 보면 여러 가지 일이 생기겠지? 그렇지? 그럴 때, 나처럼 공부를 안 한 사람은 이렇게 주사위를 굴려서 나온 숫자를 보고 결정한다든지, 그때의 기분으로 결정할 수밖에 없어. 그렇지? 그런데 공부를 한 사람은 자기 머리로 탄탄하게 논리를 세워서 이럴 때는 어떻게 해야 하나, 하고 생각할 수 있지. 그래서 모두 대학에 가는 거 아닐까. 그렇지?

『남자는 괴로워』 40화 <도라지로 샐러드 기념일> 중에서

---

1) 1969년에서 1995년까지 만들어진 일본의 국민영화 시리즈 <남자는 괴로워>의 남자주인공.-옮긴이

사람은 모두 아프거나 다칩니다. 결국은 죽을 것이고 이를 피할 방법은 없습니다. 내 몸은 내가 제일 잘 안다고 장담하고 싶겠지만, 그래도 '탄탄하게 논리를 세워서 설명할 수 있으면' 좋겠네요. 해부학은 '탄탄하게'를 도와줍니다.

아, 의대생이군요? 이제부터 해부학 수업이라고요? 선생님 말씀 잘 듣고 열심히 공부하세요. 힘들지만 재미있을 거예요. 이 책은 참고 정도만 하고요.

차례

제 7 장 골반부·회음부

제 8 장 다리

제 9 장 머리와 목

제 1 장

해부학을
시작하자

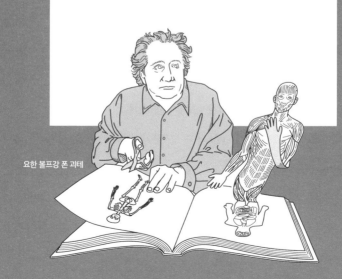

요한 볼프강 폰 괴테

이 책에서는 실제 해부학 실습과 같은 순서로 해부학에 관해 설명하겠습니다. 먼저 세부 사항으로 들어가기 전에 해부학 전반에 대해 간단히 살펴봅시다. 해부학은 '아주 세부적인 부분까지' 살펴보는 경향이 있어서 미리 대략적인 그림을 그려놓아야 길을 잃지 않습니다.

1 그건 무슨 해부학이야?

생물의 몸을 자르거나 풀면서 구조를 살피는 것을 해부(dissection)라고 합니다. 해부학(anatomy)은 그렇게 습득된 지식을 모아서 엮은 학문이다.

사람을 다루는 해부는 그 목적에 따라 네 가지 유형으로 구분합니다. 관련된 사람과 법률이 각기 다르기 때문에 이 점을 분명히 짚고 넘어가겠습니다.

먼저 **계통해부**. 이것은 의대생과 치대생이 인체의 정상적인 구조를 배우기 위해 하는 해부입니다. 다른 말로 정상해부라고도 하며 이 책에서 다루는 내용입니다. 이 수업이 바로 '해부학 실습'입니다. 의대와 치대에서 하는 해부학 강좌 내용이 **계통해부**에 해당합니다.

다음이 **병리해부**. 일명 부검입니다. 질병이나 부상으로 사망한 사람이 왜 죽었는지, 즉 사인(死因)을 진단하기 위한 해부입니다. 대학에는 병리학 강좌가 있고 병원에는 병리과가 있는데 그곳에서 병리해부를 합니다. 여기서는 '병리검사'라는 것도 합니다. 병리검사는 현미경으로 환자의 병변을 조사하여 질병의 종류와 진행도를 파악하는 것입니다. 오히려 이 업무가 더 일상적이라고 할 수 있겠네요.

세 번째가 사법해부입니다. 범죄 가능성이 있는 시신의 사인을 규명하고 경찰 수사에 도움을 주기 위한 해부입니다. 대학 법의학 강좌에서 진행됩니다. 만화나 TV 드라마에 종종 등장하는데 모두 미스터리물이고 법의학자가 심지어 사건 수사까지 하기도 하죠. 하지만 사실은 해부만 합니다.

이와 비슷한 것이 네 번째 행정해부입니다. 범죄 가능성이 없는 시신의 사인을 알아내기 위한 것입니다. 이것을 담당하는 의사를 검시관이라고 합니다.

이들 해부는 각각 근거가 되는 법률이 있습니다. 계통해부, 병리해부, 행정해부는 시체해부보존법에 규정되어 있습니다. 사법해부에 대해서만 형사소송법에 근거를 두고 있습니다.

해부할 때 허가가 필요해?

의대생들은 의·치대 해부학 실습실에서 교수와 부교수의 참관하에서만 계통해부를 할 수 있습니다. 시체해부보존법(1949년)에 규정되어 있으며 이 조건을 준수하지 않으면 사체손괴죄에 해당할 수도 있습니다.

허가 없이 계통해부를 할 수 있는 사람은 의·치대의 해부학 교수와 부교수뿐입니다. 상당히 특별한 위치라는 느낌이 들죠? 조문상으로는 병리학과 법의학 교수와 부교수도 가능하지만 자기 전문 분야를 넘어

그림 1-1 해부실습대

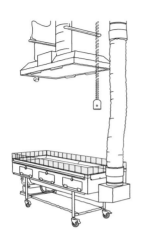

설 수 있는가 하면 일반적으로는 무리라고 봐야겠죠.

그 밖의 사람은 후생노동성으로부터 '시체 해부 자격'을 인증받아야 합니다. 이를 위해서는 상당한 기술과 경험이 없으면 신청조차 할 수 없고, 연 단위의 교육 연구 경험, 해부학 강좌 재직 경험, 수십 건의 해부 경험 등이 요구됩니다(구체적인 연도와 건수는 의사인지, 치과 의사인지, 그 외인지 등에 따라 다릅니다).

어? 그러면 해부학 실습을 하는 학생들은요? 시체 해부 자격을 얻으려면 해부 경험이 필요하다니 이상한데요? 해부학 교수와 부교수의 지도하에서는 해부할 수 있다고 법적으로 해석되기에 가능합니다.

시체해부보존법은 해부 장소도 규정합니다. 계통해부는 의대 또는 치대 해부실에서만 할 수 있습니다. 해부실에는 환기 장치가 있는 전용 실습대가 있고 그 위에서 해부합니다(그림 1-1).

2 해부학도 분야가 있다

학문으로서의 '해부학'에도 연구 방법이나 대상에 따라 여러 종류로 분류합니다.

먼저 **육안 해부학**(gross anatomy)은 눈으로 식별이 가능한 범위, 기껏해야 돋보기 정도로 확대해서 조사해 정리한 해부학입니다. 반면 현미경을 사용해 육안으로는 알 수 없는 작은 구조까지 살펴본 것이 **조직학**(histology)입니다. 둘 다 의대 1학년이나 2학년에 배웁니다.

엑스레이나 CT 등의 의학용 영상으로 보이는 것을 실제로 해부하여 보이는 것에 대응해 정리한 것이 **영상해부학**입니다. 임상 현장에서 환자의 체내를 볼 기회는 대부분 의료영상을 통해 이루어집니다. 물론 수술 중에는 몸의 내부를 직접 보게 되지만, 그 전에 영상으로 병변을 확인합니다.

발생학(embryology)도 해부학의 한 분야입니다. 배아가 태내에서 자라 태아가 되어 태어날 때까지 배아(수정란)의 형태 변화를 종합한 것으로, 성체의 형태를 의미 있게 이해하는 근거가 됩니다.

미술해부학이라는 분야도 있습니다. '미모도 따지고 보면 피부 한 꺼풀(Beauty is but skin-deep)'이라는 속담이 있습니다. 외모는 중요하지 않다는 뜻이지만 아무튼 인체를 사실적으로 그리려면 피부 아래 구조까지 상상해서 그려야 합니다. 레오나르도 다빈치는 평생에 30구 이상의 인체를 해부했다고 합니다. 미켈란젤로 또한 인체 해부학을 탐구했고 마침내 어떤 자세도 기억에 의존하여 사실적으로 그릴 수 있게 되었다고 합니다. 미술해부학은 형태와 움직임을 묘사하기 위한 것이므로 주로 골격과 근육을 다룹니다.

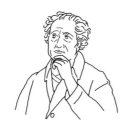

그림 1-2 요한 볼프강 폰 괴테
(1749~1832년)

형태학

해부학처럼 주로 형태를 조사해서 정리한 학문을 **형태학**(morphology)이라고 합니다. 병리학과 법의학도 형태학 중 하나입니다. 해부학이라는 용어는 너무 오래돼서 누가 지었는지 모르지만 형태학은 잘 알려져 있습니다. '잘 알려져 있다'기보다는 그 사람 자체가 아주 유명하죠.

바로 『젊은 베르테르의 슬픔』, 『파우스트』의 저자인 괴테입니다(그림 1-2).

그는 자연 과학에 조예가 깊고, 식물학과 색채학에도 공적을 남겼습니다. 해부학에 대해서는 다양한 형태의 뼈에는 그것들의 근원이 되는 '원형'이 있다고 생각했습니다. 묘지에서 우연히 발견한 양의 머리뼈를 보고 그것이 척추뼈와 원형이 같을 것이라는 생각을 떠올렸습니다. 오늘날 뒤통수뼈의 일부는 척추뼈와 같은 원기와 체절로 형성되었다고 알려져 있습니다.

3 해부학 교재

18세기 영국 해부학자 윌리엄 헌터는 '해부체만이 살아 있는 몸의 어디를 자르고 조사해야 하는지 자유롭고 신속하게 알려준다'고 했습니다(1). CG와 VR(가상현실) 영상이 존재하는 오늘날도 정확한 형태를 배울 때 해부학 실습만 한 것이 없습니다. 하지만 해부학명이 인체에 붙어 있는 것도 아니고, 형태의 의미 부여를 알지 못하면 모르고 지나가는 경우도 많으므로 교재 또한 중요합니다.

해부학 교재에는 세 가지 유형이 있습니다. 먼저 해부학을 글과 그림으로 설명한 이른바 **교과서**입니다. 인체의 형태와 기능, 그 의미 부여, 질병과의 관계에 대해 배울 수 있습니다. 또 하나는 해부학 그림만 잔뜩 올린 **아틀라스**입니다. **도보**라고도 합니다. 실습 중에 분리한 것의 이름을 찾아보거나 찾고 있는 것이 어디에 있는지 추정하는 데 사용합니다. 마지막으로 **실습서**입니다. 해부학 실습 절차서라고 할 수 있지요.

4 해부학적 자세, 면, 방향

해부학을 공부할 때 필요한 몇 가지 규칙을 알아봅시다. 뭐 그렇게 거창한 게 아니라 앞, 뒤, 오른쪽, 왼쪽을 정하자는 것입니다.

이때 **해부학적 자세**가 기준이 됩니다. 직접 해봅시다. 정면을 향해서 똑바로 서세요. 다리를 어깨너비 정도로 벌리고 발끝을 정면으로 향하게 합니다. 양팔을 몸 옆으로 가볍게 벌리고, 손은 크게 벌리고 손바닥은 정면을 향합니다(그림 1-3).

해부학적 자세를 기준으로 먼저 단면을 정해보겠습니다. 몸을 위쪽과 아래쪽으로 나누는 평면을 **횡단면**(수평면, 축평면)이라고 합니다. 몸

그림 1-3 인체의 주요 평면

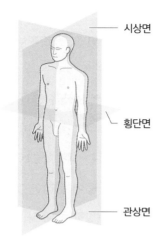

— 시상면

— 횡단면

— 관상면

을 앞쪽과 뒤쪽으로 나누는 면을 **관상면**(전두면)이라고 합니다. 좌우로 나누는 면을 **시상면**이라고 하며, 좌우를 딱 절반으로 나누는 면을 **정중면**(정중시상면)이라고 합니다.

면이 정해지면 다음은 방향입니다. 사람을 기준으로 하는 경우 외에 네발 동물을 기준으로 하기도 합니다. 위아래는 머리쪽·꼬리쪽(두측·미측) 또는 입쪽·항문쪽(문측·항

측)이라고도 합니다. 앞뒤는 **배쪽·등쪽**입니다. 여기까지 이해 가지요?

정중면에 가까워지는 방향을 안쪽(내측), 반대로 멀어지는 방향을 가쪽(외측)이라고 합니다. 보통은 안쪽, 바깥쪽으로 말하지만 **해부학에서는 안쪽, 가쪽**이라고 표현한다는 걸 기억하세요.

사지는 몸통에 가까워지는 방향을 몸쪽(근위), 멀어지는 방향을 먼쪽(원위)이라고 합니다.

마지막으로 좌우입니다. 이것은 무척 중요합니다. 해부학과 의료 관계에서 말하는 좌우는 관찰하는 사람이 보는 방향이 아니라 **관찰되는 사람**(진료실이라면 환자)**의 좌우**입니다. '맞은편 오른쪽' '맞은편 왼쪽'이라고 하지 않습니다. 철저합니다. 그렇지 않으면 좌우를 잘못 표현하여 참혹한 의료사고로 이어질 것입니다.

5 절개와 예습

해부를 할 때의 각각의 조작을 절개라고 합니다. 해부학자와 교육자들의 다양한 감정으로 가득 차 있는 용어입니다. 거의 저주에 가까운 느낌이죠.

혈관, 신경, 장기 등의 인체 부위는 충전제이자 접착제 역할을 하는 결합조직이라는 조직으로 연결되어 있습니다. 결합조직에는 콜라겐 등으로 이루어진 섬유가 풍부하고, 섬유를 만드는 섬유아세포도 있습니다. 섬유 사이의 틈은 조직액이라고 해서 미네랄과 히알루론산, 당단백질 등이 함유된 액체가 가득 차 있습니다. 미용에 관심이 많은 사람이 들으면 화색이 돌 만한 용어들이 등장했겠지만 일단 미용은 잊어버리세요.

결합조직에는 위치에 따라 지방을 축적한 지방세포도 있습니다. 보세요, 일반적인 미용과 다른 이야기죠?

혈관과 신경, 장기 등 해부하려는 '구조물'은 대개 이런 결합조직에 묻혀 있습니다. 결합조직을 조심스럽게 제거하여 구조물을 완벽하게 드러냅니다.

'완벽하게'라는 것이 중요합니다. 힘들어서 전체가 드러난 것을 보면 매우 아름답고 인상적이어서 선명하게 기억할 수 있습니다. 인간의 기억이라는 게 그런 거죠.

이때 되는대로 작업하면 안 됩니다. 미리 교재로 예습해서 무엇을 하고 있는지 알아볼 수 있어야 합니다. 예습 없는 해부는 불가능하다고 생각하세요.

이런 이야기를 하다 보니, 나쓰메 소세키의 『몽십야』 중 여섯째 밤이 생각나네요. 꿈에서 운케이[1]가 불상을 조각하는 내용입니다.

단단한 나무가 단번에 깎여 두툼한 나뭇조각이 망치 소리와 함께 튀는가 싶더니 노기로 크게 벌어진 콧방울이 모습을 드러냈다. 끌날을 갖다 대는 데에 너무나도 거침이 없었다. 그러면서도 털끝만큼도 의심을 두지 않는 듯이 보였다.

"저렇게 끌을 대충대충 갖다 대는데도 용케 눈썹과 코가 뜻하는 대로 나오네."

나는 너무나 탄복한 나머지 혼잣말처럼 중얼거렸다. 그러자 아까의 그 젊은 사내가 말했다.

"무슨 소리. 저건 눈썹이나 코를 끌로 만드는 게 아니라, 저렇게 생긴 눈썹이나 코가 나무 속에 파묻혀 있는 것을 끌과 망치로 파내는 것뿐이야. 마치 땅속에서 돌을 파내는 거나 마찬가지니까 결코 실패할 리가 없지."

뛰어난 의대생도 별말 하지 않으면 예습도 하지 않고 와서 중요한 신경이나 혈관을 잘라 버리거나 이것 좀 잘 보라고 해도 삐죽 머리만

---

1) 가마쿠라 초기 최고의 실력을 자랑하던 불상 조각사로, 강인한 가마쿠라 조각의 기본 양식을 확립했다.-옮긴이

내민 수준에서 다 했다고 만족해합니다. 교원에게 들키면 꾸중을 듣거나 심하면 남아야 합니다. 물론 들키지 않고 넘어갈 수도 있겠지만 그러면 시험 날에 망하는 것이죠.

해부, 해체, 손괴

봐야 할 것을 예습하고 몸을 해부하며 보고 형태를 익힙니다. 예상치 못한 것을 접하게 될 수도 있고, 그것을 더욱 파고들면서 확인할 수도 있습니다. 이 작업을 통해 시신에서 근육과 장기가 차례대로 분리되며, 의대생의 뇌 속에 그 이미지가 재구성됩니다. 이것이 '해부'입니다.

　반면 일단 '실습서에 적힌 대로' 손만 움직이고 익히지 않는 것은 단순한 '해체'입니다. 피곤하면 저도 모르게 이렇게 되기 쉽습니다. 요즘의 실습서는 내용이 충실해서 따라 하기만 하는 것은 어렵지 않기 때문에 그렇게 되는 거죠. 그러나 결과적으로 뇌에 아무것도 남아 있지 않으면 의미 없는 일입니다.

　또한, 해부 순서도 다르고 구조물을 부숴버리는 것이 '손괴'입니다. 이렇게 되지 않도록 주의해야겠습니다.

6 메스가 아니라 가위를 사용하라

메스와 가위 모두 칼인데 대체 무슨 말일까요.

　해부학 실습에서 메스를 사용하면 교원에게 꾸중을 듣습니다. 전혀 필요 없는 것은 아니지만 특정 상황, 즉 피부를 절개할 때만 사용합니다. 이것은 사실 외과 수술도 마찬가지입니다.

부검은 '박리'의 연속입니다. 결합조직을 쪼개고 쪼개어 혈관, 신경, 장기를 떼어내 파냅니다. 이것을 **무딘박리**라고 합니다. 결합조직은 부드럽고 형태가 일정하지 않으며 목적물은 그보다 구조가 확실하기 때문에 밀도와 질감의 차이를 기준으로 나누어 갑니다. 이때 메스를 사용하면 그것들을 구분하기 전에 한꺼번에 싹둑 잘라버릴 수도 있습니다. 아니, 거의 백 퍼센트 한꺼번에 자릅니다.

그래서 무딘박리에는 가위를 사용합니다. 외과에서는 발사가위라고도 하지요.

가위는 외과 의사처럼 잡습니다(그림 1-4). 가위 손잡이 구멍에 엄지와 약손가락을 넣고 집게손가락을 가윗날 위에 올려놓습니다. 집게손가락을 가위의 나사 부분(닿지 않으면 그 근처의 손잡이 부분)에 딱 맞춥니다. 이렇게 잡으면 칼끝이 흔들리지 않고 안정적입니다.

해부학 실습 때는 가위를 이상하게 잡는다고 해서 혼나지는 않습니다. 하지만 임상 실습에서 수술 중인 지도전문의가 본다면? 생각만 해도 무서우니 여기까지 하죠.

가위를 오므린 상태에서 결합조직 부분에 넣습니다. 그 상태에서 가위를 그대로 벌리면 끝 쪽에서 조직이 벗겨집니다. 그대로 가위를 뽑으면 중요한 것을 칼날로 자르지 않고 분리할 수 있습니다(그림 1-5)(2). 이를 반복하며 무딘박리를 진행합니다. 가위의 좋은 점은 무딘박리를 하면서 '여기

그림 1-4 가위는 외과 의사처럼 잡는다

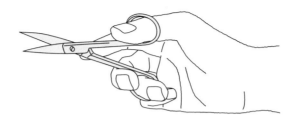

그림 1-5 박리하는 법

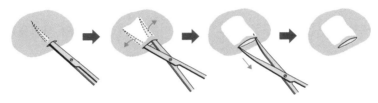

▶ 참고문헌 2에 근거함

에는 아무것도 없다'는 점을 확인한 뒤 칼날 쪽으로 절제할 수 있다는 것입니다.

해부 실습에 사용할 도구가 3개 더 있습니다. 하나는 몰 프로브입니다. 6인치 길이의 스테인리스강 막대로 가늘고 끝이 약간 구부러져 있습니다. 이것도 결합조직에 삽입해 박리에 사용합니다.

다음은 핀셋입니다. 외과에서는 겸자라고 하지요. 2~3종류가 있는데 작은 부분을 벗겨낼 때 사용합니다.

마지막으로 잊지 말아야 할 것이 자신의 손끝입니다. 굵은 신경과 혈관은 손가락으로 금방 벗겨낼 수 있습니다. 결합조직에 깊숙이 파묻힌 부분을 만져보고 확인할 수도 있습니다. 손가락의 촉각은 매우 뛰어나서 실수할 가능성을 줄여줍니다.

7 헌체

여러분이 오해하지 않도록 잘 설명해야겠네요. 바로 '헌체'에 관해서입니다.

해부학 교육과 연구를 위해 생전의 의지에 따라 자신의 시신을 제공하는 것. 이것을 헌체라고 합니다. 헌체는 무조건 무보수입니다. 익명이 원칙이며 누가 누구의 시신을 부검했는지 밝히지 않습니다. 이렇게 조건 없이 무보수에 익명인 것은 역사적 배경이 있습니다.

18세기에서 19세기 사이, 영국에서는 해부학용 시신을 확보하기 위해 도굴이 성행하고 시신 매매가 빈번했습니다. 해부학자 존 헌터(그림 1-6)는 도굴을 지시하기도 했습니다. 그러다가 사람들을 살해하여 시

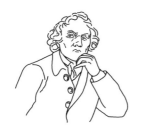

그림 1-6 존 헌터 (1728~1793년)

체를 해부실습실에 팔아넘긴 사건이 일어났습니다. 버크와 해어의 살인사건이라는 이름으로 유명합니다. 이로 인해 1832년 영국에서는 '해부에 관한 법률'이 제정되기에 이르렀습니다. 그 후 각국에서 해부와 헌체가 법제화되었습니다.

일본에서는 1949년 '시체 해부 보존법', 1983년 '의학 및 치학 교육을 위한 헌체에 관한 법률'이 제정되었습니다.[2]

현재 일본에서는 해부학 실습용 시신은 헌체로 제공됩니다. 최근에는 각 대학에 '수술 수기 연수 센터'를 설립했습니다. 외과 의사의 기능 향상과 새로운 수술 기법 개발을 위해 기증받은 시신을 이용한 모의 수술을 진행합니다.

각 의과대학과 치과대학에서 헌체를 희망하는 분을 모집하여 등록하고 있으며, 등록자가 사망하면 시신을 인수합니다. 헌체는 본인의 유지는 물론 유족의 동의가 있어야 가능합니다.

부검 후, 유해는 화장되어 유족에게 돌려집니다. 또한 원한다면 대학 납골당에 안치되기도 합니다. 대략 1~2년 후입니다. 이때, 유족들에게 문부과학성 장관의 감사장이 전달됩니다.

기증자와 유족들에게 감사의 마음을 전하기 위해 학생과 교직원들이 참여하여 매년 대학에서 주최하는 해부 헌체 위령제를 거행합니다. 제단 안쪽에는 부검을 마친 유골들이 안치되어 있습니다. 다 함께 헌화를 하고 대학과 학생 대표가 감사 인사를 드립니다.

---

2) 한국에서는 '시체 해부 및 보존에 관한 법률'이 1962년 시행되었다. -옮긴이

8 생명윤리와 해부학 실습

호그와트 마법 마술학교의 4학년을 마친 해리 포터. 말이 학생들이 타는 마차를 끌고 가는 것을 보았지만 친구들의 눈에는 그 말이 보이지 않아서 놀란다. 이 말은 죽음을 목격한 경험이 있는 사람에게만 보이는 마법 생물 세스트랄이었다. 해리는 학년말 볼드모트와의 싸움에서 학우 세드릭의 죽음을 목격했었다.

조앤 롤링 『해리 포터와 불의 잔』 요약

죽음을 목격하는 것은 인생에서 겪는 강렬한 경험이죠. 심지어 해부학 실습은 시신의 내부까지 파고드는 행위입니다. 납관 일에는 고인을 배웅하는 경험도 합니다. 실습을 마친 학생들의 얼굴은 예전보다 어딘가 성숙하고 위엄 있어 보입니다(시험이 힘들어서 수척해졌을 뿐일까요).

의과대학에는 생명윤리를 배우는 수업이 따로 있습니다. 하지만 윤리를 배우는 데는 '경험'이 반드시 필요합니다. 해부학 실습은 의대생으로서의 윤리를 배우는 첫 번째 경험입니다.

9 몸을 지지하는 뼈대계통

해부학 실습에서는 몸을 부분별로 나누어 자세히 살펴봅니다. 그때 전신에 관한 용어를 먼저 기억해 두면 전체 형태를 잊지 않습니다.

먼저 뼈대계통에 대해 알아보겠습니다. 뼈대계통의 기능은 몸의 축이 되어 지탱하는 것입니다. 근육과 함께 몸을 움직이는 역할도 하고 골수로 혈액세포를 만들기도 합니다. 해부학을 배울 때 뼈대계통을 먼저 알아두면 나중에 많은 도움이 됩니다.

인체의 길잡이가 된다

인간의 골격은 이백여 개의 뼈로 구성됩니다(그림 1-7). 각각의 순서와 장소가 정해져 있으므로 인체의 위치를 말할 때 골격을 일종의 길잡이로 삼습니다. 골격은 크게 **몸통뼈대**(축골격)와 **팔다리뼈대**(사지골격 또는 부속골격)로 나뉩니다. 머리뼈, 척주, 가슴우리(흉곽)가 몸통뼈대에 해당하고, 팔다리를 구성하는 뼈들이 팔다리뼈대에 해당합니다.

머리뼈(두개골)에는 뇌와 눈, 귀, 코, 입 등이 있습니다. 또한 많은 작은 뼈들의 조합으로 이루어집니다(9장).

머리뼈(두개골)에 이어지는 척추는 척추뼈가 위아래로 연결되어 형성됩니다. 먼저 척추뼈를 세어보겠습니다. 모양이 비슷한 뼈들이 반복적으로 이어져 있어서 눈금으로 사용하기에 안성맞춤입니다.

목을 만드는 척추뼈인 목뼈(경추)는 모두 7개입니다. 인간뿐 아니라

그림 1-7 온몸의 뼈

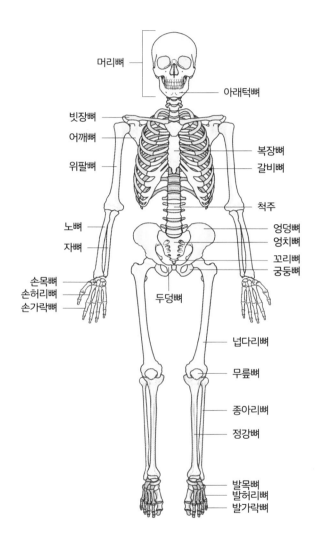

머리뼈

아래턱뼈

빗장뼈
어깨뼈
위팔뼈

복장뼈
갈비뼈

척주

노뼈
자뼈

엉덩뼈
엉치뼈
꼬리뼈
궁둥뼈

손목뼈
손허리뼈
손가락뼈

두덩뼈

넙다리뼈

무릎뼈

종아리뼈
정강뼈

발목뼈
발허리뼈
발가락뼈

포유류라면 모두 같습니다(물론 몇 가지 예외는 있습니다). 가슴을 이루는 척추뼈인 등뼈(흉골)는 12개로 구성되며 등뼈의 좌우에는 갈비뼈가 하나씩 붙어 있습니다. 즉 12쌍이지요. 갈비뼈는 도중에 연골이 되어 앞가슴벽 가운데에서 등뼈와 붙어 있습니다. 허리에 있는 허리뼈(요추)는 5개로 이루어집니다. 골반은 엉덩뼈라는 하나의 뼈로 이루어져 있는데, 원래 5개의 엉치뼈가 합쳐져서 생긴 것입니다. 엉치뼈 아래에는 2~3개의 꼬리뼈가 있습니다. 뼈의 개수를 잘 기억해 주세요.

목뼈는 일주일이 7일이니까 7개. 등뼈는 1년이 12개월이니까 12개. 허리뼈는 손가락이 5개니까 5개. 엉치뼈는 발가락이 5개니까 5개라고 외우면 되겠네요.

위팔뼈(어깨부터 손까지)는 팔이음뼈(상지대)와 자유팔뼈(자유상지)로 나뉩니다. 팔이음뼈는 어깨뼈(견갑골)과 빗장뼈(쇄골)의 두 부분으로 구성됩니다. 자유팔뼈는 위팔, 아래팔, 손으로 나눌 수 있고, 위팔은 위팔뼈뿐입니다. 아래팔은 노뼈와 자뼈가 나란히 배열되어 있습니다. 손뼈는 손목을 만드는 손목뼈 8개, 손바닥을 만드는 손허리뼈 5개, 손가락을 만드는 손가락뼈(엄지는 2개, 나머지는 3개)로 이루어집니다.

다리뼈(허리부터 발까지)도 위팔뼈와 비슷하게 구성됩니다. 다리이음뼈(하지대)는 볼기뼈 하나이며 엉치뼈에 붙어 있습니다. 볼기뼈는 엉덩뼈, 두덩뼈, 궁둥뼈의 세 뼈가 합쳐진 것입니다. 자유다리뼈(자유하지)는 넙다리, 종아리, 발로 구성됩니다. 넙다리는 넙다리뼈, 종아리는 정강뼈와 종아리뼈로 이루어집니다. 발목의 발목뼈는 7개로 구성되며 손보다 1개 적습니다. 발등 부분의 발허리뼈는 5개입니다. 발가락의 뼈는 발가락뼈라고 하며 엄지발가락은 2개, 그 밖은 3개의 뼈가 있습니다. 그리고 무릎에는 무릎뼈(슬개골)가 있습니다.

뼈의 개수는 별로 중요한 거 같지 않다고요? 명탐정 셜록 홈스가 한 명대사가 있습니다. 홈스가 짝꿍 왓슨에게 '관찰'에 대해 이야기하는 장면입니다.

"그건 말일세, 그저 눈으로 보는 것은 관찰이라고 할 수 없다네. 전혀 별개의 문제지. 기왕 말 나온 김에 하나 물어봄세. 자네는 지금까지 이 집 계단을 몇 번쯤 오르내렸다고 생각하나?"

"글쎄, 수백 번은 넘지 않을까?"

"계단이 몇 개인지는 알고 있나?"

"한 스무 계단쯤 되나? 정확히는 잘 모르겠군."

"바로 그 점이 자네가 나와 다른 점이네. 자네는 보기만 했지 관찰하지는 않았던 거야. 보는 것과 관찰하는 것은 분명 다르지."

"그럼 자넨 몇 계단인지 기억하고 있나?"

"물론이지, 열일곱 계단일세."

아서 코난 도일 저(조미영 편역)

『보헤미아의 스캔들』 중에서

나중에 꼭 도움이 되니까 뼈의 개수를 기억해 주세요(17단…등뼈+허리뼈로군요).

몸 표면의 길잡이로 삼다

골격은 단단하고 위치를 벗어나지 않기 때문에 피부로 만질 수 있는 뼈를 기준으로 하면 몸의 표면상에서의 위치를 안정적으로 결정할 수 있습니다.

자신의 몸으로 실습을 해봅시다. 왼쪽 빗장뼈를 만져보시고 그 중점을 정해보세요. 거기서 수직으로 내린 선을 빗장뼈 중심선이라고 합니다. 빗장뼈 바로 아래에 닿는 갈비뼈는 2번 갈비뼈입니다(1번 갈비뼈는 빗장뼈 안쪽에 있어서 만져지지 않습니다). 거기서부터 세어서 5번 갈비뼈를 찾아보세요.

5번 갈비뼈와 6번 갈비뼈 사이가 5번 갈비사이(늑간)입니다.

빗장뼈 중심선과 5번 갈비 사이의 교점을 건드리면 박동을 느낄 수 있습니다. 심장의 끝에서 오는 진동이 전해지며, 이를 심장꼭대기박동(심첨박동)이라고 합니다. 의사가 심장 상태를 확인하는 지점 중 하나입니다.

해부학명이 되다

뼈 이름은 다른 해부학 이름에 사용되기도 합니다. 뼈를 먼저 기억하면 나중에 다른 해부학 용어를 배울 때 에너지를 절약할 수 있습니다.

예를 들어, 목에는 목빗근이라는 머리를 움직이는 근육이 있습니다. 목빗근의 구용어는 흉쇄유돌근인데 이것은 그 근육이 붙어 있는 자리인 흉골(복장뼈), 쇄골(빗장뼈), 유양돌기(두개골에 있는 뼈의 돌기)를 붙여서 만든 명칭입니다.

맥을 짚을 때의 받침대가 된다

의사는 종종 환자에게 손가락을 대고 맥박을 짚습니다. 동맥을 만져서 맥의 속도와 강도를 보는 것이죠. 이럴 때 사용되는 동맥은 모두 체표 가까이에 위치하며, 그 안쪽에 뼈가 있습니다(그림 1-8). 손가락으로 동맥을 뼈에 가볍게 대면 맥박을 느낄 수 있습니다. 손목으로 맥박을 측정하는 동맥은 노동맥이며 그 안쪽에 노뼈가 있습니다.

이러한 조건이 충족되면 상당히 가는 동맥으로도 맥박을 잴 수 있습니다. 손가락 안쪽의 살짝 부풀어 오른 부분을 반대쪽 손의 엄지손

그림 1-8 노동맥을 손가락과 노뼈 사이에 끼운다

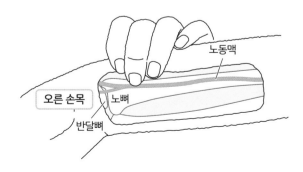

가락과 집게손가락으로 가볍게 집어보세요. 맥박을 만질 수 있습니다.

의사는 몸의 여러 곳에서 맥박을 짚을 수 있도록 연습합니다. 동맥이 막혀 혈류가 끊겼을 때의 진단에 활용할 수 있기 때문입니다.

10 몸을 움직이는 근육계통

근육계통은 몸과 내장의 움직임을 주관합니다. 근육계통을 담당하는 근육세포는 스스로 수축하는 작용을 하는 특수한 세포입니다. 근육은 세포에 따라 세 가지로 구분합니다(그림 1-9).

뼈대근육(골격근)은 골격에 붙어 관절을 움직입니다. **심장근육**(심근)은 심장을 만듭니다. 뼈대근육과 심장근육의 세포를 현미경으로 보면 가로줄무늬가 보여서 **가로무늬근육**(횡문근)이라고 합니다. 가로무늬가 없는 근육세포가 **민무늬근육**(평활근)이며 내부장기의 근육층을 형성하여 내장 자체가 움직일 때 작용합니다.

뼈대근육은 의지로 움직일 수 있기 때문에 **맘대로근**(수의근)이라고 합니다. 심장근육과 민무늬근은 자율적으로 움직이고 의지로 조절할 수 없으므로 **제대로근**(불수의근)이라고 합니다.

뼈대근육

여기서는 뼈대근육에 대해 정리해봅시다. 뼈대근육 세포는 수 밀리미터에서 수십 센티미터에 이르는 길쭉한 세포들이 다발이 되어 뼈대근

그림 1-9 근육의 종류

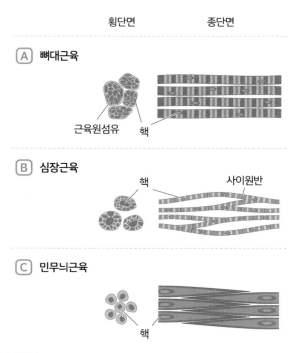

횡단면   종단면

A 뼈대근육

근육원섬유   핵

B 심장근육

핵   사이원반

C 민무늬근육

핵

▶ 참고문헌 3을 근거로 작성

육을 형성합니다. 뼈대근육에는 수축을 담당하는 운동신경이 붙어 있습니다. 근육을 지배하는 신경에는 감각신경도 포함되어 있고, 수축 상태인 센서에서 받은 정보를 중추로 피드백합니다.

뼈대근육을 찾아서 외울 때는 다음 세 가지 사양을 파악해야 합니다.

(1) **이는곳·닿는곳**, (2) **작용**, (3) **지배신경**

뼈대근육은 관절을 걸친 2개의 뼈에 붙어 수축에 의해 관절을 움직입니다. 이때 상대적으로 움직임이 작은 쪽 끝을 **이는곳**이라고 하고 움직임이 큰 쪽을 **닿는곳**이라고 합니다. 이는곳과 닿는곳을 합쳐서 부착이라고 합니다(그림 1-10).

어느 쪽 끝이 크게 움직이는지 결정하기 어려울 때도 있죠. 그럴 때는 몸의 중심에 가까운 쪽을 이는곳으로 정합니다. 그래도 애매해서 교과서에 따라 다를 수도 있어요. 그렇게 되면 그때는 어느 쪽이 이는곳이고 어느 쪽이 닿는곳인지 상관없어요.

이는곳과 닿는곳이 결정되면 관절에 어떻게 **작용**하는지가 자연스럽게 결정됩니다.

마지막으로 각각의 근육을 움직이는 신경을 **지배신경**이라고 합니다. 하나의 근육은 종종 하나의 신경에 지배되지만, 2개의 신경이 하

그림 1-10 뼈대근육의 각 부위 명칭

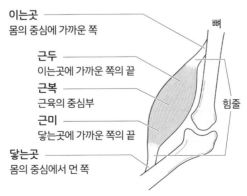

이는곳
몸의 중심에 가까운 쪽

근두
이는곳에 가까운 쪽의 끝

근복
근육의 중심부

근미
닿는곳에 가까운 쪽의 끝

닿는곳
몸의 중심에서 먼 쪽

뼈

힘줄

▶ 참고문헌 3을 근거로 작성

나의 같은 근육에 작용하기도 합니다. 이것을 이중지배라고 합니다.

근육이 관절에 관여할 때 대개 1개의 관절에 관여하지만, 팔다리에서는 2개의 관절에 관여하기도 합니다. 이것을 이관절근이라고 합니다.

근육 중에는 닿는곳이 피부여서 피부를 움직이는 것도 있습니다. 이것을 피부근육이라고 합니다. 사람의 얼굴과 목에 있는 피부근육을 **표정근육**이라고 합니다. 표정근육은 안면신경의 지배를 받습니다.

뼈대근육에는 여러 가지 형태가 있습니다. 가장 많은 것은 방추형으로 막대기에 실을 감은 것처럼 가운데가 볼록하고 양 끝이 가늘어집니다. 가운데 부분을 근복, 이는곳(근육이 시작하는 곳)의 끝을 근두, 닿는곳(근육이 끝나는 곳)의 끝을 근미라고 합니다. 가장자리는 힘줄을 통해 뼈에 부착되어 있는 경우가 많은데, 힘줄은 단단한 결합조직입니다.

방추형 외에 새의 깃털 형태(깃근육)나 삼각형(삼각근육), 부착부위가 여러 개로 나누어져 있는 모양 등이 있습니다. 형태의 종류까지 암기할 필요는 없지만, 대략적으로 봐 두면, 각 근육을 배울 때 도움이 됩니다(그림 1-11).

11 몸의 정보담당인 신경계통

신경은 우리 몸 전체에 분포되어 있습니다. 신경계통은 몸의 정보 처리를 담당합니다. 온몸에 존재하기 때문에 해부학 실습을 하는 동안 계속 신경계통을 접하게 되므로 미리 공부해 두는 편이 효율적입니다.

그림 1-11 전신의 근육 (앞)

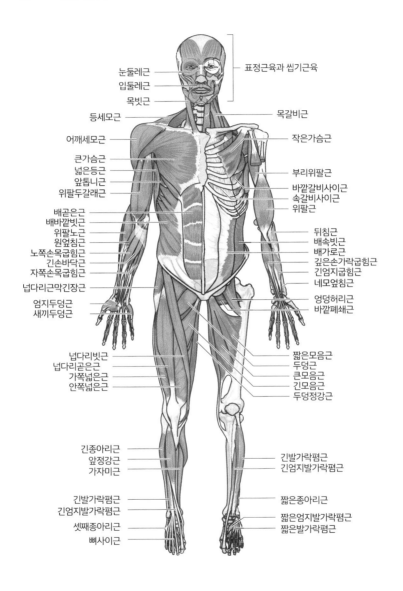

눈둘레근
입둘레근
목빗근
표정근육과 씹기근육

등세모근
목갈비근

어깨세모근
작은가슴근

큰가슴근
넓은등근
앞톱니근
위팔두갈래근
부리위팔근
바깥갈비사이근
속갈비사이근
위팔근

배곧은근
배바깥빗근
위팔노근
원엎침근
노쪽손목굽힘근
긴손바닥근
자쪽손목굽힘근
넙다리근막긴장근
뒤침근
배속빗근
배가로근
깊은손가락굽힘근
긴엄지굽힘근
네모엎침근

엄지두덩근
새끼두덩근
엉덩허리근
바깥폐쇄근

넙다리빗근
넙다리곧은근
가쪽넓은근
안쪽넓은근
짧은모음근
두덩근
큰모음근
긴모음근
두덩정강근

긴종아리근
앞정강근
가자미근
긴발가락폄근
긴엄지발가락폄근

긴발가락폄근
긴엄지발가락폄근
셋째종아리근
뼈사이근
짧은종아리근
짧은엄지발가락폄근
짧은발가락폄근

그림 1-11 전신의 근육 (뒤)

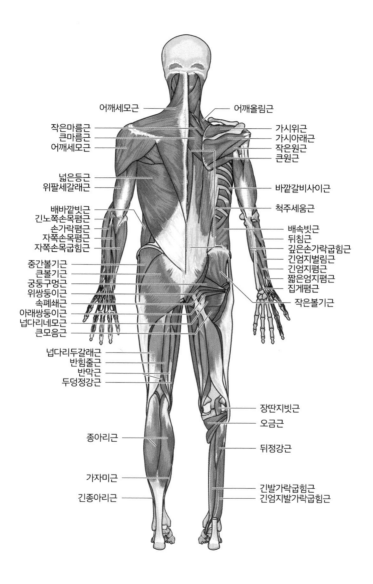

어깨세모근 — 어깨올림근

작은마름근 — 가시위근
큰마름근 — 가시아래근
어깨세모근 — 작은원근
큰원근

넓은등근 — 바깥갈비사이근
위팔세갈래근 — 척주세움근

배바깥빗근 — 배속빗근
긴노쪽손목폄근 — 뒤침근
손가락폄근 — 깊은손가락굽힘근
자쪽손목폄근 — 긴엄지벌림근
자쪽손목굽힘근 — 긴엄지폄근
짧은엄지폄근
중간볼기근 — 집게폄근
큰볼기근 — 작은볼기근
궁둥구멍근 — 작은볼기근
위쌍둥이근
속폐쇄근
아래쌍둥이근
넙다리네모근
큰모음근

넙다리두갈래근
반힘줄근
반막근
두덩정강근

장딴지빗근
오금근

종아리근 — 뒤정강근

가자미근 — 긴발가락굽힘근
긴종아리근 — 긴엄지발가락굽힘근

신경계통은 중추신경계통과 말초신경계통으로 나눌 수 있습니다.

중추신경계통은 뇌와 척수를 함께 가리키는 용어입니다. 뇌는 머리뼈에, 척수는 척추에 둘러싸여 보호받습니다. 중추신경계는 정보를 처리하는 곳입니다. 뭔가를 느끼고 생각하며 몸을 움직이려고 합니다. 우리가 의식하진 못하지만 몸의 기능을 조절하기도 합니다.

말초신경계통은 중추신경계를 드나드는 신경입니다. 정보를 전달하는 '전선' 혹은 '중계소' 역할을 한다고 생각하면 됩니다.

해부학 실습에서 주로 다루는 것은 말초신경계와 척수입니다. 여기서는 말초신경계를 살펴보겠습니다.

각각의 말초신경은 신경섬유가 모여 다발이 된 것입니다. 신경섬유는 신경세포(뉴런)의 돌기로, 그것을 '활동전위'라는 전기신호로 정보가 전달됩니다. 전달된 정보의 내용과 방향에 따라 신경세포와 섬유가 분류됩니다.

방향에 따라서는 **구심성**(말초에서 중추로)과 **원심성**(중추에서 말초로), 이렇게 두 종류로 구분됩니다(표 1-1). 하나의 신경에는 종종 여러 가지 섬유가 혼재되어 있습니다.

구심성 신경섬유는 감각기에서 나오는 정보를 중추로 전달하는 감각신경입니다. 원심성 신경섬유는 두 종류가 있는데, 뇌에서 지시를 근육으로 전달하는 운동신경과 내장에 전달하는 자율신경이 있습니다.

표 1-1 말초신경

종류		작용		신호 방향
감각신경		감각기관으로부터 받은 정보를 뇌와 척수에 전달한다		구심성
운동신경		뇌와 척수에서 받은 지시를 뇌에 전달하여 움직인다		원심성
자율 신경	교감신경	뇌에서 받은 몸의 기능을 조절하는 정보를 전달한다	긴장할 때 주로 활성화된다	
	부교감신경		편안할 때 주로 활성화된다	

뇌신경

말초신경계통은 뇌에서 나오는 뇌 신경과 척수에서 나오는 척수신경
으로 구성됩니다.

뇌신경은 12쌍입니다. 인간의 오감 중 8쌍이 시각, 청각, 미각, 후각
과 관련이 있습니다. 내장 조절에 관련된 것이 4쌍, 머리와 목 부위의
근육을 움직이는 것이 3쌍입니다. 이것만으로도 신체에 여러 가지 중
요한 역할을 담당합니다. 모두 합쳐보니 12쌍이 아니라고요?

하나이지만 여러 역할을 담당하는 뇌신경이 있기 때문입니다.

뇌신경은 뇌에서 나오는 곳의 앞쪽부터 순서대로 번호를 매기고 이
름을 붙입니다. 함께 외워봅시다. 뇌신경은 말을 만들어서 외우는 방
법을 많이 사용합니다. 하나 소개할게요(그림 1-12).

그림 1-12 뇌신경을 기억한다

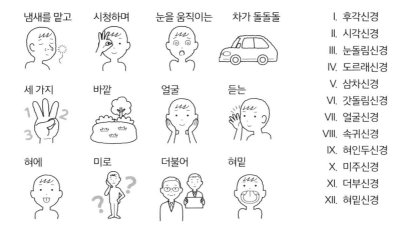

I. 후각신경
II. 시각신경
III. 눈돌림신경
IV. 도르래신경
V. 삼차신경
VI. 갓돌림신경
VII. 얼굴신경
VIII. 속귀신경
IX. 혀인두신경
X. 미주신경
XI. 더부신경
XII. 혀밑신경

냄새를 맡고(I. 후각신경) 시청하며(II. 시각신경) 눈을 움직이는(III. 눈돌림신경) 차가 돌돌돌 (IV. 도르래신경) 세 가지 (V. 삼차신경) 바깥 (VI. 갓돌림신경) 얼굴(VII. 얼굴신경) 듣는(VIII. 속귀신경) 혀에(IX. 혀인두신경) 미로(X. 미주신경) 더불어 (XI. 더부신경) 혀밑(XII. 혀밑신경)

척수신경은 위에서, 아래에서

앞에서 척추뼈의 개수를 외웠었죠. 바로 여기서 활용해봅시다.

척추뼈에는 등쪽에 **척추뼈구멍**이라는 구멍이 있습니다(그림 1-13). 척추뼈가 세로로 이어져 척주를 이루었을 때, 척추뼈구멍이 이어져 척

그림 1-13 척추뼈

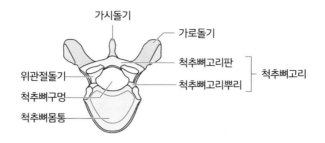

가시돌기

가로돌기

척추뼈고리판

척추뼈고리뿌리 ⎤ 척추뼈고리

위관절돌기

척추뼈구멍

척추뼈몸통

주관이 됩니다.

그림 1-14 척추뼈와 척수신경

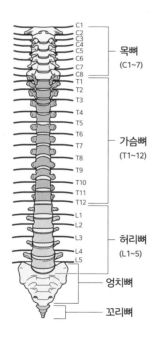

C1
C2
C3
C4
C5   목뼈
C6   (C1~7)
C7
C8
T1
T2
T3
T4
T5
T6
T7   가슴뼈
T8   (T1~12)
T9
T10
T11
T12
L1
L2
L3   허리뼈
L4   (L1~5)
L5

엉치뼈

꼬리뼈

여기에 척수가 저장되어 있는데, 위 아래로 연속되는 2개의 척추뼈 사이에는 척추사이구멍이라는 틈이 있고, 이곳을 통해 척수신경이 척추관에서 나옵니다. 즉 척추뼈와 척수신경의 수는 같습니다.

1번 목뼈 위에서 나오는 척수신경은 1번 목신경이며 C1이라고 줄여서 부릅니다(그림 1-14). 1번 목뼈와 2번 목뼈 사이에서 나오는 것이 C2, 그다음이 C3, 이런 식입니다. 6번 목뼈와 7번 목뼈 사이에서 나오는 것이 바로 C7입니다.

척추뼈와 척수신경의 번호가 같다고 생각하면 되겠군요.

네, 농담입니다.

7번 목뼈 아래에서, 즉 7번 목뼈와 1번 등뼈 사이에서 나오는 신경을 C8이라고 합니다. C가 하나 더 있는 거죠.

그다음은 척추뼈와 척수신경의 수를 맞춥니다. 각 등뼈 아래에서 나오는 척수신경을 T1, T2라고 하는 식으로 T12까지 번호를 매깁니다. 각 허리뼈 아래에서 나오는 신경을 L1~L5라고 합니다. 엉치뼈는 엉치뼈에서 세어 S1~S5가 됩니다. 꼬리뼈 부분에는 척수신경이 한 쌍밖에 없어서 Co라고 하나만 표기합니다.

척수신경을 최초로 기재한 사람은 로마제국 시대의 그리스 출신 의학자인 갈레노스(129~200년경)였습니다. 그가 수를 세는 방법을 정했을지도 모릅니다. 누구든 간에 목뼈 부분을 이상하게 세는 방식은 그만했으면 좋았을 것 같습니다.

척수 구조

척수 횡단면을 보면 나비 모양의 무늬가 보입니다(그림 1-15). 나비 모양이 회색질이고 신경세포의 세포체가 있기 때문에 회색으로 보입니다. 그 주위가 백색질이고 이곳을 신경섬유가 지나갑니다. 나비에 빗대어 앞날개에 해당하는 곳을 뒤뿔, 뒷날개에 해당하는 곳을 앞뿔이라고 합니다(오히려 까다로운 비유네요).

뒤뿔에 있는 신경다발을 뒤뿌리, 앞뿔에서 나오는 신경다발을 앞뿌

그림 1-15 척수 단면

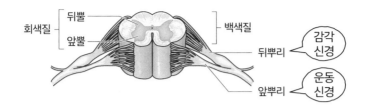

리라고 합니다. 뒤뿌리신경은 구심성 감각신경이고 앞뿌리 신경은 원심성 운동신경입니다.

이것을 벨-마장디 법칙이라고 합니다. 영국의 해부학자 찰스 벨이 앞뿌리가 운동성이라는 것을 발견했고 그로부터 11년 뒤, 프랑스의 생리학자 프랑수아 마장디도 앞뿌리가 운동성인 것을(벨이 발견한 사실은 모르고) 발견했다고 합니다. 그는 또한 뒤뿌리가 감각성인 것도 발견했습니다. 국가의 위신을 건 갈등이 있기도 했고(했겠지요), 벨이 사망한 뒤, 둘의 이름을 붙여서 부르게 되었습니다.

앞뿔에는 운동신경세포체가 있는데, 이 세포체는 축삭을 앞뿌리로 보냅니다. 뒤뿌리의 중간에 부풀어 오른 부분이 있어서 뒤뿌리신경절이라고 불립니다. 여기에는 뒤뿌리를 지나는 감각신경의 세포체가 모여 있습니다.

앞뿌리와 뒤뿌리는 척주관을 나온 곳에서 일단 합류했다가 금방 다시 갈라집니다. 등쪽으로 향하는 것을 척수신경뒤가지, 배쪽으로 향하는 것을 앞가지라고 합니다. 합류점에서 섬유가 섞이기 때문에 앞가지와 뒤가지 모두 운동성섬유와 감각성섬유가 모두 포함됩니다.

척수도 각 척수신경의 구분에 따라 대략적으로 나눌 수 있으며, **목 척수**(경수), **등 척수**(흉수), **허리 척수**(요수), **엉치 척수**(천수)라고 합니다. 또한 각 척수신경의 번호에 대응하는 척수 구역을 척수분절이라고 합니다.

사람은 마디마디, 피부분절

척주와 척수신경을 보면 인체는 분절구조(같은 패턴이 반복된 구조)로 되어 있음을 알 수 있습니다. 체표는 반들반들하기 때문에 마디가 있는 것처럼 보이지는 않습니다. 하지만 그렇게 보이지 않을 뿐, 분절구조는 몸의 표면까지 반영되어 있습니다.

피하에 분포하는 신경을 피부신경이라고 합니다. 피부신경은 피부의 감각을 전달하는 감각신경과 땀샘과 털세움근을 조절하는 교감신경이 포함됩니다. 피부신경이 분포하는 영역을 척수분절로 구분하면 체표에 줄무늬 모양이 그려지는데 이것을 **피부분절**(dermatome)이라고 합니다(그림 1-16). 어깨결림이나 요통, 아니면 잠을 잘못 자서 몸이 뻐근해 정형외과나 접골원, 통증클리닉에 갔을 때, 진료실에서 이런 줄무늬가 있는 그림을 본 적이 없나요?

피부분절을 해부학적 위치에서 보면 비스듬한 줄무늬로 보이지만, 인체를 네발 동물로 보면, 정돈된 '가로줄무늬'가 됩니다.[3] 사람이 두

---

3) 가로줄무늬? 세로줄무늬? 동물의 몸에서 줄무늬 방향을 말할 때는 몸의 축에 대한 방향으로 표현합니다. 피부분절은 가로줄무늬입니다.

그림 1-16 피부분절

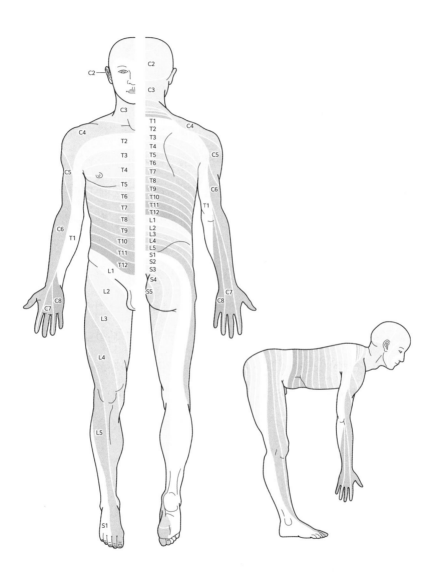

다리로 직립보행을 하게 되어도 몸의 기본적인 구조는 옛것을 계승하고 있는 것이죠.

피부분절을 기억해 두면 진료할 때 유용합니다. 예를 들어 사고로 척수가 손상된 환자를 진찰할 때, 신체 표면을 만져보고 감각이 있는지 확인하면 마비된 척수 수준을 추정할 수 있습니다.

분포는 개인차가 있고 그림처럼 경계가 분명하지도 않으며 중첩되기도 합니다. 더욱이 교재에 따라 방식이 다르기도 하므로, 하나부터 열까지 완벽하게 외울 필요는 없습니다.

일단 기억해 두면 좋은 곳은 3개입니다. T4가 유두 수준. '가슴을 만지면 안 돼 4'라고 기억합시다. 배꼽 수준은 T10이므로 '배꼽은 열 십자의 10'으로, 샅굴부위(서혜부)가 L1입니다. '코마네치⁴⁾의 1'이라고 외우면 되겠네요.

안면과 정수리는 뇌신경의 삼차신경(V)입니다. 이름 그대로 삼차신경은 세 갈래(시각신경 V1, 위턱신경 V2, 아래턱신경 V3)로 나뉘며 눈과 입이 분포하는 경계가 됩니다.

목신경인 C1에는 운동신경밖에 없으므로 피부분절은 C2에서 시작합니다. 뒤통수에서 목, 그리고 상체 바깥쪽까지가 목신경의 범위입니다. 상체 안쪽에서 가슴신경이 시작되고 가슴에서 하복부까지 분포

---

4) 일본의 유명한 개그맨이자 영화감독인 비토 다케시가 체조 선수 나디아 코마네치가 하이레그 체조복을 입은 상태를 흉내내면서 '코마네치'라고 한 것에서 유래했다. 양쪽 엉덩관절이 접히는 부분에 두 손의 바깥날을 가져다 놓은 자세에서 '코마네치'라고 말한다.-옮긴이

합니다. 샅굴에서 다리 앞면까지가 허리신경이고 다리 뒷면, 볼기, 회음부가 엉치신경이 됩니다.

간혹 피부분절이 눈에 보일 때도 있는데 바로 대상포진입니다. 어릴 때 수두에 걸리면 다 나은 후에도 바이러스(수두·대상포진 바이러스)가 삼차신경절이나 뒤뿌리신경절에 잠복해 있습니다. 성인이 되어서 면역이 약해지면 바이러스가 활동을 재개하여 감각신경을 따라 퍼지면서 피부에 수포를 형성합니다. 피부분절 그대로의 패턴으로 수포가 퍼지기 때문에 피부분절을 기억하면 한눈에 진단할 수 있습니다.

자율신경계통

자율신경계통은 몸의 기능을 조절합니다. 교감신경계통과 부교감신경계통으로 나뉘며 각각의 작용이 팽팽하게 맞섭니다. 일반적으로 긴장할 때 교감신경, 편안할 때 부교감신경이라고 기억해 두면 좋습니다.

교감신경계통은 척수신경 T1에서 L2의 앞뿌리에 있습니다. 척주 양쪽에 교감신경줄기(교감신경간)라는 신경절(신경세포의 세포체 모임)이 이어져 있는데, 교감신경은 일단 그곳을 통과한 후 전신에 분포합니다.

척수분절인 T1에서 L2의 회색질은 옆으로 튀어나온 부분이 있다고 해서 가쪽뿔이라고 합니다. 교감신경 섬유의 세포체가 여기 있습니다. 이 세포에서 나오는 신경섬유를 절전섬유라고 하며 교감신경줄기 신경절이나 대상 장기 근처의 신경절로 다음 신경세포에 정보를 전달합니다. 이 신경세포의 섬유를 절후 섬유라고 하며, 이들이 표적에 분포합니다. 신경섬유가 다음 신경에 연결하는 부분을 시냅스라고 합니다. 정보를 전달하기만 하는 것도 있고 갈라졌다가 융합되었다가 하면서 복잡한 처리를 하는 것도 있습니다.

부교감신경은 뇌신경III(눈돌림신경)**, VII**(얼굴신경)**, IX**(혀인두신경)**, X**(미주신경)**, 그리고 척수신경의 S2~S4에 포함되어 있습니다.** 뇌신경III, VII, IX은 머리와 목 부위(두경부)에, X는 가슴배부위(흉복부)에 부교감섬유를 보냅니다. S2~S4는 골반부나 회음부 기관의 조절과 관련이 있습니다.

삼, 칠, 구, 십, 이, 삼, 사, 시. 외웠네요.

교감신경계통과 부교감신경계통은 작용이 팽팽하지만 그렇지 않은 곳도 있습니다.

피부에 있는 땀샘과 털세움근은 교감신경만으로 조절이 됩니다. 극도로 긴장하면 털이 곤두서고 식은땀이 나는 것은 교감신경 때문입니다. 음경과 음핵의 발기는 부교감신경을 통해 이루어집니다.

남성의 사정과 여성의 오르가슴은 교감신경을 통해 있습니다.

12 심장혈관계통이 혈액을 운반한다

마지막으로 심장과 혈관 이야기를 해보겠습니다.

온몸순환과 허파순환

포유류의 순환은 **허파순환**과 **온몸순환**으로 나눕니다(그림 1-17). 허파

그림 1-17 허파순환과 온몸순환

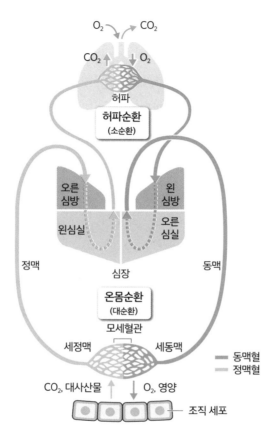

▶ 참고문헌 3에서 인용

순환으로 산소를 허파에서 받고, 온몸순환으로 산소를 온몸에 보냅니다.

심장은 좌우 2개로 구분되는데 오른쪽이 허파순환, 왼쪽이 온몸순환을 담당합니다. 각각 **심방**과 **심실**로 나뉘며 심방과 심실 사이에는 판막이 있습니다. 심장이 수축하면 혈액이 양 심실에서 나와 동맥으로 갑니다.

심장에서 **혈액을 내보내는 혈관을 동맥**이라고 하고, 심장으로 **혈액을 되돌려 보내는 혈관을 정맥**이라고 합니다. 정맥보다 동맥의 벽이 두껍고 튼튼합니다. 심장에서 오는 압력을 견디기 위해서죠.

동맥은 반복적으로 갈라지다가 마지막에는 모세혈관이 됩니다. 모세혈관벽은 세포층밖에 없으며, 내강의 굵기는 직경 $7\mu m$ 정도의 적혈구가 아슬아슬하게 통과할 수 있는 정도입니다. 여기서 산소와 이산화탄소, 영양과 대사산물이 교체됩니다. 모세혈관이 합쳐져 정맥이 되어 혈액을 심장으로 되돌립니다.

허파에서 왼심방으로 돌아오는 혈액에는 산소가 많이 함유되어 있으며 이것을 동맥혈이라고 합니다. 선명한 붉은색을 띱니다. 왼심실에서 대동맥으로 혈액이 방출되어 몸 전체에 골고루 전달됩니다. 그곳에서 산소가 소비되고 이산화탄소가 혈액으로 되돌아갑니다. 이 혈액은 산소가 적고 검붉은색을 띱니다. 이것을 **정맥혈**이라고 합니다.

정맥혈은 상체에서 위대정맥으로, 하체에서 아래대정맥으로 모이고 둘 다 오른심방으로 들어갑니다.

이 정맥혈은 허파동맥에서 허파로 보내집니다. 허파는 혈액 속의 이산화탄소를 대기 중으로 방출하고 대기 중의 산소를 혈액에 집어넣습니다. 이 동맥혈이 허파정맥에서 왼심방으로 돌아옵니다.

네, 여기서 눈치채셨나요? 중요한 점이 있습니다.

동맥혈은 산소가 많고 정맥혈은 산소가 적었죠. 허파동맥을 흐르는 혈액은 무엇일까요? 정맥혈입니다. 그리고 폐정맥에는 동맥혈이 흐릅니다. **허파순환에서는 혈관과 혈액의 동맥과 정맥이 반대**가 되는 것이죠.

주요 동맥과 정맥

자세한 내용은 뒤에서 알아보기로 하고 여기서는 그림으로 전체적인 모습을 살펴봅시다(그림 1-18, 19).

중요한 점은 정맥에는 동맥과 같은 곳을 지나는 것과 다른 경로를 지나는 것이 있다는 점입니다. 체표 근처를 지나는 정맥을 얕은 정맥이라고 하며, 이것들은 동맥과 다른 경로를 지나갑니다.

팔처럼 피부에 혈관이 튀어나와 보이는 곳이 있네요. 피부 밑을 지나는 얕은 정맥으로 이것을 **피부정맥**이라고 합니다. 보디빌더가 포즈를 취하며 자랑스럽게 내보이기도 하죠. 피부정맥은 동맥과 함께 흐르지 않으며 판막이 있어서 역류를 방지합니다.

또 소화관에는 **문맥**이라는 특별한 정맥이 있습니다. 소화관에서 흡수한 것을 간으로 운반하는 정맥입니다. 문맥 전후에는 모세혈관이 있습니다. 소화관의 모세혈관을 통해 흡수된 것들이 문맥에 모여서 간의 모세혈관을 통해 간세포로 전달됩니다.

그림 1-18 전신의 동맥

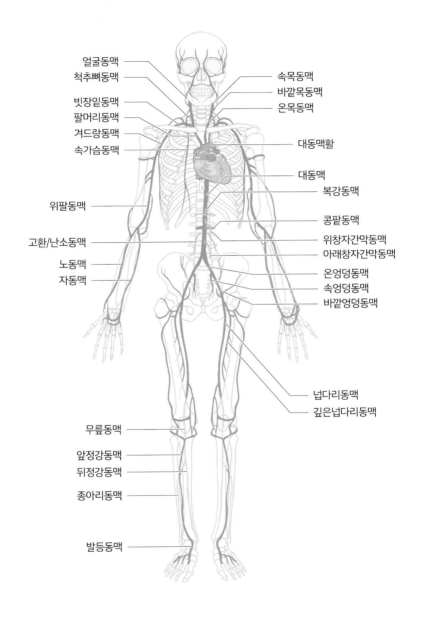

얼굴동맥
척추뼈동맥
빗장밑동맥
팔머리동맥
겨드랑동맥
속가슴동맥
위팔동맥
고환/난소동맥
노동맥
자동맥

속목동맥
바깥목동맥
온목동맥
대동맥활
대동맥
복강동맥
콩팥동맥
위창자간막동맥
아래창자간막동맥
온엉덩동맥
속엉덩동맥
바깥엉덩동맥

넙다리동맥
깊은넙다리동맥

무릎동맥
앞정강동맥
뒤정강동맥
종아리동맥
발등동맥

그림 1-19 전신의 정맥

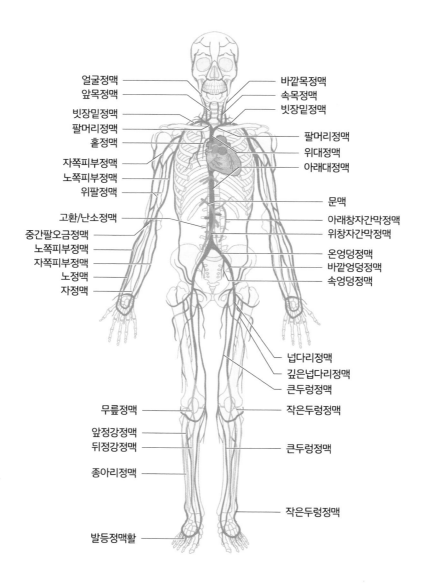

얼굴정맥
앞목정맥
빗장밑정맥
팔머리정맥
홑정맥
자쪽피부정맥
노쪽피부정맥
위팔정맥
고환/난소정맥
중간팔오금정맥
노쪽피부정맥
자쪽피부정맥
노정맥
자정맥

바깥목정맥
속목정맥
빗장밑정맥
팔머리정맥
위대정맥
아래대정맥
문맥
아래창자간막정맥
위창자간막정맥
온엉덩정맥
바깥엉덩정맥
속엉덩정맥

넙다리정맥
깊은넙다리정맥
큰두렁정맥

무릎정맥
앞정강정맥
뒤정강정맥
종아리정맥

작은두렁정맥

큰두렁정맥

작은두렁정맥

발등정맥활

지배하고 영양을 공급하고 환류한다

신경과 혈관이 미치는 범위를 가리킬 때 사용하는 표현을 정리해봅시다.

신경이 특정 근육에 연결되어 뇌의 지시를 전달할 때, 그 신경이 그 근육을 '지배한다'라고 표현합니다. 그 근육에 대한 그 신경을 **지배신경**이라고 합니다. 또한, 특정 신경이 일정 범위의 감각을 뇌에 전달할 때도, '지배한다'고 표현합니다.

동맥이 특정한 부위나 장기에 혈액을 보낼 때, 그 동맥이 그것들을 '영양을 공급한다'고 표현하며 그 동맥을 **영양동맥**이라고 합니다. 반대로, 어떤 부위나 장기의 혈액 흐름이 특정한 정맥에 모이면, 그 정맥이 그것들을 '환류한다'고 표현하며 그 정맥을 **환류정맥**이라고 합니다.

영양을 공급한다는 둥 환류한다는 둥 구분해서 말하기 귀찮다고요? 이해합니다. 그럴 때는 '지배한다'고 표현해도 괜찮습니다.

제3의 맥관계 – 림프계통

우리 몸에는 동맥과 정맥 외에 또 다른 관이 둘러 있습니다. 바로 림프계통입니다(그림 1-20). 림프계의 기능은 여러 가지가 있지만 가장 중요한 것은 **조직액의 회수**입니다.

동맥이 분기해서 모세혈관이 되면 주변 세포와의 사이에서 산소와 이산화탄소, 영양과 노폐물이 교환됩니다. 또 모세혈관에서 액체성분(혈장)이 조직 내로 배출되고 조직 내의 액체성분(조직액)이 회수됩니다.

그림 1-20 림프절과 림프관

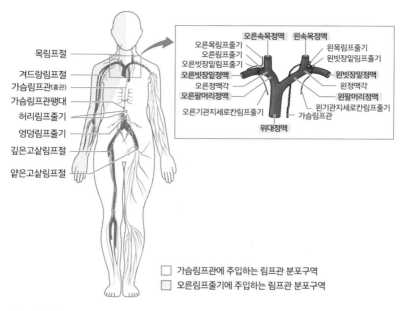

목림프절
겨드랑림프절
가슴림프관(흉관)
가슴림프관팽대
허리림프줄기
엉덩림프줄기
깊은고샅림프절
얕은고샅림프절

오른속목정맥   왼속목정맥
오른목림프줄기   왼목림프줄기
오른림프줄기   왼빗장밑림프줄기
오른빗장밑림프줄기   왼빗장밑정맥
오른빗장밑정맥   왼정맥각
오른정맥각   왼팔머리정맥
오른팔머리정맥   왼기관지세로칸림프줄기
오른기관지세로칸림프줄기   가슴림프관
위대정맥

☐ 가슴림프관에 주입하는 림프관 분포구역
☐ 오른림프줄기에 주입하는 림프관 분포구역

▶ 참고문헌 3에서 인용

그런데 이 회수율은 80% 정도이고 나머지는 조직 내에 있는 모세림 프관에서 회수됩니다. 림프관을 흐르는 액체를 림프액이라고 합니다.

모세림프관은 합류하여 굵어지면서 **림프관**이 됩니다. 림프관은 곳 곳에 있는 **림프절**에 합류합니다. 하나의 림프절에는 여러 개의 림프관 이 연결되어 있습니다. 이것을 들림프관(수입 림프관)이라고 합니다. 림 프절은 조직액과 함께 림프관으로 유입되는 이물질(병원체 등)을 처리 하는 필터 역할을 합니다. 림프절에서는 이물질의 정보를 전달하는 가지돌기세포(수상돌기세포)와 정보를 받아 면역에 작용하는 림프구가 모여서 면역기능을 담당합니다. 여과된 림프액은 림프절에 하나밖에 없는 날림프관(수출 림프관)에서 나옵니다. 림프관의 경로에는 여러 단계에 거쳐 림프절이 존재하며 그로써 확실하게 여과됩니다.

림프관은 마지막으로 **림프줄기**로 흘러 들어갑니다. 림프줄기는 2개인데, 오른림프줄기는 상체의 오른쪽에서 림프액을 받고, 왼림프줄기(가슴림프관)은 나머지 부분에서 림프액을 받습니다. 둘 다 최종적으로는 좌우 각각의 빗장밑정맥에 합류합니다.

말초 림프관은 정맥과 비슷하지만, 벽이 얇고 약합니다. 혈관계통은 동맥에서 정맥까지 닫혀 있지만, 모세림프관의 끝은 열려 있습니다. 또한 림프계통에는 펌프가 없는 대신 림프관에 역류를 방지하는 판막이 많이 있습니다.

림프절은 몸 표면에서 만질 수 있는 곳에도 있습니다. 턱 하부, 빗장뼈 상부, 겨드랑과 샅굴부위 등입니다. 림프절은 보통 1mm에서 1cm 정도이며, 림프절 상류에 염증이 생기면 림프절의 세포가 증가하여 부어오릅니다. 암세포가 림프절로 전이되어 증가했을 때도 부어오릅니다. 그런 것들은 피부를 만져보면서 진찰합니다. 갑자기 커지거나 2cm를 넘어가면 이상이 있을 수도 있습니다.

림프 마사지

의학용어로는 도수림프배출법(Manual Lymph Drainage, MLD)이라고 합니다.

　유방암 수술 후에 팔이 붓는 경우가 있습니다. 유방암은 먼저 겨드랑에 있는 림프절로 전이됩니다. 따라서 수술에서는 종양을 제거할 때 겨드랑림프절도 제거합니다. 겨드랑림프절에는 팔에 있는 림프관도 모이므로 이것을 제거하면 림프액 환류가 방해되어 조직액이 쌓여서 팔이 부어오르는 것이죠. 이를 림프부종이라고 합니다. 마찬가지로 자궁암 수술로 골반 내 림프절을 제거하면 다리에 림프부종이 생길 수도 있습니다.

　이를 개선하기 위해 압박스타킹을 사용하는데 마사지로 림프액을 흐르게 하는 치료 방법도 시도합니다. 이것이 도수림프배출법입니다. 하지만 최근의 시스테마틱 리뷰(많은 논문을 체계적으로 검증해서 치료 효과를 판단하는 연구 방법)에서는 그 효과를 확인할 수 없었습니다. 도수림프배출법은 출산 후 회음부 통증과 지방 흡입술 후 부종에도 시도되고 있지만, 유의미한 효과는 관찰되지 않았습니다(4).

　네, 여러분이 궁금한 것은 피부미용실 같은 곳에서 '얼굴이 갸름해지거나', '셀룰라이트가 사라지는가' 하는 것이겠죠. 어떨까요? 그 효과를 조사한 논문은 많이 있지만, 이쪽도 확실하게 '효과가 있다'고 밝힌 연구는 찾을 수 없었습니다(5).

참고문헌

(1) 「臨床のための解剖学　第2版」(Moore KL. 他/著, 佐藤達夫, 坂井建雄/監訳), メディカル・サイエンス・インターナショナル, 2016

(2) 「ねじ子のヒミツ手技#」(森皆ねじ子/著), インプレス, 2018

(3) 「PT・OTビジュアルテキスト専門基礎　解剖学」(坂井建雄/監, 町田志樹/著), 羊土社, 2018

(4) Thompson B, et al：Manual lymphatic drainage treatment for lymphedema: a systematic review of the literature. J Cancer Surviv, 15：244-258, 2021

(5) Luebberding S, et al：Cellulite: an evidence-based review. Am J Clin Dermatol, 16：243-256, 2015

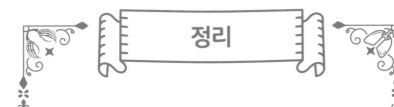

정리

- 해부학적 자세를 해보았다

- 해부학에서 '내측'은 '안쪽', '외측'은 '가쪽'. '강'은 '구멍'이라는 뜻이다

- 메스를 사용했다가 혼났다. 가위를 써야 안 혼난다

- 척추뼈와 신경의 개수는 달력과 손가락과 홈즈. C8이 핵심이다

- 가슴과 열십자와 코마네치, 다 외웠다

- 뇌신경에 관해 외웠다

- 지배하거나 영양을 공급하거나 환류하거나

- 정맥이 튀어나와 있어서 자랑스럽다

- 얼굴 롤러가 효과적이라고?!

- 해부에 기여하는 헌체, 정말 감사합니다

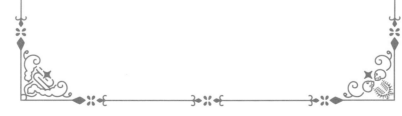

제 2 장

등

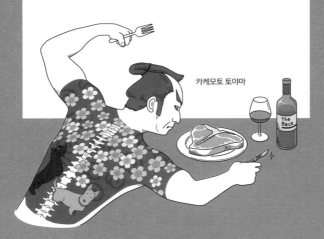

카케모토 토야마

지금부터 실제로 해부학 실습을 하는 느낌으로 진행하겠습니다. 1장에서 배운 인체의 대략적인 내용을 떠올리면서 자세히 살펴보도록 하죠.

먼저 골학 실습입니다. 여기서는 골격 표본을 사용합니다. 골격 표본은 각 뼈가 나무 상자에 하나씩 들어 있는 것입니다. 손과 발의 뼈는 한쪽만 낚싯줄로 원래의 형태로 연결되어 있습니다. 교실 구석에는 인간의 형태로 연결된 교련 골격 표본도 있습니다. 각 부위의 뼈를 따로따로 보면 원래 어떻게 연결되었는지 이해하기 어려울 수 있으므로 교련 골격 표본을 참고하는 거죠.

1 인체 골격 표본

인체 골격 표본은 인간의 뼈에서 뼈 이외의 조직을 제거하고 건조해서 만듭니다. 이러한 처리를 '노출'이라고 합니다. 시중에는 플라스틱 복제품이 판매되고 있지만, 의과대학에서는 실제 뼈를 사용합니다. 실물 뼈는 작은 돌기와 구멍, 미세한 질감까지 정확하게 관찰할 수 있습니다. 대신 노출된 뼈는 부서지기 쉽고 일부는 빛이 투과할 수 있을 정도로 얇기 때문에 조심스럽게 다뤄야 합니다. 현재 일본에 있는 표본은 대학 등에 있는 재고가 전부이므로 매우 귀중합니다.

'인체 골격 표본'이라고 하면 즉물적인 인상을 받겠지만, 때와 장소에 따라서 그것은 '유골'이 되기도 하고 '백골 시신'이 되기도 합니다. 시신이 사라져 엉뚱한 곳에서 발견되거나 몰래 가지고 돌아가면 시신

유기 사건으로 일이 커질 수도 있습니다. 의대와 치대 수업에 사용하는 것은 '시체 해부 보존법'에 따라 보호되고 있습니다만.

　그런 이유로 골학 실습은 의대생이 표본에 대한 차용서를 작성하고 골격 표본에 손상이나 결손은 없는지 확인하는 엄격한 분위기에서 시작합니다.

2 척주와 가슴우리

척주는 세로로 이어진 척추뼈로 이루어집니다(그림 2-1).

　종류와 수는 이미 알고 있겠네요. 목뼈 7개, 등뼈 12개, 허리뼈 5개입니다. 엉치뼈는 5개로 이루어져 있지만 서로 합쳐져서 하나의 엉치뼈가 됩니다. 꼬리뼈는 2~3개로 구성됩니다.

등뼈와 갈비뼈

등뼈(그림 2-2)는 가슴에 위치한 척추뼈로 갈비뼈가 붙어 있는 것이 특징입니다. 등뼈는 척추뼈 전체에 공통되는 기본적인 형태를 모두 갖고 있습니다. 등뼈부터 살펴보면 나

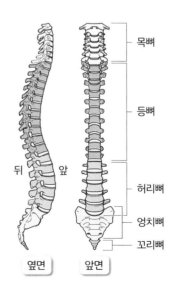

그림 2-1 척주의 구조

목뼈

등뼈

뒤　앞

허리뼈

엉치뼈

꼬리뼈

옆면　앞면

그림 2-2 가슴에 있는 척추뼈 – 등뼈

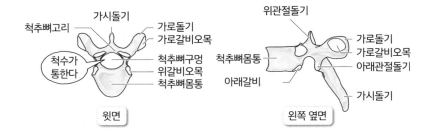

머지는 쉽게 이해할 수 있습니다.

　먼저 둥근 기둥처럼 생긴 **척추뼈몸통**이 앞쪽에 있습니다. 그 뒤로 뼈의 고리가 있는데 이를 **척추뼈고리**(척추궁)라고 합니다. 척추뼈몸통과 고리가 만들어내는 공간이 바로 **척추뼈구멍**(척추공)입니다. 척추뼈가 세로로 쭉 이어지면서 척추뼈구멍들이 **척주관**을 형성하고 척수와 척수신경이 그곳을 지나갑니다.

　척추뼈고리에는 여러 개의 돌기가 있습니다. 뒤쪽으로 튀어나와 있는 것이 **가시돌기**입니다. 몸의 표면에서 만질 수 있으므로 척추를 셀 때 활용합니다. 옆으로 튀어나와 있는 것이 **가로돌기**입니다.

　아, '가시'와 '가로'를 헷갈리지 않도록 주의하세요.

　척추뼈고리의 위아래로 튀어나와 있는 것이 위관절돌기와 아래관절돌기입니다. 척추뼈가 위와 아래로 연결되면 관절을 형성하게 되는데, 이를 척추사이관절이라고 합니다. 각각의 접촉면에는 관절연골이라는 연골이 있어서 마찰을 줄이고 뼈의 마모를 막아줍니다.

그림 2-3 머리를 받쳐주는 척추뼈 - 목뼈

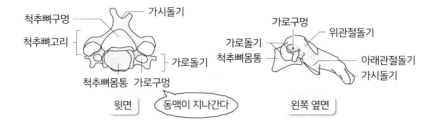

척추뼈몸통의 위·아랫면은 약간 패여 있고 까슬까슬합니다. 위아래로 이어져 있는 척추뼈몸통 사이에는 **척추사이원반**(추간판)이라는 연골이 끼어 있어 쿠션 역할을 합니다. 척추뼈가 위아래로 이어질 때 척추사이원반과 척추뼈사이관절로 연결되는 거죠. **척추뼈사이관절 표면의 방향에 따라서 척추뼈의 움직임이 결정됩니다.**

척추뼈몸통의 측면과 가로돌기의 끝에는 움푹 들어간 부분(위·아래 갈비오목과 가로갈비오목)이 있습니다. 이곳에 갈비뼈가 관절을 만듭니다.

목뼈

목뼈(경추)는 목덜미에 있는 척추뼈입니다. 그럼 목뼈와 등뼈를 비교해 보겠습니다.

목뼈(그림 2-3)는 등뼈보다 작습니다. 중력에 의한 하중의 차이 때문이겠죠. 가로돌기에는 구멍이 뚫려 있는데 이것이 **가로구멍**입니다. 목뼈의 가로돌기는 실은 가로돌기와 갈비뼈가 붙어서 생긴 것으로 이 사

그림 2-4 목덜미인대가 뒤통수뼈에서 7번째 목뼈까지 뻗어 있는 모습

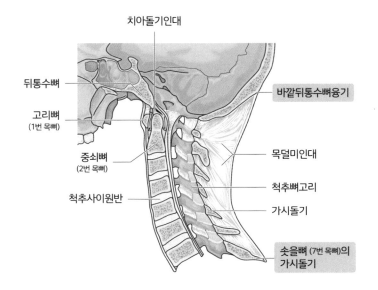

이에 형성된 틈새가 가로구멍입니다. 여기를 척추동맥이 지나갑니다.

가시돌기는 두 갈래로 갈라져 있습니다. 뒤통수뼈(후두골)에서 뒷목에 이르기까지 **목덜미인대**(항인대)라는 단단한 인대가 두개골을 받쳐줍니다(그림 2-4). 가시돌기가 갈라져 있는 곳에 목덜미인대가 끼어 있는 것이죠. **네발로 다니는 포유류는 머리의 무게로 목이 내려가지 않도록 목덜미인대가 잘 발달해 있습니다.**

7번째 목뼈(7번 목뼈)의 가시돌기는 다른 것들에 비해 유난히 길고 끝이 갈라져 있지 않습니다. 여기가 목덜미인대가 붙는 마지막 부분입니다. 이 가시돌기는 신체 표면에도 눈에 띄게 돌출되어 있습니다. 이

때문에 7번째 목뼈를 **솟을뼈**라고 부르기도 합니다. 신체 표면에서 척추뼈를 셀 때는 솟을뼈부터 세어 나갑니다. 솟을뼈 이외의 목뼈의 가시돌기는 만지기가 상당히 어렵습니다. 목덜미인대가 있기 때문입니다.

첫 번째 목뼈와 두 번째 목뼈는 모양이 좀 특이합니다. 첫 번째 목뼈에는 척추뼈몸통이 없고 원형입니다. 그래서 **고리뼈**라고도 합니다. 두 번째 목뼈의 척추뼈몸통에는 기둥처럼 뾰족한 돌기가 붙어 있습니다. 이것을 치아돌기라고 합니다. 두 번째 목뼈에도 **중쇠뼈**라는 또 다른 명칭이 있습니다.

고리뼈와 중쇠뼈를 조합하면, 고리뼈의 척추뼈구멍 앞쪽의 안쪽 표면에 치아돌기가 관절을 형성합니다(그림 2-5). 십자인대와 날개인대라는 탄탄한 인대가 뒤쪽에서 치아돌기를 가로와 세로, 사선 방향으로 고정시켜, 고리뼈가 치아돌기를 중심으로 회전할 수 있게 합니다. 이

그림 2-5 정중고리중쇠관절 (겹쳐진 고리뼈·중쇠뼈를 위에서 본 모습)

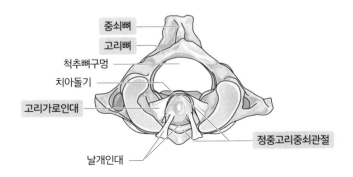

것을 정중고리중쇠관절이라고 합니다. 양쪽에 있는 척추사이관절의
관절면은 수평에 가까워서 이런 회전운동에 방해가 되지 않습니다.

　이야기를 너무 많이 해서 목이 피곤하네요. 천천히 고개를 옆으로
돌려서 스트레칭을 해봅시다.

　자, 알겠죠? **머리의 회전운동은 정중고리중쇠관절에서 일어납니다**(다른
목뼈사이관절도 약간은 회전합니다).

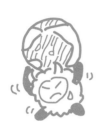

　이때 고리뼈는 뒤통수뼈를 지지합니다. 고리뼈
를 영어로 아틀라스(atlas)라고 하는데, 그리스 신
화에서 아틀라스라는 거인이 하늘을 받치고 있
는 형상에서 유래했다고 합니다. 아틀라스가 고
리뼈이고 두개골이 하늘이네요.

허리뼈, 엉치뼈, 꼬리뼈

허리뼈(그림 2-6)는 등뼈보다 크고 아래로 갈수록 커집니다. 체중이 많
이 나가니까요. 가로돌기, 가시돌기, 위아래관절돌기가 있는 것은 등뼈
와 같겠죠? 아뇨, 사실은 그렇지 않습니다.

　허리뼈의 가로돌기처럼 보이는 것은 갈비뼈가 변한 것으로 **갈비돌기**
라고 합니다(보기와 같이 가로돌기라고 부를 때도 있습니다). 위관절돌기의 바
깥쪽 끝이 좀 튀어나와 있는데 이것을 **꼭지돌기**라고 합니다. 본래 가
로돌기가 변형된 것입니다.

　엉치뼈는 이등변삼각형처럼 생겼네요(그림 2-1). 앞면을 보면 홈이 4

그림 2-6 허리를 지지하는 척추뼈 – 허리뼈

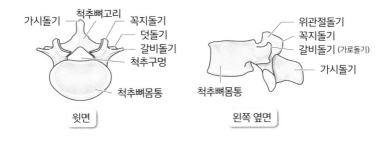

개 있습니다. 5개의 엉치뼈가 합쳐진 흔적입니다. 또 구멍이 앞뒤로 4
쌍이 나 있네요. 이것은 척추사이구멍이 변한 것입니다. 뒤쪽에는 세
로로 구멍이 나 있는데 이를 엉치뼈관이라고 하며 목뼈에서 허리뼈에
이르는 척주관으로 이어집니다. 엉치뼈의 좌우에는 귀 모양의 관절면
이 있는데 이것을 귓바퀴면(이상면)이라고 합니다. 여기서 골반의 엉덩
뼈가 관절을 형성합니다.

　꼬리뼈는 4개의 작은 꼬리뼈가 결합한 것으로 결합 상태에 따라
2~3개로 나뉩니다.

척추뼈의 연결

여기서부터는 상상력이 필요합니다. 뼈를 드러냈을 때 잃어버린 연골,
인대, 근육 등을 상상하면서 보강할 수 있어야 합니다. 뼈는 이것들이
있어야 비로소 '골격'이 형성되기 때문이죠. 해부학 교과서와 아틀라

스를 보면서 생각해봅시다.

'골격'이라는 용어와 개념을 만든 것은 현대 인체 해부의 창시자로 불리는 안드레아스 베살리우스(그림 2-7)라고 합니다.

그가 활동하기 이전의 교과서에서는 뼈를 '뼈'라고만 불렀습니다. 하지만 베살리우스의 해부학 저서인 『인체해부론(De humani corporis fabrica)』에서는 처음으로 뼈를 인대와 근육으로 조합된 기능적인 구조물로서 '골격'이라고 지칭했습니다.

먼저 척추뼈 사이에는 **척추사이원반**이 있습니다(그림 2-8). 척추사이원반은 섬유연골로 되어 있고 섬유연골의 고리가 겹쳐진 **섬유고리**가 척추사이원반의 바깥 부분을 둘러싸고 있습니다. 고리의 중심에는 젤리와 같은 **속질핵**이 있습니다. 속질핵에 대해서는 곧 다시 이야기할 테니까 기억해 두세요.

그림 2-7 안드레아스 베살리우스
(1514~1564년)

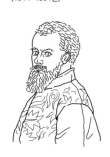

그림 2-8 척주를 지지하는 인대

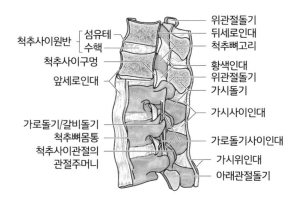

척추뼈몸통의 앞쪽에는 **앞세로인대**, 뒤쪽에는 **뒤세로인대**가 척추뼈 몸통을 상하로 견고하게 지지합니다(그림 2-8). 위아래의 척추뼈고리 사이에는 **황색인대**가 붙어 있습니다. 이름 그대로 노란색인데 탄력섬 유가 많기 때문입니다. 탄력섬유가 노란색인 거죠. 위아래의 가시돌기 사이에는 가시사이인대가 있고 가시돌기의 끝을 연결해주는 가시끝 인대가 있습니다. 이것들은 목 부위에서 목덜미인대가 됩니다.

위아래 관절돌기는 척추사이관절을 만듭니다. 일반 관절처럼 움직 일 수 있는 관절입니다.

관절의 방향은 척추뼈의 움직임을 조절하는 척추뼈에 의해 결정됩 니다. 아, 앞에서도 같은 말을 했었죠.

척주굽이(측만)

척주는 전체적으로 구부러져 있습니다(그림 2-1). **목뼈는 앞으로 굽어지 고**(전만) 등뼈는 뒤로 굽어집니다(후만). **허리뼈는 앞으로 굽어지고** 엉치 뼈는 뒤로 굽어집니다. 이렇게 각 뼈들은 앞뒤로 구부러져 있습니다.

다만 네발 동물은 우리와 달리 허리뼈가 뒤로 굽어집니다. 사람도 신생아는 몸이 전체로 둥글게 되어 있습니다.

아기가 자라서 걷게 되면 목뼈와 허리뼈가 젖혀지면서 앞으로 굽어 집니다(그림 2-9). 등뼈는 가슴우리가 받쳐주고 있어서 뒤로 굽어진 모 양을 유지합니다. 척주굽이가 완성되면 척주 주위의 인대와 연골의 탄력으로 체중을 지탱할 수 있으므로 근력을 별로 사용하지 않아도

그림 2-9 척주굽이

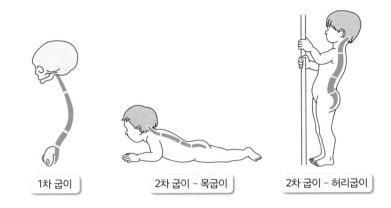

1차 굽이   2차 굽이 - 목굽이   2차 굽이 - 허리굽이

▶ 참고문헌 1에서 인용함 (참고문헌 2, 3을 근거로 작성함)

됩니다.

허리뼈가 앞으로 굽어지면 선 자세에서는 몸의 중심에서 내려온 수직선이 엉덩관절(고관절)의 축을 지나게 됩니다. 앉아 있으면 무게중심이 궁둥뼈결절(좌골결절)의 축으로 이동합니다. 앉아 있는 바닥에 접하여 엉덩이를 받치고 있는 것이 궁둥뼈결절입니다. 엉덩이 밑으로 손을 넣어보면 확인할 수 있습니다.

사무실에서 앉아 있거나 줄곧 서서 일을 하면 허리가 아프기 시작하죠.

허리가 아프면 허리뼈의 곡률이 줄어듭니다. 이렇게 되면 몸통을 지지하는 근력이 더 필요해져서 악순환이 이어집니다. 이럴 때는 체조

나 스트레칭을 하고 휴식을 취하도록 합시다.

고급스러운 사무용 의자에는 허리의 곡률을 유지해주는 허리 지지대(럼버 서포트)가 장착되어 있습니다. 재택근무를 하기 위해 집에서도 이런 의자를 사용하는 사람이 늘어났습니다.

고리의 중심이 밖으로 튀어나와 비명을 지른다

네, 오래 기다리셨습니다. 이제 아픈 이야기를 해볼까요? 다른 사람의 아픈 이야기를 좋아하시죠? 바로 **척추사이원반 탈출증**(추간판 탈출증)입니다.

두 발 보행은 인체에 여러 가지 불편함을 초래했습니다. 허리뼈가 앞으로 굽은 것도 몸을 불편하게 하는 요인 중 하나입니다.

사람의 허리뼈는 하중을 크게 받습니다. 게다가 척추가 무리하게 젖혀져 있어서 척추의 앞부분이 늘어나고 뒷부분이 찌그러지는 형태가 됩니다. 척추사이원반이 그 하중을 지지합니다. 그러다가 변형을 견디지 못해 척추사이원반이 고장 나면 어떻게 될까요?

어떻게 고장 나는가 하면 중심에 있는 속질핵이 섬유고리를 뚫고 밖으로 튀어나옵니다(그림 2-10). 이것이 척추사이원반 탈출증(추간판 탈출증 또는 허리디스크라고도 합니다)입니다. 슈크림 빵을 한입 크게 깨물었을 때를 생각하면 이해하기 쉬울 것 같네요. 이때 크림이 입 밖으로 튀어나오기도 하죠.

속질핵은 대개 뒤쪽으로 튀어나와 척추사이구멍과 척주관을 좁힙

그림 2-10 척추사이원반 탈출증

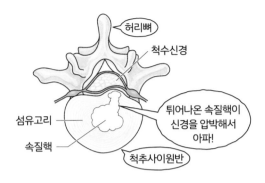

니다. 척수신경이 압박을 받고 통증과 마비가 생깁니다. 엉치뼈 신경이 영향을 받는 경우가 많아서 다리 뒷부분에 찌릿찌릿한 통증을 느낍니다(피부분절의 그림을 봐주세요 : 50쪽).

조금씩 고장 나는 것이 아니라 어느 순간 한 번에 고장 납니다. 무거운 짐을 들어 올리려고 할 때라든가, 몸을 비틀었을 때라든가, 세수하려고 할 때라든가, 여러 가지 경우가 있겠지만, 갑자기 허리에 전기 충격을 받은 것처럼 아파서 비명을 지르거나 한 발짝도 움직일 수 없게 됩니다. 독일에서는 이것을 '마녀의 일격'이라고 부릅니다. "으악! 살려줘! 아니야, 손대지 마!" 이렇게 됩니다. 치료는 일단 안정과 진통제입니다.

허리에 있는 강아지의 고뇌

허리 엑스레이를 비스듬히 찍어보면 신나게 달려가는 강아지를 볼 수 있습니다(그림 2-11). 보이죠?

코끝처럼 생긴 것이 앞쪽의 갈비돌기, 귀가 위관절돌기, 앞다리가 앞쪽 아래관절돌기, 몸통이 척추뼈고리판(추궁판), 뒷다리가 가시돌기, 큰 세모 눈매는 척추뼈고리뿌리(추궁근)입니다. 털이 긴 스코티시 테리어로 보이죠. 보여요. 보인다고 칩시다.

허리 통증을 호소하는 아이가 엑스레이를 찍으면 스코티시 테리어에 목줄이 있는 것처럼 보이는 경우가 있습니다. 이것을 '스코티시 테

그림 2-11 허리뼈

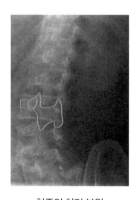

척주의 허리 부위
(스코티시 테리어 모양)
비스듬히 찍은 엑스레이 영상

위관절돌기　위관절면
꼭지돌기
갈비돌기
척추뼈몸통 ──── 척추뼈고리판
덧돌기
척추관절협부
아래관절돌기　가시돌기

위관절돌기
갈비돌기
척추뼈고리뿌리 ──── 척추뼈고리판
척추관절협부　가시돌기
아래관절돌기

▶ 승인하에 참고문헌 4를 변형함

리어 징후'라고 합니다.

이것은 척추분리증입니다. 허리의 척추뼈고리의 피로 골절로 5번 허리뼈에서 자주 발생합니다. 운동을 열심히 하는 중학생 무렵에 생기는 경우가 많으며, 허리를 구부렸다 폈다 하거나 돌리는 동작에서 스트레스가 누적되어 조금씩 진행됩니다. 허리에 둔한 통증을 호소하는 경우가 많고, 신경통은 거의 느끼지 않습니다.

회전하는데 스트레스를 받는다고? 의아해하는 분을 위해 뇌 실험을 해보겠습니다. 여러분은 허리(그림 2-6)이고 여러분의 몸은 척추뼈 몸통이라고 합시다. 두 손을 얼굴 앞으로 가져와 손바닥을 마주 보고 어깨너비 정도로 벌립니다. 팔이 척추뼈구멍이고 손은 위관절돌기입니다. 친구를 불러서 여러분의 머리 위에 올려놓고 여러분의 손바닥에 친구의 손바닥을 맞춰달라고 합시다. 하나 위의 허리뼈와 아래관절돌기입니다. 여러분과 친구는 연결된 허리뼈인 것이죠. 그 자세로 뼈가되어 가만히 계세요. 친구와의 사이는 척추사이원반과 척추뼈사이관절로 움직일 수 있습니다. 자신의 몸을 축으로 친구를 전후좌우로 구부리게 할 수 있을까요? 할 수 있죠. 그럼 회전하는 것은 어떨까요? 손이 막혀서 움직일 수 없을 거예요. 척추뼈사이관절의 면 방향이 허리뼈의 움직임을 제한하기 때문입니다.

그런 이유로 허리뼈의 회전 방향은 가동 영역이 좁습니다. 허리뼈에 회전 방향으로 스트레스가 가해지면 위아래관절돌기를 연결하는 관절 사이 부분에 하중이 집중되어 피로 골절로 이어집니다. 이것이 엑스레이에 비치는 목줄입니다. CT나 MRI 촬영을 하면 척추뼈고리의 이상을 엑스레이보다 더 빨리 발견할 수 있습니다.

치료 방법은 휴식과 진통제입니다. 방법 자체는 어렵지 않지만, 골절 부위가 연결될 때까지 몇 달을 기다려야 한다는 점을 환자와 주변에 이해시키는 것이 더 힘들지도 모르겠네요.

3 피부를 벗긴다

자, 지금부터 의대에서 실제로 이루어지는 해부학 실습의 흐름에 따라 진행해보겠습니다.

해부학 실습 첫날, 의대생들은 새것인 흰옷을 걸치고 긴장과 기대와 불안이 뒤섞여서 굳은 표정으로 출석합니다.

해부학 교수가 먼저 해부에 관한 마음가짐을 이야기합니다. 다음으로 일어나서 해부체에 대해 교수님의 '묵념'을 신호로 묵념합니다. 팬이 돌아가는 소리로 실습실이 환기되고 있음을 알게 됩니다. 묵념을 끝내는 소리에 정신을 차립니다.

흰색 모직 원단(기모 가공한 면직물 : 플란넬)에 감싸여 있는 해부체는 플라스틱 상자 안에 있습니다. 모직물은 희석한 에탄올에 담가 해부체가 마르거나 곰팡이가 생기지 않도록 합니다. 시신은 포르말린으로 고정되는데 유해한 포르말린은 에탄올로 대체되었습니다.

지퍼를 내려 모직물을 제거합니다. 한 사람이 할 수 있는 작업이지만, 조원들이 한순간 눈짓을 통해 모두 손을 내밀어 하는 식입니다.

등 부위를 해부하기 때문에, 우선 바로 누운 자세를 엎드린 자세로 바꿉니다.

해부학 실습 전에 요양 시설에서 체험 실습을 하는 대학도 있습니다. 그곳에서의 체위를 바꾼 경험이 이때 도움이 됩니다. 움직일 수 없는 사람의 몸은 약간의 요령이 필요합니다. 그렇지 않으면 무거워서 움직일 수 없거든요.

몸의 표면 관찰

먼저 체표 관찰, 즉 몸의 표면을 관찰하는 것부터 시작하겠습니다. 이것을 진찰에 빗댄다면 시진에 해당하겠네요. 체표 관찰만이라면 본인과 가족, 친구들의 몸을 이용해서 나중에도 할 수 있습니다. 해부학 실습에서 체표 관찰을 하는 이유는 나중에 몸의 표면과 몸의 내부를 연관시킬 수 있게 하기 위해서입니다.

몸의 표면부터 만져서 뼈의 돌출부를 확인합니다. 피부에 칼집을 낼 때의 기준이 됩니다. 실제로 진찰을 할 때도 이 기준을 사용합니다.

척추뼈는 **솟을뼈**(7번 목뼈)부터 세어 나간다고 했습니다. 다른 목뼈들의 가시돌기는 목덜미인대가 있어서 만질 수 없지만, 위로 더듬어가면 뒤통수에 있는 뼈의 돌기를 만나게 됩니다. 뒤통수뼈의 바깥뒤통수융기입니다. 어깨뼈의 삼각형은 어깨에서 확인할 수 있습니다. 어깨뼈가시와 어깨뼈봉우리(견봉)을 찾아 둡시다.

볼기에서 허리뼈를 만져봅시다. 해부학에서는 엉덩뼈능선(장골능)이라고 합니다. 엉덩뼈능선을 뒤로 따라가다 보면 돌기를 발견할 것입니다. 이것이 뒤위엉덩뼈가시입니다. 어떤 사람은 그곳이 움푹 패 있어서 '비너스의 보조개'라고 불립니다. 매혹적인 엉덩이의 표시로 여겨지는데 사실은 뼈가 돌출된 부분이므로 상관이 없습니다.

피부층 구조

다음은 피부에 대해 알아보겠습니다. 피부는 층 구조로 이루어집니다 (그림 2-12).

피부 표면에 있는 가장 바깥층을 표피라고 합니다. 세포가 밀집되어 있고 표면은 각질화(각화)되어 있습니다. 조직학에서는 이것을 각화

그림 2-12 피부층 구조

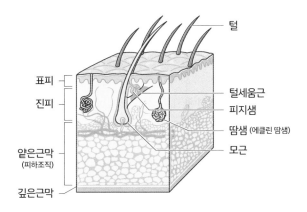

중층편평상피라고 합니다.

진피는 표피 아래에 있습니다. 촘촘한 결합조직으로 콜라겐 섬유가 많이 함유되어 있어서 흰색을 띱니다. 피부에 영양을 공급하는 모세혈관과 정보를 전달하는 신경이 있습니다. 표피와 진피를 합쳐 피부라고 부릅니다.

피부 아래층이 피하조직입니다. 해부학에서는 얕은근막(천근막)이라고도 합니다. 촘촘하지 않은 성긴결합조직으로 이루어지며 피부로 가는 신경과 혈관이 지나갑니다. 지방이 있어서 노란색을 띠고 지방의 양은 성별과 개인에 따라 매우 차이가 납니다.

과자를 먹으면서 이 책을 읽고 있다면 얕은근막이 지방으로 두꺼워질 겁니다.

얕은근막 아래에는 치밀한 결합조직이 근육 위를 감싸고 있는데 이를 깊은근막(심근막)이라고 합니다. 피부에는 여러 가지 부속 구조가 있습니다. 우선 털입니다. 손바닥과 발바닥 이외에는 모두 털이 나 있지요. 털에는 피지샘이 열려 있고 분비된 지방이 표피 표면을 촉촉하게 합니다. 추울 때 등에 털을 세우는 작용을 하는 근육이 털세움근입니다. 피부에는 땀샘도 있습니다.

요약하자면 피부는 표면에서부터 순서대로 표피와 진피로 이루어져 있고, 그 아래에 얕은근막(피하조직)과 깊은근막이 있습니다. 진피는 흰색이고 얕은근막은 노란색입니다. 잠깐 기억해 두세요.

근막이 반드시 근육의 막은 아니다

'근막'이라는 용어를 보면 '근육'과 깊은 관계가 있을 것 같습니다. 하지만 영어로는 'fascia'로 표기하며 단순히 막 형태의 덮개를 의미합니다. 물론 근육을 덮는 근막이 많지만 근육과 관계가 없는 '근막'도 적지 않습니다. 신장 등 내장기관을 감싸는 근막도 있습니다. 각 부위에 따라서 강도와 두께도 다양합니다.

피절

해부학 실습에서 사용하는 메스는 외과 수술의 메스와 같고 교체용 칼날입니다. 교체용 칼날에는 여러 가지 모양이 있는데 끝이 둥근 칼날을 사용합니다.

메스가 준비되면 피부의 층 구조를 떠올려보세요. 표면에서부터 표피, 진피, 얕은근막이었죠. 진피가 흰색이고 얕은근막이 노란색입니다. 이제 피부를 벗겨 나가는데 깊이가 중요합니다. 진피와 얕은근막의 경계, 즉 '흰색과 노란색'의 경계입니다.

먼저 메스를 이용해 피부에 칼집을 냅니다(그림 2-13). 위치는 몸의 표면을 관찰할 때 미리 확인한 상태입니다.

이제부터는 오른손잡이를 기준으로 설명하겠습니다. 왼손잡이인 사람은 좌우를 바꾸어 생각해보세요.

오른손으로 연필을 쥐듯이 메스를 잡습니다. 피부에 칼날을 가볍게 대고 부드럽게 당깁니다. 절단된 부분의 양쪽에 왼손 검지와 중지를

그림 2-13 피부를 벗긴다

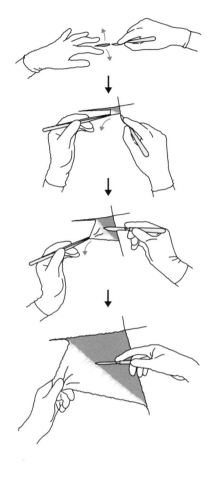

대고 칼집을 내 봅니다.

안 열리나요? 그렇다면 아직 진피가 절개되지 않은 상태입니다. 진피는 단단해서 쉽게 늘어나지 않으니 좀 더 깊게 잘라봅시다. 칼집을 손가락으로 밀어 넓히면서 자르면 얕은근막에 칼날이 도달한 순간 탁! 하고 벌어집니다. 안쪽에는 노란색의 얕은근막이 보일 겁니다. 이 정도 깊이입니다. 등 쪽의 진피는 특히 두꺼우니 생각보다 더 깊게 잘라도 괜찮아요.

피부가 절개되었으면 십자로 잘린 모서리 부분을 핀셋으로 들어 올립니다. 세게 당기면 얕은근막이 늘어나 섬유가 분산되고 여기에 메스를 가볍게 대면 피부가 얕은근막에서 벗겨져 나갑니다. 벗겨진 쪽이 흰색이고 몸에 남아 있는 쪽이 노란색이어야 합니다.

칼날의 방향은 피부와 거의 평행합니다. 날을 세우면 날이 점점 깊게 들어가서 근육까지 잘릴 수 있습니다.

이 부분은 처음에는 모든 교수나 부교수가 총출동하여 지도합니다. 의대생 여러분은 처음이라 정도를 모르기 때문에 시범을 보여주는 거죠.

피부를 최대한 당겨주고 메스는 가볍게 대는 것이 요령입니다. 등 피부를 전부 벗길 때쯤에는 왼팔이 피곤할 겁니다. 칼날의 절삭력이 상당히 떨어졌을 테니 이때쯤 칼날을 교체합니다.

실습 때문에 몸이 아픈 의대생은 거의 없다

해부체를 처음 대면하여 첫 메스를 댈 때는 형언할 수 없는 긴장감이 감돕니다. 매년 하는 교수들도 다소 긴장할 정도이니 태어나서 처음 경험하는 의대생들에게는 심리적 부담이 상당하겠지요.

그래도 해부학 실습 첫날에 몸 상태가 나빠지는 의대생은 거의 없습니다. 수십 년을 보아왔지만 실신하는 사람은 없었어요. 첫날은 모두 얌전히 있다가 시간이 지남에 따라 활기가 넘칩니다. 모두 의학도의 길을 갈 마음의 준비가 되어 있는 거죠.

포르말린과 에탄올에 대한 과민증이나 공부를 너무 많이 해서 피곤하거나 작업을 하다가 다치는 등 해부학 실습 특유의 일시적 이탈은 간혹 나타납니다.

오오! 이 등에 핀 벚꽃 눈보라, 떨어지게 할 수 있다면 해봐라!

『도오야마의 킨상』에 나오는 구절이네요.

에도시대의 무사이자 봉행인인 도오야마 킨시로 가게모토가 잠복 수사를 하여 붙잡은 범인을 자백하게 할 때 했던 결정적인 대사입니다. 수사할 때 등에 있는 벚꽃 문신을 피의자에게 일부러 보게 하고는 봉행소로 끌려간 피의자가 자백을 거부하자 문신을 보여주고 '다 알고 있다!'라고 하는 장면이죠.

해부체 중에는 가끔 문신이 있는 피부를 볼 수 있습니다. 문신을 할 때는 바늘을 진피까지 찔러 상처에 색소를 문질러 넣습니다. 진피에 있는 대식세포라는 면역세포가 색소를 흡수하면서 무늬가 자리 잡습니다.

해부할 때 진피 깊이에서 피부를 벗기면 문신이 함께 벗겨집니다. 벚꽃 눈보라도 함께 떨어지는 거죠.

그런데 가죽 제품에 사용되는 가죽은 어떻게 만들까요? 가죽도 진피와 얕은근막 사이의 경계에서 벗기는 것부터 시작합니다. 이걸 먼저 고정을 할게요. 전문용어로 '무두질'이라고 합니다. 해부체와 마찬가지로 알데히드가 사용되기도 하지만 크롬과 탄닌산이 많이 사용됩니다.

가죽의 표피 쪽에는 광택이 있고 은면이라고 불립니다. 이 가죽을 활용한 것이 은면 가죽입니다. 반대로 진피 쪽을 이용해서 콜라겐 섬유의 보풀을 살리는 것이 바로 스웨이드입니다. 은면을 깎아 얕은 진피층을 보이는 것이 누박입니다. 콜라겐 섬유가 스웨이드보다 밀도가 높아서 고급스러워 보입니다. 표피에 도장을 하여 윤기를 낸 것이 에나멜입니다.

만져도 보이지 않는 큰후두신경

애초에 진피와 얕은근막의 경계에서 피부를 벗기는 이유는 무엇일까요? 얕은근막 자체를 해부하기 위해서입니다.

얕은근막 내부에는 피부신경, 피부동맥, 피부정맥, 때로는 피부근육이 있어서 그것들을 해부합니다. 얕은근막의 결합조직과 지방을 꼼꼼하게 제거하고 신경과 혈관만 남깁니다. 손이 많이 가는 일이라 의대생들은 결합조직이 부모님의 원수가 아닐까 생각할 정도입니다. 하지만 이상하게도 일본 라면을 먹을 때 돼지 지방 성분이 국물에 떠 있으면 흐뭇하죠. 실은 이것이 돼지 등 부분의 얕은근막입니다.

해부학 실습 첫날에 겪는 어려움 중 하나가 큰후두신경(대후두신경)을 끄집어내는 것입니다. 큰후두신경은 2번 목신경뒷가지이며 머리 뒷부분의 지각을 전달합니다.

큰후두신경은 몸의 표면을 확인하면 알 수 있습니다. 먼저 자신의 큰후두융기를 만져보세요. 거기서 3cm 정도 바깥쪽과 약간 아래쪽을 손가락으로 더듬어가며 세게 눌러 봅시다. 기분이 좋지 않은 기묘한 통증을 느끼는 곳이 있을 것입니다. 이 위치에서 **큰후두신경**이 등세모근(승모근)의 이는 힘줄을 뚫고 피하로 나옵니다. 이렇게 누르면 통증이 느껴지는 부위를 나타내는 곳을 통증 유발점이라고 합니다.

큰후두신경은 다른 피하신경보다 굵고 너비가 몇 밀리미터에 달합니다. 하지만 해부하기 어려운 신경입니다.

신경은 꽤 튼튼해서 잡아 뜯으려고 해도 좀처럼 잘리지 않습니다. 힘을 주어 뜯으면 딱 소리가 납니다. 보통 주변의 결합조직이 부드럽기 때문에 감촉의 차이를 느끼며 신경을 쉽게 분리할 수 있습니다. 하지만 뒤통수의 얕은근막은 단단해서 신경과 별 차이 없을 정도로 튼튼하기 때문에 무딘박리를 하기 어렵습니다. 어쩔 수 없이 가위나 메스로 얕은근막을 자르면서 신경을 찾게 되는데, 그러다가 신경도 함께 잘라 버리기 일쑤입니다.

즉, "교수님, 큰후두신경을 못 찾겠어요."라는 질문이 쏟아지는 거죠. 실습서에 '발견하기 어렵다'라고 되어 있는 것은 '어디 찾을 수 있으면 찾아보시지'라고 학생들을 도발하는 문장으로 느껴지지만 결코 호락호락하지 않습니다.

그래서 큰후두신경을 해부하는 시간은 조심스럽게 해부하는 연습 시간이기도 합니다.

4 등 근육은 팔 근육과 고유등근육

등 근육은 크게 팔 운동에 관계하는 근육과 몸통 운동에 관계하는 근육의 두 가지로 나눌 수 있습니다. 얕은 층에 팔 근육, 깊은 층에 몸통 근육이 있습니다.

상분절과 하분절

몸 근육을 이해하기 위해 토막 난 연어를 하나 사 오겠습니다. 꼭 연어가 아니라 도미든 대구든 마음대로 사면 됩니다. 생선살은 골격근 그 자체입니다. 여기서 키워드는 **상분절과 하분절**인데 그 기본형을 볼 수 있어서 신속하게 설명할 수 있습니다.

연어 토막은 연어의 몸을 좌우로 나눈 반신을 자른 것입니다. 단면을 보면 척추뼈를 경계로 등쪽의 등살과 배쪽의 뱃살로 나뉩니다(그림 2-14). 등살은 지방이 적고 담백합니다. 뱃살은 지방이 풍부하며 특히 지방이 많은 안쪽뱃살은 대뱃살이라고 불립니다.

그림 2-14 연어의 횡단면

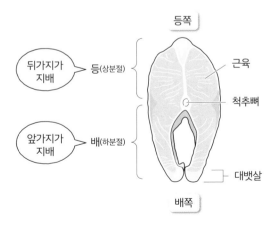

갑자기 배가 고프네요. 그래도 계속하겠습니다.

목 아래 골격근은 모두 **체절**에서 분화하여 생깁니다(머리와 목의 일부 근육은 신경절에서 유래합니다).

체절은 배(胚)의 등쪽에 나타나는 구조로, 그 이름처럼 세포가 마디 형태로 모여 생기며 이것이 몸의 축을 따라 여러 개가 이어집니다. 배엽[1]을 예로 들자면 중배엽에 해당합니다. 체절에서 골격근과 척추뼈, 진피가 형성됩니다. 각 부위를 근절, 경절, 피부절이라고 합니다.

근절은 먼저 등근육과 배근육으로 나뉩니다. 등쪽을 상분절, 배쪽을 하분절이라고 합니다. 생선을 예로 들자면 등살과 뱃살입니다. 어류는 성체에서도 상분절과 하분절을 뚜렷이 구분할 수 있습니다.

상분절의 근육과 하분절의 근육은 지배신경도 확실하게 분리되어 있습니다. 상분절의 근육은 모두 척수신경뒤가지가 지배하고 하분절의 근육은 척수신경앞가지가 지배합니다.

사람(혹은 폭넓게 네발 동물)이라면 어떻게 될까요? 하분절이 크게 발달합니다.

먼저 체강[2]을 둘러싼 체벽의 근육이 하분절에서 생깁니다. 어류도 마찬가지지만 네발 동물의 경우 내장이 커지기 때문에 이를 둘러싼 벽의 근육도 커집니다. 또 하분절에서 근모세포가 팔다리싹(다리의 발생 초기 단계)으로 이동합니다. 팔다리싹이 자라서 다리가 될 때 근육

---

1) 동물의 수정란이 발생 과정에서 세포분열을 거듭하여 나타나는 3개의 세포층.-옮긴이
2) 동물의 체벽과 내장 사이에 있는 빈 곳. 포유류의 심장막, 가슴 안, 배 안 등이 체강에 해당한다.-옮긴이

이 형성됩니다. 어류의 가슴지느러미와 배지느러미는 네발 동물의 다리와 같고 이를 움직이는 근육도 하분절에서 파생됩니다.

그럼 네발 동물의 상분절은 어디로 갔을까요? 이번에는 스테이크집에 가서 티본 스테이크를 주문해봅시다.

티본의 T는 허리뼈의 정중앙을 잘라 90도로 회전한 것입니다. T의 가로 막대가 가시돌기, 척추뼈고리, 척추뼈오목이고 세로 막대는 가로돌기입니다(그림 2-15).

등쪽 살이 등심이죠. 상분절에서 유래하여 해부학적으로 말하면 척주세움근(척주기립근)입니다. 척수신경뒤가지가 지배합니다. 육즙이 풍부하고 맛있지만 단단한 깊은근막(등허리근막)으로 싸여 있으므로 힘줄을 잘라내야 합니다.

배쪽 지느러미는 큰허리근입니다. 이것은 하분절에서 유래하며 기

그림 2-15 티본 스테이크

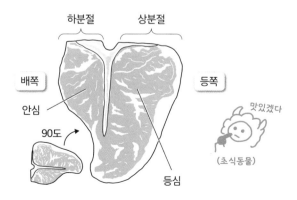

능적으로는 다리에 속하며 엉덩관절을 움직입니다.

척수신경앞가지에 의해 형성되는 허리신경얼기(요신경총)가 지배하며 지방이 적고 부드럽습니다. 가로돌기의 가장자리에는 허리네모근이 시작되기도 합니다.

정리하자면 **등심은 상분절이며 뒤가지에 지배되고 지방이 많습니다. 지느러미는 하분절에서 유래하고 앞가지에 지배되며 부드럽습니다.**

아이고, 배가 고파서 힘든가요?

등 부분으로 말하면, 얕은층의 근육이 하분절, 척추 주위의 깊은층의 근육이 상분절의 근육입니다. 네발 동물은 하분절에서 형성된 윗가지의 근육이 크게 발달하여 등 부분까지 도달합니다.

등에 있는 윗가지 근육

등의 피부와 얕은근막을 제거하면 가장 먼저 등세모근(승모근)과 넓은등근(광배근)이 나타납니다(42쪽). 등 부분에 있지만 팔에 속하는 근육입니다. 피트니스센터에서 덤벨이나 로프를 이용해 팔에 부하를 주고 단련하는 등쪽 근육이지요.

등세모근(승모근)은 어깨뼈를 움직이는 삼각형 모양의 근육입니다. 뒤통수에서 시작해 등뼈에 걸쳐 폭넓은 정중선에 있고 어깨뼈와 빗장뼈까지 이어집니다.

근섬유가 뻗어 있는 형태를 잘 보세요. 등세모근의 위쪽이 어깨뼈가시의 바깥쪽에, 아래쪽은 어깨뼈가시의 안쪽에 정지합니다. 따라서 등세모근이 수축하면 어깨뼈가 가슴벽(흉벽)에서 회전하며 어깨관절이 위쪽으로 기울어집니다.

왼손으로 오른쪽 어깨를 아래쪽으로 꾹 누르면서 오른팔을 바깥쪽으로 들어 올려보세요(외전). 최대로 올려도 바깥쪽 90도까지만 올라갈 것입니다. 위팔뼈가 어깨봉우리에 붙어 있고 어깨관절은 수평까지만 밖으로 회전할 수 있습니다. 어깨를 누르기를 멈추면 오른팔은 더 올라갑니다. 이때 어깨뼈가 회전하여 어깨관절 자체가 위쪽을 향하게 되는데 이때 작용하는 것이 등세모근입니다.

등세모근은 부신경인 더부신경(제11뇌신경)에 의해 조절되는데 팔 근육 중에는 등세모근만 뇌신경의 지배를 받습니다. 사실 등세모근은 목빗근(흉쇄유돌근, 9장)과 함께 배아의 가장자리 쪽 중배엽에서 생깁니다(5). 예외로 분류하기에는 큰 근육이므로 일단 알아둡시다.

넓은등근(광배근)도 큰 삼각 모양의 근육이며 등뼈 아래쪽에서 허리에 걸쳐 위팔뼈까지 뻗어나갑니다.

혹시 지하철 손잡이를 잡고 이 책을 읽고 있나요? 지하철이 흔들릴 때 팔꿈치를 당겨 자세를 잡아주는 것이 이 넓은등근입니다.

여자친구를 태우고 보트의 노를 저을 때, 목발로 걸을 때, 유도에서 상대방의 도복을 당길 때 등 인생의 다양한 상황에서 활약하지요.

넓은등근의 지배 신경은 목 신경에서 오는 가슴등신경입니다.

등세모근과 넓은등근의 심층에는 어깨뼈를 뒤로 당기는 큰마름근과 작은마름근이 있습니다. 그보다 더 아래에는 위뒤톱니근이 있고,

넓은등근의 아래에는 아래뒤톱니근이 있습니다. 이들이 갈비뼈를 위아래로 당겨줍니다.

여기까지의 근육은 모두 하분절이며 등세모근 외에는 모두 척수신경앞가지가 지배합니다. 이들을 다 살펴보았으면…… 드디어 상분절입니다.

고유등근육

해부학 실습은 몸을 앞으로 숙이고 하는 경우가 많아서 쉽게 지칩니다. 잠깐 쉬면서 허리를 곧게 펴봅시다. 네, 지금 **고유등근육**이 작용했습니다. 등 깊숙한 곳에 있는 근육으로 상분절에서 유래하며 척수신경뒤가지에 의해 조절됩니다. 얕은 순서대로 크게, '머리널판근·목널판근', '척주세움근·가로돌기가시근', '가시사이근·가로돌기사이근'의 세 가지로 나뉩니다. 모두 척추와 머리의 폄 운동이나 회전운동에 작용합니다.

이 중 **척주세움근**(42쪽)이 가장 크며 가시돌기와 갈비뼈각 사이의 옴폭한 부분에 세로로 뻗어 있습니다. 안쪽부터 순서대로 가시근, 가장긴근, 엉덩갈비근 세 부분으로 나뉩니다.

척주세움근은 목에서 등까지 이어지는 폄근입니다. 양쪽이 수축하면 등줄기가 늘어나고 머리가 젖혀집니다(폄). 한쪽이 수축하면 그쪽으로 척추가 굽어집니다(가쪽굽힘). 허리를 굽혀 인사할 때는 척추가 굽어지는데 다른 몸통 근육과 협력하면서 척주세움근도 이완되거나 긴장하면서 몸이 앞으로 쓰러지지 않도록 지지해줍니다.

이와 같은 것이 고유등근육인데요, 실제로 해부해보면 꽤 까다롭습니다.

우리는 근육이라고 하면 양쪽 끝이 가늘고 가운데 부분이 볼록하게 부풀어 오른 방추형 근육을 떠올립니다. 예를 들어 알통을 만드는 위팔두갈래근(상완이두박근)을 생각해보세요. 이런 근육은 이는 곳(시작하는 곳)과 닿는 곳(끝나는 곳)이 분명하고 주위가 근막으로 덮여 있어서 해부하기 쉽습니다.

그런데 고유등근육은 근육의 작은 가닥들의 집합체로 뚜렷한 경계가 없고 가닥들 자체가 얽혀 있습니다. 각 근육 다발의 이는 곳과 닿는 곳을 찾아 근육의 표와 대조하면서 이건 ○○근에 속하는 근육 다발이라고 일일이 확인해야 합니다.

너무 가까이에서 해부하면 오히려 혼란스럽기 때문에 좀 떨어져서 보는 것도 중요합니다. 그렇게 보면 대략 근막별로 나뉜 모습을 알 수 있으므로 그것을 기준으로 크게 나눕니다. 티본 스테이크의 등심 부분도 근막을 기준으로 가시근, 가장긴근, 엉덩갈비근의 세 부분으로 나뉘어 있죠.

아, 벌써 다 먹었다고요?

5 척주관과 척수와 말꼬리

고유등근육의 해부를 마치면 근육과 근막을 제거해 척추를 노출시킨 후 척추뼈고리를 톱 등의 절단 도구로 자르고 **척주관**을 엽니다.

척추뼈고리를 제거하면 뒤에 척주관이 보이는데, 가장 먼저 보이는 것은 노란색 지방과 검푸른 정맥얼기입니다. 이것들은 모두 척수를 보호하는 쿠션 역할을 합니다. 이것들을 제거하면 단단하고 검붉은 부직포 같은 막이 나타납니다. 이것이 척수경막입니다.

허리 부분에서 가위로 척수경막에 칼집을 내면 투명한 액체가 흘러나옵니다. 이것을 뇌척수액이라고 하는데 그 안에 뇌와 척수가 떠 있습니다. 뇌척수액으로 가득 찬 공간을 거미막밑공간(지주막하강)이라고 합니다.

드디어 이 안에 척수가 있을 것이라고 기대하지만 안 보이네요. 햇볕을 가리는 발 같은 것들이 늘어져 있을 뿐입니다. 허리 아래쪽에는 척수가 없습니다. 척주관은 목뼈에서 엉치뼈까지 이어지지만, **척수는 1번 허리뼈와 2번 허리뼈 정도까지 이어지다가 끝납니다.** 그보다 윗부분을 살펴보면 척수를 금방 찾을 수 있어요.

척수가 척주관 중간에서 끝나는 것은 사람의 발생과 관계가 있습니다.

뇌의 척수의 근원이 되는 신경관은 수정 후 3~4주가 지나면 등 쪽에 형성되고 머리뼈와 척추뼈가 이를 덮듯이 형성됩니다. 즉 처음에는 척수와 척주관의 길이가 같았던 것이죠.

그 후 인간이 성장함에 따라 몸이 커지는데 척수보다 척추가 더 빨리 자랍니다. 이 때문에 척수가 상대적으로 위쪽으로 어긋나기 시작합니다. 척수의 성장이 척추를 따라가지 못해서 신생아의 경우 척수의 하단이 3번 허리뼈 부근까지 올라갑니다.

반면 척수신경은 대응하는 척추사이구멍을 통과하기 때문에 위치를 바꿀 수는 없습니다. 그 대신 신경이 쭉쭉 늘어납니다. 처음에 봤던 발 같은 것이 신경입니다. 이것을 **말꼬리**(말총)라고 합니다. 확실히 말꼬리를 닮긴 했네요.

룸바

룸바라는 용어는 허리천자(요추천자)를 가리키며 'Lumbal punktion'이라는 독일어에서 유래되었습니다. 옛날에 일본은 독일에서 의학을 배워와서 독일어 의학용어를 오랫동안 사용했습니다. 그중 일부는 아직도 은어로 남아 있습니다.

허리천자는 뇌척수액을 채취하여 조사하거나 마취제 등의 약물을 거미막밑공간에 주입할 목적으로 시행하는 진단 방법입니다. 척수와 신경을 손상하면 큰일이므로 조심스럽게 해야 합니다.

옆으로 누워서 겨울잠을 자는 다람쥐처럼 몸을 웅크리면 허리뼈가 뒤로 꺾이면서 가시돌기의 간격이 벌어집니다. 3번, 4번 허리뼈사이 또는 4번, 5번 허리뼈사이를 찾아 가시돌기 사이에 전용 바늘을 천천히 찔러넣습니다. 바늘 끝이 가시사이인대를 지나는 동안은 저항이 느껴지지만 경막을 넘어 거미막밑공간에 도달하면 저항이 사라집니다.

척수는 성인의 경우 1번과 2번 허리뼈 사이, 신생아도 3번 허리뼈 주변에서 끝납니다. 천자의 위치를 그보다 낮게 잡으면 바늘 끝에는 말꼬리밖에 닿지 않습니다. 발처럼 다발로 되어 있는 척수신경은 바늘이 닿아도 잘 피할 수 있습니다.

좌우 엉덩뼈능선의 최고점을 연결한 선은 야코비선이라고 하며 정확히 4번 허리뼈 위치입니다.

해부학 실습에서는 가시돌기를 눈으로 보면서 확인합니다. 또한 허리뼈 사이나 경막에 실제로 바늘을 찔러 감촉을 확인하거나 말꼬리에 바늘을 삽입해 신경이 어긋나는 모습을 보기도 합니다. 척수에도 바늘을 찔러 보는데 척수는 비껴갈 수 없으므로 바늘이 그대로 꽂히는 경험도 할 수 있습니다.

수막과 신경뿌리와 척수

척수는 3층의 결합조직으로 이루어진 막으로 덮여 있습니다. 이것을 아울러 **수막**이라고 합니다(그림 2-16).

척주관을 열면 제일 먼저 보이는 것이 **경막**이며 단단해서 가위를 이용해서 잘라야 합니다.

경막 뒤쪽에는 느슨하게 결합되어 있는 **거미막**(지주막)이 있습니다. 그 아래 공간을 거미막밑공간(지주막하강)이라고 하며 뇌척수액으로 채

그림 2-16 수막

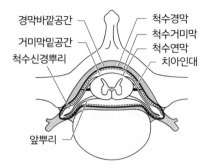

경막바깥공간
거미막밑공간
척수신경뿌리

척수경막
척수거미막
척수연막
치아인대

앞뿌리

▶ 참고문헌 6에서 인용함

워져 있습니다. 거미막밑공간에는 거미막에서 뻗어 나오는 수많은 끈 모양의 구조가 있습니다. 그것이 꼭 거미줄처럼 생겼다고 해서 거미막 이라는 명칭이 붙었습니다. 그런데 경막을 열면 뇌척수액이 흘러나오 고 이 때문에 거미막의 끈 모양의 구조가 한데 모여버리는 바람에 거 미집 형태로 보이지 않습니다. 그러면 "거미막이 어디 있나요?"라는 학생들의 질문이 튀어나오게 되지요.

척수 표면은 **연막**이 덮고 있습니다. 얇고 푹신한 부드러운 막으로 거미막의 줄에 연속되어 있습니다. 척수의 아래쪽 끝에서부터는 연막 만 있는데 흰 끈처럼 보입니다. 이것을 종말끈이라고 합니다.

척수 뒤쪽에서 보면 세로로 두 줄 나 있는 가는 실 같은 것이 많이 있습니다. 이것이 뿌리실이고 뿌리실이 모여 척수신경뿌리가 됩니다. 지금은 척수를 등 쪽에서 보고 있기 때문에 뒤뿌리에 해당하며 감각신경이 이곳을 지나갑니다.

척수의 측면에는 삼각형의 얇은 반투명 막이 돌출되어 있고, 그 정점이 경막 안쪽에 붙어 있습니다. 이것을 치아인대라고 하며 척수를 경막에 단단히 고정시키는 역할을 합니다.

치아인대를 살짝 피하면 그 앞쪽에도 뿌리실이 보이는데 이것들도 모여서 신경뿌리를 이룹니다. 이것이 앞뿌리이며 운동신경과 교감신경이 지나갑니다.

뿌리실이 모인 지점에서 경막이 칼집처럼 뻗어 나옵니다. 신경뿌리가 척추사이구멍을 통해 밖으로 나올 때까지 경막 칼집이 신경뿌리를 덮고 있습니다. 척추뼈사이관절을 톱으로 부러뜨리고 척추사이구멍을 열면 뒤뿌리신경절을 볼 수 있습니다.

신경뿌리를 절단하고 척수를 꺼내면 가느다란 흉수와 약간 부풀어 오른 경수와 요수가 보입니다. 이것들을 목팽대, 허리팽대라고 합니다. 여기에서 팔과 다리로 향하는 신경이 나오기 때문에 그만큼 굵어지는 것입니다.

여러 단계의 단면을 만들어서 아틀라스와 비교하면 단계에 따라 회색질의 형태와 백질과 회색질의 비율이 다른 것을 알 수 있습니다. 일본에는 잘라도 잘라도 같은 단면이 나오는 긴타로아메라는 전통 사탕이 있는데 사탕을 잘못 만든 것처럼 이것도 잘못된 걸까요? 그렇지 않습니다. 각각 어떤 의미가 있는지 생각해봅시다. 예를 들어 흉수에서 위쪽인 요수의 회색질에는 배쪽의 앞뿔과 등쪽의 뒤뿔 사이에 약간 튀어나온 부분이 있습니다. 이것이 가쪽뿔이며 여기에는 교감신경의 세포체가 있습니다.

후유, 등 부분은 여기까지입니다. 처음 경험하는 해부학 실습인데 익숙하지 않은 것이 많아서 피곤하네요. 간단하게 정리해보겠습니다. 여러분도 나름대로 정리를 해보세요. 한 번에 10개씩 어떤가요?

参고문헌

(1) 「PT・OTビジュアルテキスト専門基礎　運動学　第2版」(山﨑 敦/著), 羊土社, 2022

(2) 「図解　関節・運動器の機能解剖　上肢・脊柱編」(井原秀俊, 他/訳), 協同医書出版社, 1986

(3) 「プロメテウス解剖学アトラス　解剖学総論/運動器系　第2版」(坂井建雄, 松村讓兒/監訳), 医学書院, 2011

(4) 「グレイ解剖学アトラス (原著第3版)」(Drake RL, 他/著, 秋田恵一/監訳), エルゼビア・ジャパン, 2021

(5) Kwang HC, et al：Fetal development of the human trapezius and sternocleidomastoid muscles. Anat Cell Biol, 53：405‒410, 2020

(6) 「臨床につながる解剖学イラストレイテッド」(松村讓兒/著, 土屋一洋/協力), 羊土社, 2011

정리

- 등뼈를 예로 척추뼈의 기본형태를 살펴보았다

- 등뼈는 앞뒤로 구부러져 있고, 허리뼈가 앞쪽으로 휜 것은 두 발 보행 때문이다

- 척추원반탈출과 척추분리증을 배워서 요통이 생겼다

- 피부와 근막의 층 구조를 배웠고, 과자를 먹은 것을 반성했다

- 신경을 해부하는 연습이라고 생각하면서 큰후두신 경에 대해 열심히 공부했다

- 배 근육이 상분절과 하분절로 나뉘는 것을 배웠고, 근력운동에 참고했다

- 배가 고파서 티본스테이크를 먹었다

- 척수수막을 배웠고 뇌척수액에 잠기는 척수를 상상 했다

- 척수가 척주관보다 짧은 것을 보고, 말꼬리에는 바늘 이 꽂히지 않겠다는 생각이 들었다

- 앞뿌리와 뒤뿌리를 보니까 무슨 법칙이 있을 것 같다 는 생각이 들었다

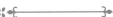

제 3 장

팔

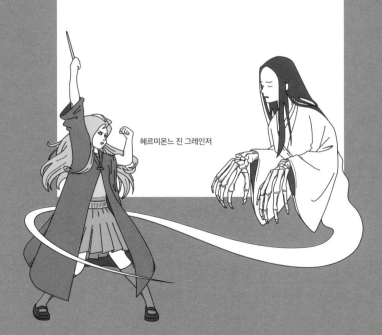

헤르미온느 진 그레인저

이제부터 팔을 해부해보겠습니다.

팔과 다리를 해부할 때는 그것들이 어떻게 움직이는지 익히는 것이 중요합니다. 또 굵은 혈관과 신경이 지나가는 부위이므로 이에 관해서도 살펴보겠습니다.

등을 해부했을 때처럼 우선 골격을 힌트 삼아 팔에 대한 개요를 알아봅시다.

1 팔의 골격을 본다

팔을 네 부위로 구분해볼까요? **팔이음뼈**(상지대), **위팔**, **아래팔**, **손**입니다(그림 3-1).

아마 팔이음뼈만 생소하지 않을까요? 팔과 몸통을 연결하고 있는 어깨 부분입니다. 이것을 만드는 **어깨뼈와 빗장뼈**, 이 두 가지입니다.

어깨뼈

어깨뼈(견갑골)는 갈비뼈의 등쪽에 위치한 삼각형의 뼈입니다(그림 3-1, 32쪽 그림 1-7). 어깨뼈가 있어서 팔을 자유자재로 움직일 수 있습니다. 어깨뼈는 몸의 표면에서 명확하게 볼 수 있고 만져서 형태를 확인할 수도 있습니다. 가족이나 친구를 붙잡아 오겠습니다.

어깨뼈에는 많은 근육이 붙어 있습니다. 이 근육들은 어깨뼈를 가슴우리 위에서 지탱하고 어깨관절과 함께 위팔뼈를 움직입니다. 어깨뼈에는 근육이 붙은 곳에 다양한 돌기나 움푹 파인 곳이 있습니다(그림 3-2). 아래각, 안쪽모서리, 가쪽모서리는 만져서 확인할 수 있습니다. 위각과 위모서리는 등세모근에 숨겨져 있어서 겉으로는 알기 어렵습니다.

그림 3-1 팔(오른쪽)의 골격

- 빗장뼈
- 팔이음뼈
- 어깨뼈
- 위팔
- 위팔뼈
- 아래팔
- 노뼈
- 자뼈
- 손
- 손목뼈
- 손허리뼈
- 손가락뼈

  등쪽에는 해시계와 같은 돌기가 있는데 이를 어깨뼈가시라고 합니다. 어깨뼈가시의 바깥쪽 끝은 앞으로 굽어지며 확장되며 이곳을 어깨뼈봉우리라고 합니다. 양복을 주문할 때는 소매길이를 재는데 이때

그림 3-2 어깨뼈(오른쪽)를 등쪽에서 본 그림

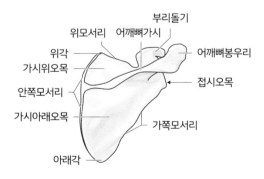

- 부리돌기
- 위모서리
- 어깨뼈가시
- 위각
- 가시위오목
- 어깨뼈봉우리
- 안쪽모서리
- 접시오목
- 가시아래오목
- 가쪽모서리
- 아래각

어깨뼈봉우리가 기준이 됩니다. 어깨뼈가시의 위아래는 오목하게 들어가 있는데 이것을 가시위오목, 가시아래오목이라고 합니다.

어깨뼈의 앞쪽은 평평하고 약간 오목하게 들어가 있습니다. 이곳이 가슴우리에 접하기 때문에 가슴우리의 볼록한 면을 따라서 곡선이 생깁니다.

앞쪽의 바깥쪽 끝에는 문손잡이처럼 생긴 돌기가 있는데 이를 부리돌기(오구돌기)라고 합니다. '부리'라니, 왜 부리일까요?

부리돌기의 구 명칭은 '오구돌기'인데 여기서 '오'는 까마귀를 뜻합니다. 즉 까마귀 부리 같은 돌기라는 뜻이죠. 아, 뭐가 비슷하냐고 하고 싶은 거죠? 사실은 저도 그렇게 생각해요.

또한 조류의 부리돌기는 어깨뼈에서 독립되어 부리뼈로 존재합니다. 날갯짓을 할 때 생기는 날개에 가해지는 하중을 견디어주죠. 부리뼈라는 명칭은 새든 부리든 상관없이 부리돌기와 같다고 해서 유래되었으며, 인간의 해부학명이 먼저 생겼습니다. 뭔가 복잡하군요.

어깨뼈를 바깥쪽에서 보면 타원형의 접시오목이 보입니다. 여기에 위팔뼈머리(120쪽 그림 3-5)가 접하여 어깨관절을 만듭니다. 위팔뼈머리는 반구 모양이고 어깨뼈의 접시오목이 얕은 접시 모양인 덕분에 **어깨관절은 인간의 모든 관절 중 가장 자유롭게 움직일 수 있지만 그만큼 불안정합니다.**

실제로 어깨관절을 조합해보면 위팔뼈머리를 어깨뼈봉우리와 부리돌기가 둘러싸고 있는 것을 볼 수 있습니다(그림 3-1). 이들은 위팔뼈머리와 관절을 형성하진 않지만 어깨관절을 안정시키고 움직임을 조절하는 데 도움을 줍니다. 사실 위팔뼈 자체는 수평까지밖에 밖으로 돌릴 수 없습니다. 팔을 위로 올릴 때는 어깨관절에서 위팔뼈가 수평 위치까지 밖으로 돌릴 수 있으며, 어깨뼈가 회전하여 관절면이 위로 향합니다.

어깨뼈와 몸통의 연결

인체에는 200여 개의 뼈가 있고 모두 관절로 연결되어 있습니다. 관절을 따라가면 모든 뼈가 몸통에 도달합니다. 운동선수와 악기 연주자가 몸통을 단련하는 것은 그런 이유에서일 것입니다. 예외는 두개골에서 후두를 매달아 놓은 근육의 중계점 역할을 하는 목뿔뼈입니다.

또 하나의 '거의' 예외가 어깨뼈입니다. '거의'라고 한 것은 빗장뼈가 몸통과 어깨뼈를 연결하고 있기 때문입니다. 연결되어 있다고 해도 어깨뼈의 움직임을 안정시키는 정도의 기능입니다.

어깨뼈는 가슴우리 뒤쪽에 위치하며 그곳에서 미끄러지듯 움직입니다. 몸통과 어깨뼈를 연결하는 근육이 있기 때문인데 어깨뼈는 유연한 근육으로 연결되어 있어서 가슴우리 위를 매우 자유롭게 움직이며 팔의 큰 움직임을 지지해줍니다.

다리에서 어깨뼈에 대응하는 것은 볼기뼈로 엉치뼈와 관절을 형성해 골반을 이룹니다. 이 관절은 거의 움직이지 않습니다. 팔과 대조적이죠.

팔이음뼈를 지지하는 근육을 통칭하여 근육 슬링(Muscle slings)이라고 합니다. 번역해서 '근육 고리'라고 하기도 합니다. 몸통에서 시작한 근육군이 어깨뼈를 등 양쪽으로 서로 잡아당기고 있는 것이죠. 참고로 예전에 '근육소녀대'라는 록 밴드가 있었지만 그것과는 상관이 없습니다.

큰마름근과 작은마름근(42쪽)은 등뼈의 가시돌기와 어깨뼈의 안쪽 가장자리 사이에 있으며 어깨뼈를 뒤로 당깁니다. 거기에 딱 반대 기능을 하는 것이 앞톱니근으로 갈비뼈에서 시작해 어깨뼈 안쪽 가장자리까지 뻗어 있습니다.

작은가슴근(소흉근)은 어깨뼈를 앞 아래쪽으로 끌어내립니다. 큰가슴근(대흉근)은 위팔뼈뿐만 아니라 어깨뼈도 움직이게 합니다.

등세모근은 삼각형 모양의 근육이므로 수축 부위에 따라 다양한 기능을 합니다. 어깨뼈를 들어 올리거나, 내리거나, 뒤로 당길 수 있습니다. 팔을 올릴 때는 어깨뼈가시를 지렛대처럼 이용하여 어깨뼈를 회전시킵니다. 어깨올림근(견갑거근)은 목뼈의 가로돌기와 어깨뼈의 위각을 연결하여 어깨뼈를 위로 끌어올립니다.

손을 번쩍 드는 헤르미온느

손을 들어 올리는 동작이라고 하면 머글 태생의 우등생 헤르미온느 그레인저[1]가 손을 번쩍 드는 모습이 떠오릅니다. 수직으로 올라가는 아름다운 동작이죠(그림 3-3).

이때 헤르미온느의 손바닥이 바깥쪽을 향하고 있는 것을 눈치챘나요? 이때 위팔뼈는 안쪽으로 회전하고 있습니다. 인상적인 거수입니다. 왜 인상적일까요?

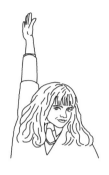

그림 3-3 아름다운 거수

위팔뼈의 안쪽돌림이라니 무슨 말일까요? 네, '작게 앞으로 나란히'를 해보세요. 그대로 아래팔을 수평으로 안쪽으로 회전시킵니다. 그러면 위팔뼈는 안쪽으로 돌아가 있을 것입니다. 그 반대가 가쪽 돌림입니다.

어깨뼈봉우리를 반대쪽 손으로 눌러 어깨뼈가 움직이지 않게 하고 손바닥을 위로 향하게 하여 위팔을 밖으로 돌려보세요. 위팔은 수평에서 멈춥니다. 위팔뼈와 어깨뼈봉우리가 간섭하기 때문입니다. 여기서 손바닥을 아래로 향합니다. 어깨가 뻐근해지고 위팔이 수평보다 약간 아래로 내려갑니다. 이때 위팔이 **안쪽으로 돌아** 큰결절이 어깨뼈봉우리에 닿으면서 간섭이 증가합니다.

헤르미온느가 손을 드는 모습은 매우 보기 드문 동작입니다. 헤르미온느가 유연해서 그런 것도 있겠지만, 그렇다 해도 어깨를 한껏 올리고 상체도 젖혀서 힘껏 팔을 뻗고 있습니다.

---

1) 『해리 포터』 시리즈의 등장인물.

아름답고 덧없는 빗장뼈

빗장뼈(쇄골)는 목과 어깨, 가슴이 드러나는 옷을 입었을 때 신경이 쓰이는 곳입니다. 알파벳 S를 늘인 것처럼 보이는 곡선이 아름다운 뼈입니다(그림 3-4). 피부 바로 아래에 있으며 전체를 몸 표면에서 만질 수 있습니다.

빗장뼈는 어깨뼈를 몸통에 연결하여 움직임을 안정시킵니다.

안쪽 끝단은 두껍고 바깥쪽 끝은 납작합니다. 안쪽 끝은 복장뼈(흉골)의 복장뼈자루에, 바깥쪽 끝은 어깨뼈의 어깨뼈봉우리 접하고, 각각 복장빗장관절(흉쇄관절)과, 어깨빗장관절(견쇄관절)을 만듭니다(그림 3-4).

일반적으로 뼈 표본에서 뼈끼리 조합해서 관절을 재현하면 관절면이 잘 맞는 경우가 많습니다. 그런데 복장빗장관절은 모양이 전혀 맞지 않습니다.

그림 3-4 어깨 주변의 골격

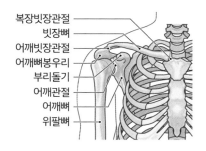

왜냐하면 빗장뼈와 복장뼈자루 사이에 연골판이 한 장 끼어 있었기 때문입니다(연골은 뼈 표본에는 남아 있지 않습니다). 이런 연골을 **관절원반**이라고 합니다.

유연한 관절원반이 뼈 사이의 틈을 메우기 때문에 복장빗장관절은 마치 구형 관절처럼 더욱 자유롭게 움직일 수 있습니다. 위아래, 앞뒤로 움직이고 회전할 수도 있습니다. 어깨뼈의 자유로운 움직임을 보장하면서 복장빗장관절을 지지점으로 삼아 지탱하는 것이죠.

어깨빗장관절은 복장빗장관절에 비하면 움직임이 적은 편입니다. 빗장뼈 바깥 부분과 부리돌기 사이에 부리빗장인대(오훼쇄골인대)가 붙어 있어 어깨빗장관절과 함께 '2점 지지'를 하기 때문입니다.

빗장뼈 골절

빗장뼈는 어깨뼈를 받치고 있습니다. 이 때문에 골절이 많은 뼈이기도 합니다. 스케이트보드를 타다가 넘어지거나 오토바이 사고로 어깨가 땅에 부딪힐 때 흔히 발생합니다. 느슨하게 S자로 휘어진 빗장뼈를 양쪽 끝에서 눌러 으스러뜨리는 느낌입니다.

빗장뼈 밑에는 팔신경얼기라는 신경다발이 달려 있는데 쇄골 골절 때문에 상처가 나기도 합니다.

뼈의 발생과 성장

이제 때가 된 것 같으니 뼈가 어떻게 형성되고 어떻게 자라는지 설명하겠습니다.

뼈가 자궁 내에서 형성되는 방법은 두 가지가 있습니다. **연골속뼈되기**(연골내골화)와 **막속뼈되기**(막내골화)입니다.

뼈가 생길 때는 먼저 모형이 만들어집니다. 연골속뼈되기에서는 연골에서 모형이 생깁니다. 연골이 인산칼슘을 주성분으로 하는 골질로 대체되면서 뼈가 됩니다. 한편 막속뼈되기에서는 섬유성 결합조직으로 모형이 생기고, 거기에 골질이 침착되어 뼈가 됩니다.

우리 몸의 뼈는 대부분 연골속뼈되기로 형성됩니다. 즉 교수님이 시험에서 '이 뼈는 어느 골화로 형성되었는가?'라고 질문했는데 모르겠으면 '막속뼈되기입니다'라고 대답하면 되는 거죠.

물론 뻔한 문제를 선호하지 않는 교수님에 한해서입니다.

뼈의 골화는 태어난 후에도 계속 진행되다가 초등학교 고학년 무렵에 완성됩니다. 그 후에도 뼈는 계속 자라면서 점점 더 길고 굵고 두꺼워집니다. 거기서도 두 가지 구조가 있습니다.

하나는 **뼈끝연골**(골단연골)입니다. 팔다리 등의 긴뼈(장골)와 짧은뼈(손가락 등의 짧은 뼈)의 뼈끝과 뼈 사이에는 골화되지 않고 남는 연골이 있습니다. 이것이 뼈끝연골이며 성장판이라고도 합니다. 이름에서 알 수 있듯이 여기서 골질이 추가되어 뼈의 성장이 일어납니다. 성장이 멈추는 성인이 될 때까지 뼈끝연골에서 골질이 추가되었다가 그 이후에는 뼈끝연골 자체가 골화되어 뼈끝선(골단선)이라는 흔적만 남습니다.

또 하나는 **뼈막**(골막)입니다. 뼈의 표면은 치밀한 결합조직으로 덮여 있는데 이것을 뼈막이라고 합니다. 여기서부터 골질이 뼈의 표면에 더해짐으로써 뼈가 굵고 두꺼워집니다. 이것도 성장기에만 진행됩니다.

하지만 골절로 뼈가 손실되면 뼈를 복구하기 위해 뼈막에서 다시 골화가 이루어집니다.

좀 특이한 빗장뼈의 발생 과정

팔다리의 뼈는 연골 내 골화에 의해 진행됩니다. 한 가지 예외는 빗장뼈입니다.

빗장뼈는 섬유질 모형으로 발생합니다. 즉 막속뼈되기입니다. 그 바깥 부분과 안쪽 부분의 두 곳에서 골화가 시작됩니다. 두 골화점은 결국 결합되지만 그 지점에서 약간 벗어나 빗장뼈의 에스(S)자 곡선이 생깁니다. 이후 안쪽 끝과 바깥쪽 끝에 연골의 모형이 생기고 연골 내 골화로 전체가 완성됩니다[1].

빗장뼈는 고대의 멸종된 경골어류[2]에 이미 존재했다고 추정됩니다. 그러나 현대의 어류, 양서류, 파충류에는 발견할 수 없습니다. 많은 포유류에서 빗장뼈는 소실되었거나 흔적으로만 남아 있습니다. 사람처럼 제대로 된 빗장뼈를 가진 것은 오히려 소수입니다.

고양이의 빗장뼈는 빗장뼈라고 하기에 미안할 정도밖에 없고 관절도 없습니다. 그래서 어깨를 크게 움직일 수 있습니다. 사냥감에 몰래

---

2) 물에서 육지로 이동한 최초의 척추동물의 조상.-옮긴이

접근할 때 어깨를 등 쪽으로 당겨 몸을 낮추었다가 덮칠 때 앞다리를 크게 뻗어 사냥감을 잡을 수 있는 것은 모두 빗장뼈가 작기 때문이죠.

사람도 빗장뼈가 없는 선천적 이상이 있을 수가 있습니다. 머리뼈가 제대로 형성되지 않는 증상이 나타나기도 하며 이를 빗장머리뼈발생 이상(쇄골두개이형성증)이라고 합니다. 빗장뼈와 머리뼈의 막속뼈되기 부분이 같은 구조로 형성되기 때문입니다.

위팔뼈

어깨와 팔꿈치 사이에 있는 부분을 위팔(상완)이라고 합니다(그림 3-1). 이른바 팔뚝이죠. 군살 이야기가 아니니까 안심하세요.

거기에 있는 뼈가 **위팔뼈**(상완골)입니다(그림 3-5). 위팔뼈의 위끝단을 **위팔뼈머리**(상완골두)라고 하며, 반구형입니다. 위팔뼈머리는 약간 안

그림 3-5 위팔뼈 (뒷면)

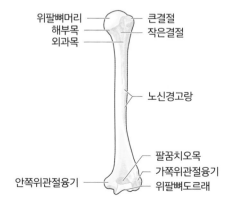

쪽으로 기울어져 있고, 어깨뼈의 관절오목과 맞닿아 어깨관절을 만듭니다.

위팔뼈머리의 가장자리는 약간 함몰되어 있는데 이를 **해부목**(해부경)이라고 합니다.[3]

거기서부터 더 잘록하게 들어간 부분은 **외과목**(외과경)이라고 합니다. 외과목에는 볼록한 부분이 2개 있는데 바깥쪽을 큰결절, 안쪽을 작은결절이라고 하며 근육이 여기까지만 뻗어 있습니다.[4]

위팔뼈 중앙의 뼈 사이 부위는 홀쭉하고 길며 뒷면에 비스듬한 홈이 있는데 **노신경고랑**(요골신경구)이라고 합니다. 이름 그대로 노신경이 닿았던 흔적입니다. 뼈 사이 부위가 골절되면 노신경이 손상될 수 있습니다.

뼈의 몸통은 아래쪽 끝을 향해 뻗어 있습니다. 이 아래쪽 끝을 먼쪽끝이라고 합니다. 먼쪽끝에는 불룩한 부분이 3개나 있는데 이곳을 **위팔뼈도르래**라고 하며 여기서 팔꿈치관절을 이룹니다. 위팔뼈 뒷면의 위팔뼈도르래 바로 위에는 깊게 함몰되어 있는데 여기를 **팔꿈치오목**이라고 합니다. 여기에 자뼈의 팔꿈치머리가 들어갑니다. 먼쪽끝의 안쪽과 바깥쪽은 돌출되어 있으며 각각 **안쪽위관절융기, 가쪽위관절융기**라고 합니다.

---

3) 해부목은 원래 **뼈끝연골**이 있던 부위입니다. 성장이 멈추는 시기에 뼈끝연골은 골화됩니다. 그 흔적이 바로 해부목입니다.
4) 외과목 부위는 부러지기 쉽습니다. 이 주위를 겨드랑신경이 지나고 있어서 골절 시 마비될 수 있습니다. 그런 이유로 정형외과 의사는 외과목을 중요하게 생각합니다.

찌릿찌릿한 팔꿈치 통증

팔꿈치를 책상 모서리에 부딪혀 감전된 것처럼 찌릿찌릿하게 아팠던 적이 있을 것입니다. 위팔뼈의 안쪽위관절융기와 위팔뼈도르래 사이에 홈이 있는데 여기를 자신경(척골신경)이 지나갑니다. 이 홈을 자신경고랑이라고 합니다. 몸의 표면에서도 잘 보이니까 시험 삼아 눌러봅시다. 찌릿찌릿하죠?

심각한 이야기를 하자면 들것에 실려 가는 환자는 자신경이 마비되는 일이 일어날 수 있습니다. 자신경의 홈이 들것의 막대 부분에 닿는 경우가 있기 때문입니다.

이런 식으로 압박에 의해 생기는 신경 장애를 압박성 말초신경장애라고 합니다. 팔베개를 했을 때도 발생합니다.

노뼈와 자뼈

팔꿈치부터 손목까지를 아래팔(전완)이라고 합니다. 아래팔에는 2개의 뼈가 나란히 뻗어 있습니다. 엄지손가락 쪽이 **노뼈**이고 새끼손가락 쪽이 **자뼈**입니다(그림 3-6).

노뼈의 위쪽 끝부분, 즉 몸쪽 끝부분을 노뼈머리라고 하며 바퀴 모양의 돌기입니다. 자뼈의 몸쪽 끝부분을 팔꿈치머리라고 하며 후크 선장의 의수와 같이 구부러져 있습니다. 이 특징으로 노뼈와 자뼈를 구별할 수 있습니다. 이들과 위팔뼈도르래 사이에서 팔꿈치관절이 형성됩니다. 즉 **팔꿈치관절은 위팔뼈, 노뼈, 자뼈, 이렇게 세 가지 뼈로 이루**

어진 복합적인 관절입니다.

아래팔에 뼈가 2개 있는 것은 아래팔의 움직임과 관련이 있습니다. 나중에 설명하겠습니다.

아래팔의 안쪽돌림과 가쪽돌림

아래팔은 구부리고 펴는 동작 외에 돌리는 동작도 할 수 있습니다. 아래팔을 돌려서 손을 뒤집을 수 있지요. 아래팔을 안으로 돌리는 동작을 **안쪽돌림**, 밖으로 돌리는 동작을 **가쪽돌림**이라고 합니다.

아래팔을 안이나 밖으로 돌릴 때 팔꿈치관절에서는 노뼈만 회전합니다. 해부학적 자세에서 노뼈와 자뼈는 평행하게 정렬되어 있는데, 그곳에서 **안으로 돌리면 노뼈가 자뼈 앞에서 교차합니다**(그림 3-7). 이때 노뼈의 먼쪽 끝은 자뼈의 먼쪽 끝 부위를 축으로 회전합니다.

그림 3-6 노뼈와 자뼈   **그림 3-7** 팔을 안쪽으로 돌리면 노뼈가 자뼈 앞에서 교차한다

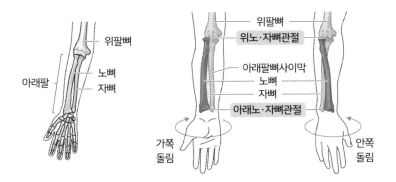

안쪽으로 돌릴 때는 원엎침근과 네모엎침근이라는 두 근육이 작용합니다. 팔을 밖으로 돌릴 때도 뒤침근과 위팔두갈래근이라는 근육이 작용합니다. 원엎침근, 네모엎침근, 뒤침근은 모두 노뼈에 감겨 있으며 수축하면 감김이 풀리면서 노뼈가 회전합니다. 팽이치기 같지요.

직접 한 번 확인해봅시다.

팔꿈치의 바깥쪽을 반대편 손으로 만지면 위팔뼈의 가쪽위관절융기가 튀어나온 곳을 찾을 수 있다. 그 부위 바로 끝쪽에 노뼈머리를 잡아보세요. 그대로 아래팔을 안쪽이나 바깥쪽으로 돌리면 내부에서 노뼈머리가 빙글빙글 돌아가는 것을 느낄 수 있습니다.

자뼈의 먼쪽도 잡아봅시다. 아래팔을 가볍게 안이나 밖으로 돌려보면 자뼈는 회전하지 않는 것을 알 수 있습니다. 크게 안으로 회전하면 잡은 손가락이 튕겨 나갑니다. 자뼈를 축으로 회전하는 노뼈의 끝단입니다.

노뼈는 자뼈와 교차했을 때 간섭하지 않도록 약간 휘어져 있습니다. 노뼈의 구명칭은 요골인데 요골의 '요(橈)'에는 '휘어진다'는 뜻이 있습니다. 이 한자는 '불요불굴(不撓不屈)'이라는 사자성어에도 쓰입니다. 구부러지지도 굽히지도 않는다, 즉 어떤 어려움에도 포기하지 않고 꿋꿋이 견디어나간다는 뜻이지요. 선생님이나 상사가 이런 말을 하진 않나요? 괜찮습니다. 약간 구부러지면 또 어떻습니까.

노뼈가 빠져버리는 팔꿈치 탈구

노뼈머리를 자뼈에 꾹 누르고 있는 것이 노뼈머리띠인대입니다.

노뼈머리가 머리띠인대에서 쏙 빠지는 경우가 있습니다. 이것을 팔꿈치 탈구라고 합니다. 관절이 완전히 빠지진 않고 관절 사이의 접촉면이 약간 남아 있는 상태, 즉 부분탈구(아탈구)입니다. 아직 인대가 유연한 6세 정도까지의 소아에게 많이 일어납니다.

부모가 어린아이의 손을 잡고 걸어가는데 아이가 생각처럼 따라와 주지 않아서 손을 강하게 잡아당겼을 때 이 증상이 일어나지요. 손을 반대로 손을 잡고 있던 아이가 뭔가 재미있는 것을 발견하고 갑자기 뛰어가는데 부모가 미처 따라가지 못했을 때도 이 증상이 발생합니다. 아이는 갑자기 팔꿈치가 아프다면서 울음을 터뜨리고 팔을 축 내린 채 움직이지 못합니다. 가만히 있으면 통증이 없지만 움직이면 아픕니다.

숙련된 사람은 빠진 노뼈머리를 쉽게 되돌릴 수 있습니다. 성공하면 곧바로 통증이 사라지고 팔을 움직일 수 있습니다. 다만 원래 상태로 돌아오려면 골절이 없어야 하므로 병원에 가서 골절 여부를 확인해야 합니다.

전국의 부모님들, 아이가 꾸물댄다고 해서 손을 갑자기 잡아당기면 안 됩니다! 이런 공휴일에는 동네 병원도 쉬니까요.

손뼈

손에는 많은 뼈가 있습니다. 크게 3개로 나누어 살펴보죠(그림 3-8).

손목을 이루는 **손목뼈**는 전부 8개로 이루어지며 각각 명칭이 있습니다(그림 3-9). 의대생들은 이 뼈를 전부 외워야 하겠죠. 손바닥 쪽에서 보았을 때 팔에 가까운 쪽인 새끼손가락 쪽에서 시작하여 시계 반대 반향으로 손목뼈의 명칭을 기억하면 좋습니다.

콩알뼈 세모뼈 반달뼈 손배뼈 큰마름뼈 작은마름뼈 알머리뼈 갈고리뼈

그림 3-8 손의 뼈

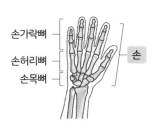

손가락뼈

손허리뼈 ─── 손

손목뼈

그림 3-9 손목뼈 (오른손)

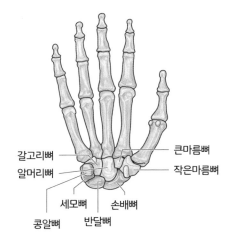

갈고리뼈   큰마름뼈

알머리뼈   작은마름뼈

세모뼈   손배뼈

콩알뼈   반달뼈

이것을 의대생들은 반복해서 소리 내어 외웁니다.

손허리뼈는 손목뼈와 손가락 사이에 있는 뼈이며 손가락 수만큼 5
개 있습니다. 손목뼈와 손허리뼈 사이에 손바닥(또는 손등)이 형성됩니
다. 손허리뼈에 각각의 **손가락뼈**가 붙어서 손가락이 됩니다.

손가락뼈의 수는 손가락에 따라 다릅니다. 엄지는 2개이며 팔에 가
까운 쪽부터 **손가락 첫마디뼈**와 **손가락 끝마디뼈**로 이루어집니다. 그
외의 손가락뼈는 3개이며 첫마디뼈와 끝마디뼈 사이에 **중간마디뼈**가
있습니다.

하나 더 있는 손목뼈

팔과 다리의 구조는 대체로 비슷해서 발생 구조도 공통점이 많습니
다. 이를 상동이라고 합니다. 비교하면서 생각하면 효율적으로 공부할
수 있겠죠.

손목뼈는 8개였습니다. 그런데 발목뼈는 7개입니다. 손목에는 콩알
뼈가 하나 더 있기 때문입니다(그림 3-9).

콩알뼈는 실은 몸을 지지할 때 도움을 주는 뼈는 아닙니다. 자쪽손
목굽힘근의 힘줄 안에 콩알뼈에서 인대가 갈고리뼈와 다섯째손허리
뼈에 뻗어 있습니다. 기능적으로는 자쪽손목굽힘근의 힘줄이 이어져
있는 것이죠.

참고로 무릎뼈(무릎의 접시 같은 뼈)도 종자뼈입니다. 인대나 힘줄 속
에 생긴 뼈를 **종자뼈**(종자골)라고 하며 무릎뼈는 넙다리네갈레근(대퇴사

두근)의 힘줄에서 발생했습니다.

'이리 와'와 '바이바이'

손목관절을 **손 관절**이라고 합니다. 관절을 이루는 몸쪽 뼈는 노뼈와 자뼈입니다. 먼쪽은 손목뼈의 세모뼈, 반달뼈, 손배뼈입니다. 자뼈와 손목뼈 사이에는 약간의 틈이 있는데 여기에는 관절원반(디스크)이 있습니다. 이를 통해 팔을 안으로 돌리거나 밖으로 돌릴 때 뼈에 가해지는 타격이 완화됩니다.

손 관절의 관절면은 전체적으로 타원형입니다. 이러한 관절을 **타원 관절**이라고 하며 타원의 장축과 단축을 중심으로 두 방향으로 회전할 수 있습니다.

손만 움직여서 '이리 와 이리 와'와 '안녕(바이바이)'를 해보세요. 이 동작을 할 수 있는 것이 바로 손관절입니다. 아, '이리 와'는 손바닥을 밖으로 해서 해주세요. 서양식의 '컴온~'을 동양인이 하면 뭔가 어색하더라고요.

덧붙여서, '바이바이'를 할 때는 손목을 엄지손가락 쪽으로 굽히는 것(노쪽치우침)보다 새끼손가락 쪽으로 굽히는 것(자쪽치우침)이 더 잘됩니다. 이것은 자뼈의 끝이 조금 들어가서 손목뼈와 충돌하기 어렵기 때문입니다. 배트나 라켓, 골프채를 잡을 때 이 특성이 두드러집니다.

넘어져서 손을 바닥에 짚었는데 계속 아플 때

손목뼈 중 골절을 일으키기 쉬운 것이 **손배뼈**입니다. 넘어져서 지면에 세게 손을 짚었을 때 쉽게 부러지죠. 일반적인 골절은 엑스레이 사진으로 진단할 수 있지만 손배뼈 골절은 부러진 곳이 사진에 나타나지 않는 경우가 있습니다. 게다가 통증도 강하지 않아 몰라서 내버려 두기 쉽습니다.

손배뼈에 영양을 공급하는 동맥은 먼쪽에서 우회하여 손배뼈에 도달합니다. 치료하지 않으면 부러진 곳이 괴사할 수 있습니다.

간단한 진단은 촉진입니다. 엄지손가락을 세게 밖으로 벌리면 밑부분에 오목한 부분이 생깁니다. 이곳을 해부학적코담배갑이라고 하며(나중에 자세히 살펴보겠습니다), 그 밑에 손배뼈가 있습니다. 그곳을 눌렀는데 아프다면 아마 부러졌을 거예요.

보더 확실하게 진단하려면 MRI를 촬영합니다. MRI로 뼈가 부러져서 염증이 생긴 부분을 잡아낼 수 있습니다.

손허리뼈와 병사들의 대형

손목뼈와 손가락뼈 사이에 있는 뼈가 손허리뼈이고 손등에서 만질 수 있습니다. 손허리뼈는 영어로 팔랑크스(phalanx)라고 합니다. 이는 고대에서 창과 방패를 든 보병들이 밀집한 대형을 가리킵니다. 이렇게 대형을 짜서 공격하고 앞 열에 있는 병사들이 쓰러지면 그다음 열의 병사가 교대합니다.

상대의 얼굴에 주먹을 날리면 손허리뼈 끝단이 얼굴에 닿습니다. 보병들이 적에게 들이대는 창을 닮았네요. 발칸포와 레이더를 결합한 전함용 전자동 요격 장치도 팔랑크스라고 합니다. 전수방위[5] 자위대 호위함에도 장착되어 있습니다.

왠지 공격적인 기분이 들기 시작했나요? 팔은 뼈만 가지고도 배울 게 많아서 스트레스가 쌓였나 봅니다. 좀 쉴까요?

2 근막과 정맥주사

이제 팔의 연부조직을 살펴볼까요. 연부조직은 뼈가 아닌 조직, 즉 엑스레이에 나오지 않는 것을 총칭해서 말합니다. 앞에서 배운 팔의 뼈와 함께 팔을 움직이는 구조를 살펴보죠. 근육과 근막, 신경이 중요해집니다. 또 그 사이에 뻗어 있는 혈관도 중요합니다.

등 쪽 피부에 비해 팔의 진피는 얇은 편입니다. 얕은근막에서는 도드라지는 정맥, 즉 피부정맥을 잘 보세요.

얕은근막의 지방이 적은 사람은 검붉은 피부정맥이 비쳐 보입니다. 지방이 많으면 노란 지방에서 정맥이 보일 듯 말 듯 한 느낌이 듭니다.

---

5) 공격당했을 때만 군사력을 행사하며 그 범위를 최소한으로 한다는 전략 방침.-옮긴이

팔의 정맥

누구나 팔에 주사를 맞은 경험이 있을 것입니다. 채혈이나 헌혈을 할 때도 팔을 이용하죠. 팔의 얕은근막에는 굵은 피부정맥이 많이 지나 갑니다. 주사를 놓을 때는 이 피부정맥을 이용합니다.

팔다리에서는 일반적으로 동맥이 깊은 곳을 지나가 끝단까지 동맥 혈을 보내고 상당수의 정맥혈은 피부정맥을 지나서 돌아갑니다. 피부 정맥은 몸쪽에서 깊은근막을 통과해 깊숙이 들어갑니다.

팔의 피부정맥은 크게 자쪽피부정맥과 노쪽피부정맥의 두 가지로 나뉩니다(그림 3-10).

자쪽피부정맥은 아래팔 안쪽에서 시작해 위팔두갈래근 안쪽을 약 간 지난 뒤 깊은근막을 통과해 깊숙이 들어갔다가 겨드랑동맥이 됩니 다. **노쪽피부정맥**은 아래팔의 바깥쪽 깊은근막에서 시작해 위팔두갈 래근 가쪽을 지나 중추를 향해 뻗어갑니다. 세모근과 큰가슴근의 틈 새를 지난 뒤 깊숙이 들어가 겨드랑신경에 합류합니다.

깊은 부위에도 물론 정맥이 있지만 피부정맥보다는 가는 편입니다. 아래팔에는 자뼈동맥, 노뼈동맥, 앞·뒤뼈사이동맥이 있으며 2개의 위 팔동맥에 합류합니다. 이것들도 겨드랑정맥에 합류합니다.

겨드랑이의 피부정맥과 주사

정맥주사는 팔꿈치 안쪽의 피부정맥에 놓습니다.

위팔뚝의 중간 정도를 밴드로 가볍게 묶으면 피부정맥이 압박되어 혈류가 끊어지고 끝쪽의 피부정맥이 부풀어 오릅니다. 묶는 위치가 너무 높으면 자쪽피부정맥이 깊이 들어가 버려서 압력이 미치지 않고 효과가 떨어집니다. 반대로 위치가 너무 낮으면 주사를 놓는 데 방해가 됩니다. 너무 세게 묶어도 아프기만 하니 적당히 해야 합니다.

그런 뒤 손을 잡습니다. 이렇게 하면 팔뚝의 근육이 움직여서 그 틈에 있는 정맥을 밀어줍니다. 팔다리의 정맥에는 판막이 있어서 정맥이 눌리면 혈액이 심장을 향해 흘러갑니다.

이것을 근육 펌핑이라고 합니다. 이 원리를 이용하여 피부정맥을 더욱 부풀립니다.

겨드랑의 피부정맥이 검푸르게 부풀어 올랐나요? 살짝 만져보면 탱탱한 감촉이 느껴집니다.

가쪽, 안쪽, 중앙의 세 곳에 피부정맥을 확인할 수 있을 것입니다. 가쪽 피부정맥이 노쪽피부정맥, 안쪽이 자쪽피부정맥입니다. 가운데는 **중간팔오금정맥**입니다(그림 3-10). 다만, 피부정맥은 사람마다 양상이 다양합니다. 해부학 실습을 했을 때 본 피부정맥을 떠올리고 도드라진 정맥을 향해 바늘을 찌릅니다. 바늘이 피부를 통과할 때만 통증이 있으니 그 지점을 빨리 지나가면 됩니다.

겨드랑의 피부정맥 근처에는 피부신경도 많이 있습니다. 주사를 놓을 때 저리지 않냐고 묻는 것은 바늘이 신경을 건드리진 않았는지 확인하는 것입니다. 피부 신경은 피부를 지배할 뿐이기 때문에 건드려도 큰 문제는 없습니다. 하지만 **중간팔오금정맥** 안쪽에는 정중신경이 깊

숙이 지나갑니다. 이것은 아래팔과 손의 근육을 지배하기 때문에 다치면 운동 마비를 겪게 됩니다. 깊이가 다르기 때문에 정중신경에 바늘이 닿는 일은 드물지만, 이 부분의 해부 지식이 없으면 위치를 짐작하지 못해서 정중신경을 손상시킬 수도 있습니다.

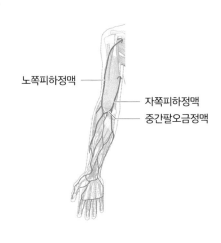

그림 3-10 앞면에서 보는 팔의 피부정맥

노쪽피하정맥

자쪽피하정맥
중간팔오금정맥

실습에서 배웠던 근막 구조를 의식하며 해부하면 겨드랑이 피부정맥과 그 안쪽의 정중신경의 깊이의 차이를 근막을 잡아 뜯듯이 해부했을 테니 떠올릴 수 있을 것입니다. 실제로 해부해서 감촉을 기억하면 얻을 수 있는 입체적인 감각이죠.

바늘 끝이 정맥에 들어가면 혈액이 바늘에 들어오는 것을 알 수 있습니다. 주사를 할 때는 여기서 밴드를 풀고 혈류를 열어놓아 약을 주입합니다. 채혈할 때는 채혈을 마칠 때까지 밴드를 풀지 않고 바늘을 빼기 직전에 밴드를 풉니다.

바늘을 빼면 몇 분 동안 부위를 눌러서 지혈합니다. 압박하지 않고 내버려 두면 피하 출혈로 멍이 듭니다. 주사를 놓는 솜씨가 좋아도, 바늘이 가늘어도 출혈은 있습니다. 그러니 **제대로 꾹 눌러주세요.**

3 어깨세모근과 근육주사

어깨 부위의 근육을 정리해보겠습니다.

어깨세모근(삼각근)은 어깨를 불룩하게 만듭니다(42쪽). 어깨뼈가시에서 어깨뼈봉우리를 돌아 빗장뼈까지 넓은 범위에서 시작합니다. 거기서 위팔뼈 쪽으로 수렴하여 바깥쪽 측면에 있는 어깨세모근 거친면에서 끝납니다. 어깨세모근의 주된 작용은 위팔을 가쪽으로 돌리는 것입니다.

백신 접종과 어깨세모근

일본에서는 백신 접종을 보통 위팔에 피하주사하는데, 신종코로나바이러스 백신은 어깨세모근에 근육주사를 하도록 지정되어 있습니다. 의료 관계자도 익숙하지 않은 방법이라서 다시 확인한 경우가 많습니다.

어깨세모근은 옷을 살짝 내리기만 해도 쉽게 주사할 수 있어서 근육주사를 하는 일반적인 부위입니다. 하지만 근처에 중요한 것이 있습니다. 어깨세모근 뒤에는 겨드랑신경이 있고, 등 안쪽 가까이에 노신경이 지나갑니다. 위팔어깨뼈와 스치는 곳에는 활액포(액체로 채워진 평평한 주머니로 근육과 힘줄의 마찰을 줄임)도 있습니다. 주사를 놓을 때 주의해야 합니다.

신경과 활액포를 피할 수 있도록 겨드랑 앞뒤에 있는 주름 윗단의 높이와 어깨뼈봉우리 바로 아래의 지점을 추천합니다. 교과서적으로는 어깨뼈봉우리로부터 '삼횡지하'(손가락을 3개 늘어놓은 폭)인 곳을 표준으로 잡습니다. 현장의 혼란을 피하기 위해 그 방식도 허용됩니다.

근육 주사 후에는 반대쪽 손으로 몇 분간 잘 누르고 피가 멈추기를 기다립니다. 예전에는 문질러주라고 했지만, 지금은 문지르지 않는 것이 정답입니다. 극히 드물지만(접종 100만 회당 몇 회 정도) 아나필락시스 쇼크(과민성 충격)가 발생하므로 접종 후 15분간은 기다립시다.

혈관미주신경반사라고 해서 긴장감 때문에 갑자기 정신이 아득해지는 경우도 종종 있습니다. 걱정되는 사람은 누워서 접종할 수도 있으니 의사 선생님에게 예진을 받아보세요.

4 회전근개

어깨세모근을 뒤집으면 위팔뼈머리와 어깨관절이 보이고 위팔뼈머리를 어깨뼈에 밀어붙이고 있는 근육도 보입니다.

회전근개는 이러한 근육의 힘줄이 모인 것으로 로테이터 커프(rotatorcuff)라고도 합니다. 어깨관절은 자유롭게 움직일 수 있지만 그만큼 불안정한데 회전근개를 만드는 근육이 이를 보강합니다. 인대에 의한 보강과는 달리 근육이기 때문에 유연성이 뛰어나 어깨의 움직임을 방해하지 않고 지지할 수 있습니다.

회전근개의 근육은 네 가지이며 모두 어깨뼈에서 시작되어 위팔뼈머리를 감싸듯이 멈춥니다. 어깨뼈 앞면에서 시작하는 것이 어깨밑근

(견갑하근)입니다. 앞면의 근육은 이것뿐입니다. 어깨밑신경에 지배되고 위팔을 안쪽으로 돌릴 수 있게 합니다.

어깨뼈 뒷면에는 세 가지 근육이 있습니다(42쪽). 어깨뼈가시 위에 가시위근(극상근)이 있고 어깨세모근과 함께 위팔을 가쪽으로 돌릴 수 있게 합니다. 어깨뼈가시 아래에 가시아래근(극하근), 그 아래에는 작은원근(소원근)이 있으며 둘 다 위팔을 가쪽으로 돌릴 수 있게 합니다. 가시위근은 가시아래근은 어깨위신경이 지배합니다. 작은원근은 어깨세모근과 마찬가지로 겨드랑신경이 지배합니다.

회전근개 손상

회전근개도 다칠 수 있습니다. 넘어져서 다친 외사 외에 스포츠에서 어깨를 과도하게 사용하는 것이 원인입니다. 또한 노화로 인해 닳는 것도 원인이 됩니다.

특히 손상되기 쉬운 것이 가시위근 힘줄(극상근건)입니다. 어깨뼈봉우리와 위팔뼈머리 사이의 좁은 틈을 힘줄이 통과하고 특히 혈류가 원활하지 않기 때문입니다. 닳아서 부어오르면 공간에 여유가 없기 때문에 혈관이 압박을 받습니다. 그러면 혈류량이 더욱 줄어들어 상처가 잘 낫지 않게 되어 악화가 진행됩니다. 결국 근력 저하와 통증으로 위팔을 가쪽으로 돌릴 수 없게 됩니다.

가벼운 손상은 휴식과 소염진통제 복용, 회전근개를 강화하는 운동을 병행하여 치료합니다. 하지만 힘줄이 완전히 파열된 것과 같은 심각한 손상은 내시경 수술로 복원해야 합니다.

5 신경다발 – 팔신경얼기

겨드랑 피부 아래에는 얇은근막이 드문드문 보입니다. 그리고 갈색의 둥글둥글한 감촉이 덩어리가 있습니다. 이것이 림프절입니다. 이것들을 제거하면 몇 개의 굵은 신경다발이 동맥을 둘러싸고 있습니다. 팔신경얼기와 겨드랑동맥입니다.

팔신경얼기는 C5에서 T1까지의 척수신경앞가지에서 유래하는 신경의 모임으로, 모두 팔을 지배합니다(그림 3-11). 척수신경이 척주를 나와 갈라졌다가 연결되기를 반복하면서 많은 신경을 만들어냅니다. 수가 많아서 식별하거나 암기하기가 어렵습니다. 뭐, 상관없이 시험문제

그림 3-11 팔신경얼기

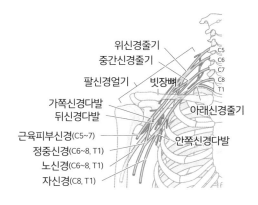

에 내겠지만요.

여기는 신경 가지를 식별하기 위한 연습이기도 합니다. 갈라지고 연결되는 양상은 사람마다 다르므로 해부도와 대조하여 확인하려고 하면 틀릴 수 있습니다. 가지가 어디를 지나며 무엇을 지배하는지 가능한 한 말초까지 해부하고 따져서 확인해야 합니다.

여기서는 팔신경얼기의 신경 중 중요한 것들을 살펴보겠습니다.

C5~C7에서 갈라진 신경이 모여 가장 먼저 생기는 신경이 긴가슴신경(장흉신경)입니다. 가슴의 외측을 따라 내려와 벽 측면을 내려가 앞톱니근(전거근)을 지배합니다.

그 후에도 신경은 갈라지고 연결되기를 반복합니다. 크게 위팔의 뒷면으로 돌아가는 신경과 앞면을 지나는 신경으로 나누어 보겠습니다.

뒷면으로 돌아가는 신경은 겨드랑신경과 노신경입니다. **겨드랑신경**은 위팔뼈의 외과목을 뒤에서 앞으로 빙 돌아갑니다. 그리고 어깨세모근과 작은원근을 지배합니다. 위팔뼈가 외과목에서 골절되면 겨드랑신경이 마비됩니다.

노신경도 위팔의 뒤쪽을 돌아 들어가 위팔뼈의 뒷면을 비스듬히 파고듭니다(그림 3-11). 뼈의 표면을 지나기 때문에 위팔뼈가 뼈 간부에서 골절되면 이것도 영향을 받습니다. 노신경은 팔의 폄근을 지배하기 때문에 팔이나 손가락을 펴지 못합니다.

위팔 앞면을 지나는 신경은 3개입니다. 바깥쪽부터 안쪽 순서로 근육피부신경, 정중신경, 자신경입니다. **근육피부신경**은 위팔의 굽힘근을 지배합니다. **정중신경과 자신경**은 아래팔에서 손의 굽힘근을 지배합니다.

팔신경얼기의 손상

팔의 신경 부상 중 팔신경얼기 손상이 있습니다. 팔이 갑자기 당겨지는 바람에 척수신경이 당겨지거나 신경뿌리가 척수에서 당겨진 상태입니다.

오토바이 사고나 사다리에서 떨어져 지면에 어깨를 부딪쳤을 때, 팔신경얼기의 위쪽에 있는 척수신경뿌리(척수신경근), C5와 C6이 손상됩니다. 이것을 상위유형 팔신경손상이라고 합니다.

이때 팔이 축 늘어지고 손바닥이 등 쪽을 향하는 특징이 있습니다.

이것을 웨이터 팁 포지션(Waiter's tip position)이라고 합니다. 웨이터가 뒤쪽으로 살짝 팁을 건네받았을 때의 자세라는 뜻이네요.

주요 신경 중에는 겨드랑신경과 근육피부신경이 마비됩니다. 어깨세모근이 마비되어 위팔을 밖으로 돌릴 수 없고 작은원근이 마비되면 위팔이 안쪽으로 돌아갑니다(그림 3-12). 위팔의 굽힘근이 마비되기 때문에 팔꿈치를 구부릴 수 없습니다. 위팔두갈래근에는 아래팔을 밖으로 돌리는 작용도 있으므로 이것이 마비되면 아래팔이 안쪽으로 돌아갑니다. 성장이 끝난 후에 팔신경얼기가 손상되면, 특히 신경뿌리가 빠지는 손상은 예후가 좋지 않습니다. 즉 치료하기 어렵습니다.

출산 시 아기가 산도를 통과하기 어려울 때도 어깨가 산도에 걸리

그림 3-12 신경 마비와 움직이기 힘든 부위

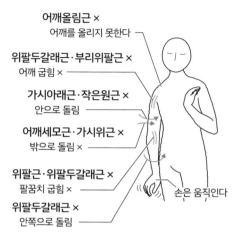

어깨올림근 ×
어깨를 올리지 못한다

위팔두갈래근·부리위팔근 ×
어깨 굽힘 ×

가시아래근·작은원근 ×
안으로 돌림

어깨세모근·가시위근 ×
밖으로 돌림 ×

위팔근·위팔두갈래근 ×
팔꿈치 굽힘 ×

위팔두갈래근 ×
안쪽으로 돌림

손은 움직인다

는 등 상위유형 손상이 일어날 수 있습니다. 이것을 어브 마비(Erb palsy)라고 합니다. 신생아의 어브 마비는 몇 주 안에 낫는 경우가 많습니다. 요즘에는 제왕절개로 위험한 출산을 피하기 때문에 어브 마비가 일어나는 빈도가 감소했지요.

참고로 어브는 독일 신경내과 의사 빌헬름 하인리히 에르브(Wilhelm Heinrich Erb)가 처음 기술한 데서 유래했습니다. 독일어로는 에프, 영어로는 어브로 읽히죠(h를 묵음으로 발음한 herb와 같음). 일본에서는 에르브나 에르프로 표기하는 경우가 많습니다.

6 팔의 깊은근막과 구획

2장에서 피부를 살펴볼 때 얕은근막을 제거하면 깊은근막이 나타난다고 배웠습니다. 팔의 깊은근막은 튼튼하고 팔 전체를 스타킹처럼 덮습니다. 팔에는 근육이 많이 있지만, 이 깊은근막이 팔을 심하게 움직여도 근육이 흔들리는 것을 막아줍니다.

팔뚝 살이 덜렁거린다고요? 근육이 이완되어 있을 때는 자연스럽게 흔들리는 것이 보통입니다. 근력운동을 해서 근육량을 늘리면 깊은근막이 팽창해 덜렁거리지 않게 되지만 팔은 굵어집니다. 아, 깊은근막의 지방이 많았나요?

팔 근육은 근막에 의해 크게 여러 **구획**(compartment)으로 나뉩니다. 위팔은 앞부분 구획과 뒷부분 구획의 2개, 아래팔도 앞부분과 뒷부분 2개의 구획으로 구성됩니다.

깊은근막에서 갈라져 뼈에 이르는 근막을 근육사이막(근간중격)이라고 합니다. 또한 아래팔에는 노뼈와 자뼈 사이에 **뼈사이막**(골간막)이라는 특수한 근막이 붙어 있습니다. 근육사이막과 뼈사이막은 팔의 근육을 나누는 구획을 만듭니다.

구획마다 여러 개의 근육이 있는데 **모두 같은 작용을 하며 같은 신경으로 지배됩니다.** 구획 별로 정리하여 작용과 신경을 기억해 두면 암기량을 줄일 수 있겠죠.

위팔과 아래팔의 앞부분 구획에 포함된 근육은 모두 굽힘근입니다.

위팔은 근육피부신경, 아래팔은 정중신경과 자신경이 지배합니다. 위팔과 아래팔의 뒤쪽 구획의 근육은 폄근이고 위팔과 아래팔 모두 노신경이 지배합니다.

사실, 구획은 팔뿐 아니라 다리, 목, 가슴, 배 부위에도 있습니다. **인체는 근막으로 촘촘하게 구분되는 것이죠**. 이러한 분류는 의학적으로도 중요한 경우가 많습니다. 병변이 생겼을 때 구획에 막혀 밖으로 나오지 못하기도 하고, 반대로 그 구획 안에서만 병변이 진행되어 회복할 수 없기도 합니다.

해부학 실습 때도 구획을 의식하여 작업하면 좋겠지만, 결국 깊은근막도 근육사이막도 결합조직입니다. 며칠 동안 해부를 계속하다 보면 시야를 가리는 결합조직이 원수처럼 생각됩니다. 송두리째 제거하지 않으면 속이 시원하지 않습니다. 그런 기분으로 해부하게 되면 어느새 구획의 경계가 사라져서 무엇이 구획이었는지 모를 수도 있습니다. **아니, 분명 그렇게 됩니다**.

해부를 하려면 결국 근막을 제거해야 하지만, 뇌에서 근막을 상상하면서 해부해야 합니다. 근막의 강도와 벗겨낼 때의 감촉에 주목하며 구획의 경계를 구분합니다. 결합조직을 떼어내는 데 몰두하는 것이 아니라 위에서 전체를 내려다보는 느낌으로 하는 것이 요령입니다.

7 알통 근육

위팔의 굽힘근은 부리위팔근, 위팔두갈래근, 위팔근, 이렇게 3개입니다(그림 3-13). 위팔의 앞부분 구획에서 근육피부신경이 지배합니다. 위팔두갈래근과 위팔근은 팔꿈치 관절의 강력한 굽힘근입니다. 팔에 힘을 주고 팔꿈치를 구부리면 알통이 생기는 보디빌더의 상징적인 근육이죠.

그림 3-13 위팔의 굽힘근

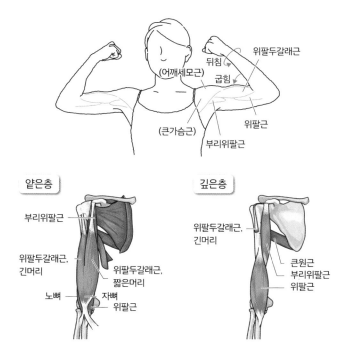

부리위팔근은 어깨뼈의 부리돌기와 위팔뼈 사이를 잡아당겨 위팔을 안으로 회전시킵니다. 근육피부신경이 부리위팔근을 통과하여 특징적이므로 쉽게 신경을 식별할 수 있습니다.

위팔두갈래근은 그 이름처럼 몸쪽이 긴 갈래(장두)와 짧은 갈래(단두)로 나뉩니다. 짧은 갈래는 부리돌기에서 일어납니다. 긴 갈래는 좀 특이하게 어깨관절 안을 지납니다. 둘 다 어깨뼈 관절오목의 위쪽 가장자리에 붙습니다. 이 때문에 위팔두갈래근에는 어깨로 팔을 바깥쪽으로 벌리는 작용이 조금 있습니다.

사실 위팔두갈래근의 먼쪽도 두 부분으로 나뉩니다. 하나는 노뼈의 몸쪽 안쪽에 쑥 나온 곳으로 노뼈거친면에 닿습니다. 작용점이 노뼈의 장축보다 안쪽으로 설정되어 있어서 노뼈를 당겨 팔꿈치를 구부리는 동시에 노뼈를 밖으로 회전시켜 아래팔이 바깥쪽으로 돌아가게 합니다. 알통을 만들려고 하면 아래팔이 자연스럽게 바깥쪽으로 돌면서 주먹이 얼굴 쪽으로 돌아가는 것을 알 수 있지요? 바로 위팔두갈래근의 작용입니다. 또 하나의 닿는 곳도 특이합니다. 부채꼴 모양으로 퍼져 아래팔 안쪽의 깊은근막에 붙어서 깊은근막째로 아래팔을 끌어올립니다.

위팔근은 위팔뼈의 중간 지점에서 시작하여 자뼈의 앞면까지 뻗어 있습니다. 위팔두갈래근보다 깊기 때문에 몸의 표면에서는 눈에 띄지 않지만, 팔꿈치를 굽히게 하는 주동근, 즉 가장 강한 힘을 내는 근육입니다.

알통을 만들려고 하면, 위팔근이 부풀어 올라 위팔두갈래근 들어 올려서 위팔두갈래근의 불룩함이 강조됩니다.

8 위팔세갈래근과 노신경

위팔의 등쪽 구획에는 **위팔세갈래근**(상완삼두근)이 1개만 있습니다(42 쪽). 하나만 있다니 외우기 편해서 좋네요. 세갈래근이라는 이름처럼 몸에 가까운 쪽이 3개로 나뉘어 있습니다.

긴 갈래는 어깨뼈 관절오목 아래 가장자리에서 시작합니다. 이 때문에 위팔세갈래근에는 위팔을 안으로 돌리게 하는 작용과 약간 관련이 있습니다. 가쪽 갈래(외측두)와 안쪽 갈래(내측두)는 위팔뼈 뒷면에서 시작해 팔꿈치머리에서 붙습니다. 이렇게 해서 팔꿈치 관절을 폅니다.

가쪽 갈래와 안쪽 갈래의 틈새를 노신경이 지나며 세갈래근을 지배하면서 아래팔을 향해 뻗어갑니다.

9 아래팔의 근육은 많기도 하다

미리 말해두겠습니다. **아래팔에는 근육이 무척 많습니다.** 하나하나 몰두하면 끝이 없으니 가볍게 정리하면서 파악해 봅시다. 그렇다고 근육이 줄어드는 것도 아니고 시험문제로도 여전히 나오겠지만요. 후후후후후.

아래팔의 근육은 대부분 손과 손가락을 움직이는 역할을 합니다. 또한 아래팔의 근육도 위팔과 마찬가지로 구획 앞뒤로 구분되기 때문에 정리하면서 생각하면 좋습니다.

앞부분 구획의 근육은 굽힘근으로 손 관절과 손가락을 구부리게 합니다. 정중신경과 자신경이 지배하며 대부분은 정중신경이고 자쪽의 일부 근육을 자신경이 맡습니다. **뒷부분 구획의 근육은 폄근이며 손 관절과 손가락을 뻗을 수 있게 합니다.** 자신경이 지배합니다. 앞부분 구획의 근육은 얕은층, 중간층, 깊은층으로 나누어 정리하면 이해하기 쉽습니다. 뒷부분의 구획은 얕은층과 깊은층으로 이루어집니다.

모두 얕은층의 근육을 정리해봅시다(그림 3-14). 앞부분 구획의 얕은층의 근육은 모두 위팔뼈의 안쪽위관절융기 또는 그 부근에서 시작합니다. 거기서부터 비스듬히 펼쳐지듯이 손목뼈나 손가락까지 뻗어갑니다. 뒷부분 구획의 얕은층의 근육은 모두 위팔뼈의 가쪽위관절융기 또는 그 부근에서 시작합니다. 이것들도 거기서부터 비스듬히 펼쳐지듯이 손목뼈나 손가락까지 뻗어갑니다.

팔의 힘을 빼고 축 늘어뜨리면 아래팔이 자연스럽게 회내되어 손이 안쪽으로 돌아갑니다. 해부학적 자세가 되지 않습니다. **아래팔 얕은층의 근육이 굽힘근·폄근 모두 비스듬한 방향으로 붙어 있으므로 비틀림이 돌아오는 방향으로, 즉 안쪽으로 돌아가는 것입니다.**

앞부분 구획의 중간층·깊은층이나, 뒷부분 구획의 깊은층의 근육은 노뼈·자뼈 또는 뼈사이막이 됩니다.

그림 3-14 아래팔의 근육 (얕은층)

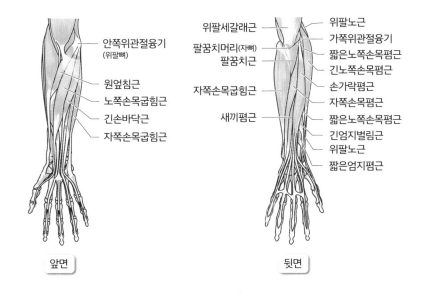

앞면 / 뒷면

안쪽위관절융기 (위팔뼈)
원엎침근
노쪽손목굽힘근
긴손바닥근
자쪽손목굽힘근

위팔세갈래근
팔꿈치머리(자뼈)
팔꿈치근
자쪽손목굽힘근
새끼폄근

위팔노근
가쪽위관절융기
짧은노쪽손목폄근
긴노쪽손목폄근
손가락폄근
자쪽손목폄근
짧은노쪽손목폄근
긴엄지벌림근
위팔노근
짧은엄지폄근

있기도 하고 없기도 한 긴손바닥근

아래팔의 앞부분 구획의 근육에서 가장 얕은 층에 있는 것이 **긴손바닥근**(장장근)입니다(그림 3-14). 여러분의 팔에도 있나요?

두 손을 잡고 한 손 관절을 구부리려고 하면서 다른 손으로 누르면 눌린 손목 가운데에 몇 밀리미터 굵기의 힘줄이 도드라집니다. 이것이 긴손바닥근의 힘줄입니다. 긴손바닥근은 손바닥널힘줄에 정지하며, 손바닥널힘줄은 손에서 손가락을 거치는 손바닥 쪽 피부에 붙어 있습니다. 무언가를 잡을 때 손바닥널힘줄이 피부가 미끄러지지 않도록 막고 긴손바닥근이 잡아당깁니다.

체조 선수는 철봉이나 링 운동 연기를 할 때 손에 보호대를 착용하고 있지요. 긴손바닥근과 손바닥널힘줄을 강화한 것과 같습니다. 이렇게 하면 절반의 힘으로 철봉을 잡을 수 있다고 합니다.

긴손바닥의 힘줄이 안 보인다고요? 사실, 일본인 중 긴손바닥근이 있는 사람은 4%뿐이라고 합니다(3). 없어도 걱정할 필요가 없습니다. 저도 오른팔에 긴손바닥근이 없지만, 해부학을 배우기 전까지는 그 사실을 전혀 알아차리지 못했습니다.

진화론적 측면에서 긴손바닥근은 포유류가 된 이후 나타난 것으로 보이지만 아무래도 퇴화하는 경향이 있는 것 같습니다. 고양이는 있지만 개는 없습니다. 영장류도 고릴라는 4분의 1, 침팬지는 4분의 3만 있습니다. 고양이는 기절골, 테이퍼는 손목뼈, 천산갑은 굽힘근지지띠로 닿는 곳도 제각각입니다.

진화 과정에서 생기기는 했지만 결국 잘 사용되지 않은 걸까요? 지구상의 인류가 모두 체조 선수였다면 긴손바닥근은 건재했을지도 모르겠네요.

일어서면서 다리가 비틀리고 까치발이 되었다

사람의 아래팔 근육이 왠지 모르게 틀어져 있는 느낌이 드는 것은 무엇을 의미할까요? 진화 과정을 거슬러 올라가면 힌트가 있습니다(4). 자신의 팔다리를 이용해 동물을 흉내 내 봅시다.

양서류와 파충류의 다리는 몸통의 측면에 붙어 있어서 배를 땅에 문지르면서 이동합니다. 다리가 짧기 때문에 몸통을 비틀어가며 보폭을 확보하지만, 여전히 빨리 뛰기는 힘듭니다. 팔꿈치와 무릎은 등 쪽을 향하고 아래팔이나 종아리가 회전하면서 발가락끝을 머리 쪽으로 향합니다.

포유류는 팔다리가 몸통 아래쪽으로 움직이며 몸통을 일으키면서 일어섭니다(개나 고양이를 상상해 주세요). 위팔이 바깥쪽으로 돌아가고 넙다리가 안쪽으로 돌아가고 팔꿈치가 몸의 꼬리 쪽, 무릎이 머리 쪽을 향합니다. 다리가 길어져서 더 빨리 달릴 수 있게 되었습니다. 발끝은 앞다리와 뒷다리는 모두 앞을 향합니다. 따라서 아래팔은 엎친 자세가 기본이 되었습니다. 종아리는 회전하지 않아도 됩니다.

사람의 아래팔이 자연적인 위치에서는 안쪽으로 회전하도록 아래팔 근육이 배치되어 있는 것은 네발 동물이 일어서는 진화의 과정을 계승하기 때문입니다.

사람은 발뒤꿈치가 땅에 닿지만(척행성), 다리를 길게 만들어 주행력을 높이기 위해 개나 고양이의 경우 발뒤꿈치가 들어 올려져 발가락만 땅에 닿아 있고(지행성), 사슴이나 말의 경우는 발가락 끝만으로 서게 되었습니다(제행성).

참고로 척행성에서 지행성으로의 진화는 공룡에게도 일어났지만, 공룡은 조류로 모습을 바꿨습니다. 조류는 넙다리뼈가 몸통에 숨어 있고, 밖에 나와 있는 것은 장딴지부터 아랫부분입니다. 홍학의 무릎은 뒤로 구부러져 있는 것처럼 보이지만 사실 그것은 발뒤꿈치입니다.

맥주잔의 근육

여름밤 도시의 광장이라는 광장에는 성인들이 생맥주를 맥주잔에 따라 마십니다. 독일 뮌헨에서는 가을이면 옥토버페스트라는 큰 축제에서 맥주잔을 비웁니다. 큰 맥주잔은 용기와 내용물을 합쳐 1kg 정도 무게가 나갑니다. 점원들은 이 맥주잔을 몇 잔씩 잡아들고 테이블로 옮깁니다.

이때 아래팔은 구부러지면서 바깥쪽으로 돌아가 있습니다. 이 상황에서 근력을 더 추가하는 것이 바로 아래팔의 위팔노근입니다. 팔꿈치 바깥쪽에서 두드러지는 융기를 만들기 때문에 강인함을 어필할 수 있습니다. 기능적으로는 굽힘근입니다.

위팔노근은 아래팔의 뒷부분 구획에 있고 노신경의 지배를 받기 때문에 실은 아래팔의 폄근 중 하나입니다. 그런데 위팔노근만 근육이 팔꿈치관절 앞을 지나갑니다. 진화 과정에서 아래팔이 안쪽으로 돌아갔기 때문에 **위팔노근의 위치가 바뀌어 굽힘근의 기능을 하게** 된 것입니다.

10 손을 움직이는 여러 가지 근육

정형외과 의사가 손을 치료하려고 했던 옛날, 손은 '신의 영역'으로 여겨졌습니다. 구조가 복잡하고 세밀하기 짝이 없어서 기능을 회복시키기 어려웠기 때문이죠. 지금은 손을 치료하는 것은 정형외과의 전문 영역이 되었고 특별히 훈련받은 의사가 '손외과전문의'로서 인증받습니다. 제가 손을 처음 해부했을 때 그 정밀한 구조를 보고 놀랐던 기억이 납니다. 이것은 '신의 영역'이라고 할만하다고 감탄했었지요.

어린아이에서 어른에 이르기까지, 놀이에서 업무에 이르기까지, 손은 무언가에 반드시 쓰이기 때문에 혹사당하기 쉽습니다. 손이 어떻게 움직이는지 살펴봅시다.

손을 움직이는 것은 힘줄로 손가락을 잡아당기고 있는 아래팔 근육과 손안에 있는 내재근입니다.

먼저, 아래팔에서 손으로 들어가는 힘줄을 확인해보죠(그림 3-15). 굽힘근은 앞부분 구획에 있고 지배신경은 정중신경과 자신경, 뒷부분 구획의 폄근은 노신경입니다.

아래팔굽힘근의 힘줄은 굽힘근지지띠를 통해서 손가락으로 향하는데 엄지손가락에는 긴엄지굽힘근(장무지굴근)의 힘줄, 다른 손가락에는 얕은손가락굽힘근과 깊은손가락굽힘근의 힘줄이 손가락마다 하나씩 있습니다. 음, 모두 9개네요. 이것들이 손가락을 구부립니다.

얕은손가락굽힘근의 힘줄은 두 갈래로 손가락 중간마디뼈에서 부착됩니다. 깊은손가락굽힘근의 힘줄이 마디 사이를 지나 손가락 끝마디뼈에서 부착됩니다. 손가락의 손바닥 쪽에서는 인대의 고리가 힘줄을 잡아주고 손가락을 구부렸을 때도 힘줄이 손가락을 따라갑니다. 이것을 **섬유집**(섬유초)이라고 하며 관절 부위가 특히 두껍습니다. 낚싯대에도 '가이드'라는 실을 꿰는 고리가 있는데 그것과 같습니다. 힘줄 주위에는 활액포가 있어서 마찰을 줄여줍니다.

그림 3-15 손의 근육

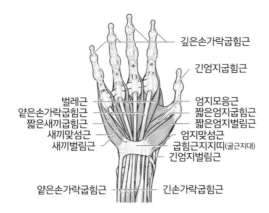

깊은손가락굽힘근
긴엄지굽힘근
벌레근
얕은손가락굽힘근
짧은새끼굽힘근
새끼맞섬근
새끼벌림근
엄지모음근
짧은엄지굽힘근
짧은엄지벌림근
엄지맞섬근
굽힘근지지띠(굴근지대)
긴엄지벌림근
얕은손가락굽힘근
긴손가락굽힘근

펌근은 먼저 손가락펌근(총지신근이라고도 합니다)이 아래팔에 있고, 4개로 갈라진 힘줄이 검지에서 새끼손가락에 이어지는 등쪽에 닿습니다. 또 검지와 새끼손가락에는 독립된 펌근도 각각 있습니다. 손가락으로 가리키며 확인하거나 마이크를 잡은 손의 새끼손가락을 세워 노래할 수 있는 것은 이 덕분입니다.

엄지손가락에도 독립적인 힘줄이 있습니다만, 이것은 나중에 보겠습니다.

내재가 무슨 뜻이지?

내재근의 '내재'는 근육 전체가 손안에 있다는 뜻입니다. 손을 움직이는 아래팔의 근육은 손까지 뻗어 있지만, 아래팔에서 시작하고 근육의 굵고 두꺼운 가운데 부분이 아래팔에 있으므로 아래팔에 속합니다.

손바닥 피하에 있는 내재근이 바로 짧은손바닥근입니다. 새끼두덩의 피부를 북돋워서 물건을 잡기 쉽게 합니다.

엄지두덩·새끼두덩은 각각 세 개의 작은 근육으로 구성된 엄지두덩 근육·새끼두덩 근육으로 이루어집니다. 엄지두덩 근육은 정중신경이 지배하고 새끼두덩 근육은 자신경이 지배합니다. 얕은 손가락굽힘근의 힘줄에서 손가락 쪽으로 향해 작은 힘줄이 4개 뻗어 있습니다. 이것이 벌레근입니다(그림 3-15). 여기서 말하는 '벌레'는 다리가 없는 모양을 가리킵니다. 손허리뼈 사이에는 손바닥쪽과 손등쪽에 각각 손바닥쪽뼈사이근과 손등쪽뼈사이근이 있습니다.

후우, 근육의 명칭이 많이 나와서 피곤하네요. 손을 좀 움직여 볼까요?

굽힘근지지띠와 손목굴

8개의 손목뼈가 합쳐지면 마치 U자 모양의 홈 같은 형태가 됩니다. 그 위에 뚜껑 형태의 강한 인대가 붙어 있습니다. 이것을 굽힘근지지띠(굴근지대)(그림 3-15)라고 하며, 손목뼈와 합쳐 손목굴(수근관)이라는 터널을 형성합니다. 해부할 때 굽힘근지지띠를 잘라 손목굴을 여는데, 그 전에 이 좁은 부위를 살펴봅시다.

손목굴에는 아래팔의 앞부분에서 손가락 쪽으로 굽힘근의 힘줄이 긴손바닥근을 제외하고 모두 지나갑니다. 굽힘근지지띠가 힘줄을 누르고 있기 때문에 힘줄이 흩어지지 않고 손가락에 작용할 수 있죠.

손목굴에는 손으로 향하는 정중신경도 지나가는데 자신경은 그 바깥쪽에 있습니다. 노동맥과 자동맥도 바깥쪽에 있습니다.

이 주변의 힘줄에는 주위에 힘줄집(건초)이라는 미끈미끈한 주머니가 있어 마찰을 줄여줍니다. 그렇더라도 컴퓨터 입력 작업 등으로 손가락을 혹사하면 힘줄집이 부어오를 수 있습니다. 이른바 힘줄윤활막염(건초염)입니다.

많은 힘줄이 좁은 부위를 통과하기 때문에 이곳이 염증으로 부어오르면 내부 압력을 피할 방법이 없습니다. 혈액순환이 나빠져 염증이 생기고 결국에는 정중신경도 압박되어 마비되는데 이것이 바로 **손목굴증후군**(손목터널증후군)입니다.

결합조직 전체에 부종을 일으키는 상태나 질환도 손목굴증후군으로 이어질 수 있습니다.

임신이나 갱년기와 같은 호르몬 변화 외에도 당뇨병, 갑상선 기능저하증, 인공 투석 등이 원인이 됩니다.

그러고 보면 저도 컴퓨터 본체에 붙어 있는 키보드로 계속 글을 쓰다가 손목이 아프기 시작한 적이 있습니다. 프로그래머가 사용하는 값비싼 키보드를 사서 교환하고 말랑말랑한 손목 패드를 깔았더니 증상이 호전되었습니다.

바위보를 하다

손가락을 구부리는 근육은 얕은손가락굽힘근과 깊은손가락굽힘근이라고 했습니다. 엄지손가락에는 독립된 굽힘근도 있습니다. 손가락을 뻗는 근육은 집게손가락에서 새끼손가락까지의 손가락폄근과 엄지손가락, 집게손가락, 새끼손가락을 위한 폄근이라고 했습니다.

이 굽힘근과 폄근이 교대로 작동하여 여러분의 손이 주먹을 쥐었다가 폈다가 할 수 있게 합니다. 주먹을 쥐었다가 폈다 하면서 아래팔을 만져보면 근육이 어떻게 작용하는지 볼 수 있습니다.

가위바위보의 바위를 할 때처럼 손을 꽉 쥐어봅시다. 이때 굽힘근뿐만 아니라 폄근도 강하게 수축합니다. 그로 인해 주먹이 단단해지는 거죠. 팔뚝을 만져보세요. 굽힌쪽과 편쪽이 모두 단단해져 있을 것입니다.

방아쇠 손가락

손가락의 굽힘근은 섬유집이라는 고리를 통과합니다. 힘줄 주위에는 미끈미끈한 액체가 들어 있는 힘줄집(건초)이 있어서 마찰로부터 힘줄을 보호하지요.

손가락을 과도하게 사용하면 힘줄이나 힘줄집에 염증이 생겨 부어오를 수 있습니다. 부분적으로 부으면 거기가 섬유집을 통과할 때 걸려서 손가락을 구부리거나 펼 때 걸리는 듯한 느낌이 드는데 이것이 바로 **방아쇠 손가락**(방아쇠 수지)입니다. 임신이나 갱년기로 인해 부종이 생기기 쉬운 상태에서도 일어날 수 있습니다.

치료는 우선 휴식을 취하는 것입니다. 염증을 억제하기 위해 스테로이드를 국소적으로 주사합니다. 이런 종류의 휴식이나 약물치료 또는 주사 치료를 보존적 치료라고 합니다. 보존적 치료가 어려울 때는 수술로 섬유집을 일부 자르기도 합니다.

가위바위보의 보와 손칼날

먼저 가위바위보의 보를 해보세요. 손가락과 손가락이 떨어져 있지요. 이게 손가락 벌림입니다. 엄지손가락에는 긴엄지벌림근과 짧은엄지벌림근, 새끼손가락에는 새끼벌림근이 있으며 각각 노쪽과 자쪽에서 손가락을 뺍니다. 또한 손등쪽뼈사이근이 다른 손가락 사이의 간격을 벌리는 역할을 합니다.

그대로 손가락을 모아서 손칼날 모양을 해보세요. 이게 모음입니다. 엄지와 새끼손가락의 벌림근이 이완되어 손바닥뼈사이근이 작용합니다. 엄지에는 엄지모음근이 있어서 독립적으로 움직일 수 있습니다.

암기용으로 정리해봅시다. **손등쪽뼈사이근이 벌림이고 손바닥쪽뼈사이근이 모음입니다.**

손등쪽뼈사이근과 손바닥쪽뼈사이근은 왜 반대로 작용할까요? 손바닥쪽과 손등쪽에서 근육의 닿는곳이 다르기 때문입니다. 설명은, 음…, 손등쪽뼈사이근은 첫마디뼈의 벌림쪽에 닿기 때문에 바깥쪽으로 회전이 되고, 셋째 손가락은 가운데에서 고정되고…. 손등쪽뼈사이근은 셋째 손가락 외의 첫마디뼈의 모음 쪽에 닿기 때문에 셋째 손가락 방향으로 회전합니다. 네, 그림을 보고 움직이는 모습을 상상해보세요.

그리고 엄지에는 개별적으로 벌림근과 모음근이 있고 새끼손가락에는 개별적으로 벌림근이 있습니다.

스마트폰을 톡톡 두드린다

스마트폰을 톡톡 두드릴 때 엄지손가락을 사용하나요? 잘하는 사람은 한 손으로 스마트폰을 들고 빛의 속도로 입력하지요. 엄지손가락은 굵고 짧아서 어설플 것 같지만 실은 다른 손가락보다 뛰어난 특징이 있습니다.

먼저 손허리뼈와 손목뼈 사이의 관절, 즉 손목손허리관절, 줄여서 CM관절(그림 3-16)을 살펴봅시다. 집게손가락에서 새끼손가락에 이르는 CM 관절은 인대로 고정되어 있어 많이 움직이지 않습니다. 그에 비해 엄지의 CM 관절은 무척 자유롭게 움직입니다. 관절 유형으로 볼 때 이 관절은 **안장관절**에 해당합니다.

안장관절은 절구관절 다음으로 자유도가 높아서 전후좌우로 잘 움직이며 축방향 회전만 제한됩니다.

로데오를 하는 카우보이의 모습을 떠올려보세요.

카우보이는 말이 날뛰어도 엉덩이를 축으로 몸통을 전후좌우로 움직이며 균형을 유지합니다. 여기서 말 등에 부착된 안장의 형태가 중

그림 3-16 손가락 관절 (1번, 2번이라는 식으로 말하지 않음)

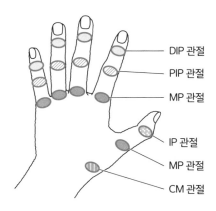

DIP 관절
PIP 관절
MP 관절
IP 관절
MP 관절
CM 관절

요합니다. 이와 같은 형태를 띤 것이 바로 안장관절입니다.

그리고 엄지손가락에는 독립적인 근육이 많이 있습니다. 우선 아래팔에서 긴엄지굽힘근, 긴엄지폄근, 짧은엄지폄근, 긴엄지벌림근이 엄지손가락에 닿아 있습니다. 굽힘근은 정중신경이, 나머지는 노신경이 지배합니다.

3개의 엄지두덩근, 짧은엄지굽힘근, 짧은엄지벌림근, 엄지맞섬근이 내재근인데 정중신경이 지배합니다. 그밖에 엄지모음근, 벌레근, 손바닥쪽·손등쪽뼈사이근도 있습니다.

자아, 전부 11개입니다. 참고로 새끼손가락의 근육은 10개인데 CM 관절이 엄지만큼 자유롭게 움직이진 못합니다. 집게손가락에 붙은 근육은 7개이며 가운뎃손가락과 약손가락은 6개입니다. 11개의 근육과 자유롭게 움직일 수 있는 CM관절이 협력하는 덕분에 엄지가 스마트폰을 자유자재로 조작할 수 있는 것이죠.

우리 영장류의 손은 엄지와 다른 손가락의 손끝을 붙일 수 있습니다. 이것을 엄지맞섬근이라고 합니다. 영장류는 수목 생활에서 진화한 포유류입니다. 엄지맞섬근으로 나뭇가지를 잡고 이 가지에서 저 가지로 이동할 수 있습니다. 작은 열매를 따서 입으로 가져갈 수도 있죠. 일부 영장류는 지상으로 내려와 빈손으로 도구를 사용하게 되었습니다. 인간의 경우 두 발 보행과 함께 발의 엄지맞섬근은 사라졌지만 손의 엄지맞섬근은 계속 발달했습니다. 손의 움직임이 손재주가 되어 뇌의 진화를 촉진했다고도 합니다.

이래저래 하여 우리는 스마트폰을 톡톡 두드리고 있지요.

피아노를 친다

피아노의 커다란 건반에서 우리의 손가락이 미끄러지듯이 움직일 수 있다면 얼마나 멋있을까요.

다양한 코드를 연주하기 위해 손가락을 바깥쪽 또는 안쪽으로 움직입니다. 이때 손가락을 천천히 펴면 더 잘됩니다. 피아노 지도에서는 손바닥에 달걀이 하나 들어갈 만큼의 공간을 비우라고 가르치죠. 집게손가락에서 약손가락에 이르기까지 손등쪽뼈사이근이 바깥쪽으로 움직이는데 **MP관절**(그림 3-16)을 크게 굽히거나 펼 때는 **MP관절의 굴곡 기능이 주도합니다.** 실제로 주먹을 쥐면 손가락 사이를 벌리려고 해도 벌어지지 않습니다.

건반을 두드리려면 다섯 손가락을 독립적으로 구부리고 펴야 합니다. 엄지는 독립적으로 움직이고, 집게손가락과 새끼손가락에는 개별적인 폄근도 있습니다. 그런데 피아노를 배우는 사람이 신경이 쓰이는 것은 바로 손가락폄근입니다.

손가락폄근의 끝은 네 부분으로 나뉘는데 집게손가락에서 새끼손가락의 손등 쪽에 붙습니다. 4개의 닿는 힘줄 사이에는 힘줄 간 결합(건간결합)이라는 인대가 있습니다. 한 손가락을 뻗으면 다른 손가락도 조금씩 움직이죠. 그래서 이 힘줄 간 결합을 자르는 수술을 받을까 고민하는 사람도 있다고 합니다.

하지만 손가락을 독립적으로 움직일 수 있는 것은 뇌의 조절 덕분이며 힘줄 간 결합과는 무관하다고 합니다. 실력을 쌓고 싶다면 그런 고민 대신 열심히 연습하는 것이 좋다는 말이네요.

해부학적코담배갑

의학용어에는 꺼림칙하게 들리는 명칭이 꽤 있는데, **해부학적코담배갑**도 그중 하나입니다.

우리 주변에서는 잘 볼 수 없지만, 코담배는 으깬 담뱃잎 가루를 코로 흡입하는 방식입니다. 담배 성분을 코점막에서 흡수하는 것이죠. 미국, 스웨덴, 노르웨이 등에서는 코담배를 피는 사람들이 있는데 이때 손등을 이용합니다.

엄지손가락을 힘껏 벌려 보세요. 당겨진 힘줄에 의해 삼각형 모양의 홈이 생깁니다. 여기에 담뱃가루를 놓고 코를 가까이 대고 들이마십니다. 이 들어간 부분이 해부학적코담배갑입니다(그림 3-17).

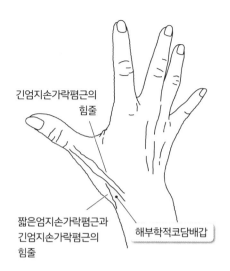

그림 3-17 해부학적코담배갑

긴엄지손가락폄근의 힘줄

짧은엄지손가락폄근과 긴엄지손가락폄근의 힘줄

해부학적코담배갑

긴엄지손가락폄근의 힘줄이 자쪽의 경계를 형성합니다. 노쪽은 짧은엄지손가락폄근의 힘줄과 긴엄지손가락폄근의 힘줄입니다. 몸쪽 경계는 노뼈의 붓돌기(경상돌기)입니다.

해부학적이지 않은 사람들은 어떻게 하나고요? 여러 가지 장식이 된 금속이나 유리, 도자기, 나무 등으로 만든 작은 전용 용기를 이용해 담뱃가루를 휴대합니다. 장식도 미술관에 소장될듯한 고급스러운 문양부터 여기서는 차마 소개하기 힘든 디자인에 이르기까지 다양합니다.

독수리와 원숭이와 귀신, 그리고 킬러

독수리와 원숭이와 귀신이라니, 옛날이야기가 나오는 광고인가요? 아니요, 마비에 관한 이야기입니다.

손을 지배하는 신경은 팔신경얼기 가지, 즉 **노신경, 정중신경, 자신경**으로 구성됩니다. 이 신경이 끊어지는 등 마비되면 지배하던 힘줄이 움직이지 않게 되고 수축됩니다. 그것이 손 모양으로 나타나기 때문에 손의 모습을 통해 신경 마비를 추정할 수 있습니다.

위팔뼈가 부러져서 노신경이 손상되면 폄근이 마비됩니다. 그 결과 손목을 젖힐 수 없고 손가락도 펴지 못합니다. 손이 축 늘어진 채로 있는 것을 **손목처짐**이라고 합니다. 딱 공포영화에 나오는 귀신의 손놀림이네요(그림 3-18). 손가락을 구부릴 수는 있지만, 주먹을 쥘 수는 없습니다. 주먹을 쥐려면 굽힘근과 폄근이 모두 필요하기 때문입니다.

19세기 일본의 가부키 배우인 4대 이치카와 코단지(1812~1866년)는 손을 축 늘어뜨린 귀신을 열연해 호평을 받았다고 합니다.

아마도 그 귀신은 손목처짐 증상이 있었나 봅니다. 참고로 마루야마 오쿄(1733~1795년)의 '반혼향지도(返魂香之図)'(1781년경)가 명성을 얻으면서 널리 퍼졌다고 합니다. 이 귀신의 손은 축 처지지 않았네요. 노신경은 정상이었나 봅니다.

그림 3-18 귀신의 손

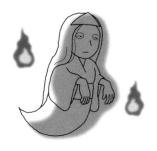

손목굴증후군으로 정중신경이 손상되면 엄지두덩근이 마비되어 위축됩니다. 사람 손은 엄지두덩이 발달해 통통하지만 침팬지 등 원숭이의 엄지

두덩은 발달하지 않았습니다(그림 3-19). 정중신경이 마비되어 엄지두덩이 움푹 들어가면 원숭이 손처럼 보입니다. 이것을 **원숭이손**이라고 합니다.

자신경이 마비되면 뼈사이근, 벌레근, 엄지모음근이 마비됩니다. 손허리뼈의 뼈 사이가 마르고 새 다리처럼 뼈가 부어오릅니다. 이것을 **독수리손**이라고 합니다.

이 세 가지 신경이 손의 감각을 받아들이고 각기 다른 영역을 지배합니다. 손을 만져보고 감각이 있는지 확인하면 손상된 신경이 무엇인지를 더 분명하게 짐작할 수 있습니다.

시카고의 천재 성형외과 의사인 얀 리 커터에게 어느 날 밤, 교통사고로 오른쪽 팔뚝을 다친 면도날 같은 눈을 한 남자가 찾아왔습니다. 의사는 환자의 손 감각을 확인하고 정중신경과 자신경이 손상되었다

그림 3-19 인간과 침팬지 손의 차이점

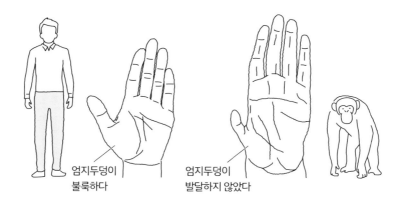

엄지두덩이
불룩하다

엄지두덩이
발달하지 않았다

고 진단합니다. 무슨 얘기냐고요? 사이토 타카오(1936~2021년)의 작품
『고르고 13』 335화《천사와 악마의 팔》(1994년)에 나오는 내용입니다.

11 맥박을 측정한다

바이탈 사인은 환자의 상태를 대략적으로 살피는 지표 중 하나로 체
온, 맥박, 호흡수, 혈압이 주요 요소이며 여기에 의식 수준을 더하기도
합니다. 바이탈 사인은 진찰을 받을 때나 입원했을 때 수시로 확인합
니다.

그림 3-20 팔의 동맥

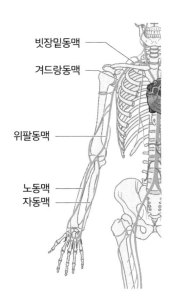

빗장밑동맥
겨드랑동맥
위팔동맥
노동맥
자동맥

의사가 환자의 손목으로 맥박을
잴 때도 있는데, 이때 자동맥의 맥
박을 잽니다. 맥박뿐만 아니라, 맥박
의 세기와 정확성도 살핍니다. 좌우
의 맥을 비교하면 상류에 폐색이 없
는지도 알 수 있습니다.

왼손으로 오른팔의 동맥을 만져
보고 실제로 맥박을 확인해봅시다
(36쪽 그림 1-8).

팔의 동맥은 대동맥에서 갈라지
는 **빗장밑동맥**에서 시작됩니다(그림
3-20). 이름처럼 가슴안(흉강)에서 나

온 후 바로 빗장뼈 밑을 통과합니다. 그 후 겨드랑을 지나게 되는데 그러면서 **겨드랑동맥**이라는 새 명칭으로 바뀝니다. 자신의 겨드랑을 오른쪽 엄지손가락으로 누르면 겨드랑동맥의 박동을 느낄 수 있습니다. 겨드랑동맥은 두껍지만 부드러운 겨드랑을 통과하기 때문에 맥박을 재기는 어려울 수 있습니다.

　겨드랑동맥은 위팔 부위에서 **위팔동맥**이라는 명칭이 됩니다. 위팔동맥은 위팔두갈래근의 안쪽을 따라 지나갑니다. 근복 안쪽을 만지면 위팔동맥의 맥을 짚을 수 있습니다. 바로 아래에 위팔뼈가 있어 맥을 쉽게 느낄 수 있습니다. 팔오금 부분에서 맥이 끊어지는데, 여기서부터 동맥이 심부로 들어가기 때문입니다.

　위팔동맥은 아래팔에서 **노동맥과 자동맥**으로 나뉘는데, 손목에서 맥을 다시 느낄 수 있게 됩니다. 먼저 굽힘 쪽에서 자뼈의 먼쪽 끝을 만져봅시다. 단단해서 금방 찾을 수 있습니다. 그 바로 자쪽에 있는 힘줄이 자쪽손목굽힘근의 힘줄입니다. 그 둘 사이 파인 부분에 오른손의 검지, 중지, 약지, 이렇게 세 손가락을 살짝 대면 노동맥의 맥을 느낄 수 있습니다.

　자쪽에도 비슷한 위치에 자동맥의 맥이 있겠지만, 뼈에서 멀리 떨어져 있기 때문에 만지기가 좀 어렵습니다.

　해부학적코담배갑에서도 노동맥을 느낄 수 있습니다. 엄지손가락을 젖혀 해부학적코담배갑을 만들고 그 아래를 살짝 만져보세요. 엄지손가락을 힘을 주어 벌리지 않고 근육의 긴장을 완화하면 노동맥의 박동이 느껴집니다. 노동맥은 이후에 손바닥에서 얕은손바닥동맥활과 깊은손바닥동맥활이라는 2개의 고리를 형성하고 자동맥과 융합합니다.

고리에서 각 손가락으로 가느다란 동맥이 향합니다. 손가락에서 가장 몸쪽에 가까운 마디뼈의 손바닥 쪽을 살짝 꼬집듯이 만지면 그 동맥의 맥이 느껴집니다.

이 장에서는 근육과 신경이 많이 등장했습니다. 여러분이 기억한 팔이 여러분의 머릿속에서 잘 움직이고 있나요? 맥박은 잡혔나요? 이 장은 9개 정도로 정리해보죠.

참고문헌

(1) Ogata S & Uhthoff HK : The early development and ossification of the human clavicle - an embryologic study. Acta Orthop Scand, 61 : 330-334, 1990

(2) 「PT・OTビジュアルテキスト専門基礎　解剖学」(坂井建雄/監, 町田志樹/著), 羊土社, 2018

(3) 高藤豊治, 他：ヒトの長掌筋について. 杏林医学会雑誌, 16：341-353, 1985

(4) Kubo T, et al : Transitions between foot postures are associated with elevated rates of body size evolution in mammals. Proc Natl Acad Sci USA, 116 : 2618-2623, 2019

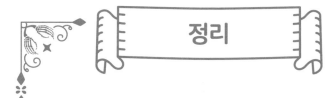

정리

- 헤르미온느가 수직으로 손을 들었다
- 빗장뼈의 발생은 특이하다. 고양잇과의 맹수가 살금살금 다가왔다
- 아래팔의 회전은 노뼈가 회전을 하며 잡아당기자 쑥 빠졌다
- 손목뼈의 명칭을 외웠다
- 팔의 앞쪽·뒤쪽 구획을 익혔다
- 손의 움직임을 확인하고 스마트폰을 톡톡 두드렸다
- 그리고 손목이 아팠다
- 팔신경얼기를 배웠는데 뒤에 모모타로와 킬러가 등장했다
- 팔 여기저기 맥을 재보았다

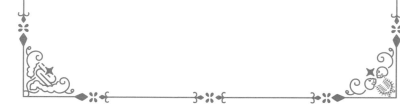

제 4 장

인체 발생의 개요

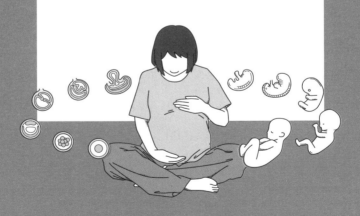

이제 인간의 발전과정을 간단히 정리하겠습니다. 인간의 몸이 어떻게 형성되는지 알아두면 우리 몸의 형태에서 시간이라는 축의 깊이를 이해할 수 있습니다. 인체의 복잡한 구조도 처음 원형이 형성될 때는 단순하고 이해하기 쉬운 형태였습니다. 거기서부터 변화하는 과정을 따라가면 완성형이 어렵고 기묘한 형태여도 왜 그렇게 되었는지 그 이유를 알 수 있습니다.

따라서 단 하나의 작은 세포에서 어떻게 인간의 몸이 되는지 그 과정을 살펴보겠습니다.

1 배우자부터 수정까지

신체를 구성하는 정상세포를 **체세포**라고 합니다. 세포의 핵에는 **염색체**[1]가 들어 있습니다. 염색체는 2개씩 짝을 이루는데, 이를 **상동염색체**[2]라고 합니다. 쌍 중 하나는 어머니에게서, 다른 하나는 아버지에게서 물려받은 것입니다.

한 세포의 염색체 수는 생물의 종에 따라 정해져 있습니다. 이 수를 기호로 '2n'으로 나타내어 **이배체**라고 합니다. 사람에게는 23쌍(46개)이 있습니다. 즉 n=23이라는 뜻입니다.

---

1) 세포분열 과정에서 유전정보를 담고 있는 DNA가 응집하여 끈 모양의 덩어리가 됩니다. 색소로 염색하면 푸른색으로 변한다고 하여 염색체라고 불렸습니다. 분열 후에는 응집이 풀리기도 하지만 그 상태에서도 염색체라고 합니다.
2) 두 쌍이 되는 염색체에서는 같은 유전자가 같은 순서로 나열됩니다. 하지만 약간 다른 부분이 있으며 그것이 개성의 근원이 됩니다. 이 약간 다르지만 거의 같은 것을 상동이라고 합니다.

그림 4-1 수정에 의한 염색체 수의 변화

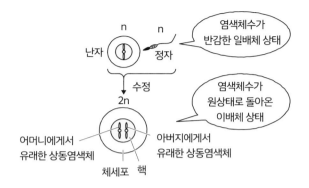

난자와 정자를 통틀어 **배우자**라고 합니다. 배우자가 생길 때 감수분열에 의해 상동염색체의 쌍이 분리하며 염색체 수가 반감됩니다. 이것을 **일배체**라고 하며 'n'으로 표기합니다. 난자와 정자가 수정되면 상동염색체가 다시 짝을 이루어 2n이 됩니다(그림 4-1).

난자와 정자가 수정되어 생긴 것을 **배아**[3]라고 합니다. 포유류의 경우, 몸의 윤곽이 형성되기 전까지의 초기 상태를 배아라고 하고, 몸의 형태가 대체로 형성된 후를 **태아**라고 합니다. 인간의 경우 배아는 수정부터 8주까지, 태아는 9주부터 출산까지를 가리킵니다.

---

3) 극히 초기의 배아를 접합자라고도 합니다. 배우자가 붙은 것이라는 의미이며 수정란이라고도 합니다.

발생 시기를 세는 법

발생학에서는 수정된 날을 '1주 1일'로 규정합니다. 이것을 **수정연령**이라고 합니다(그림 4-2). 수정에서 출생까지의 평균 기간은 인간의 경우 약 268일, 즉 38주입니다. 39주 초쯤에 출산을 하죠[1].

하지만 수정한 날은 언제냐고 물어보더라도 특정하지 못할 수도 있습니다. 그 때문에 산과에서는 임신 시작의 기준을 **임신하기 전 마지막 생리가 시작된 첫째 날**을 기준으로 계산합니다. 이것을 **최종 월경연령**이라고 합니다. 많은 여성이 생리 첫날부터 2주 후쯤에 배란이 일어나므로 수정연령과 최종 월경연령은 2주 정도 차이가 납니다. 생리 주기는 개인마다 다르고 또 그때그때 편차가 있기 때문에 수정일에 오차가 생깁니다. 실제 임상에서는 에코 검사에서 본 태아의 크기 등으로 시

그림 4-2 발생 시기를 세는 법

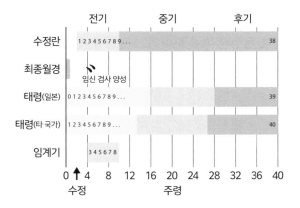

174

기를 수정합니다.

더욱 복잡하게도, **일본의 산과에서는 마지막 생리 시작일을 '0주 0일'** 이라고, '0'에서부터 셉니다(그림 4-2). 발생학 교과서와 산과 교과서를 비교하면, (음…원래부터 2주 차이가 나는데…뒤로 1주 차이가 또 나고) 산과학이 1주 더 빨라지는 셈이네요. 즉 수정연령으로 1주 1일은 일본의 산과에서는 2주 0일이 됩니다(이게 맞나?).

더욱 골치 아프게도 임신을 세는 방식은 나라마다 다릅니다. 미국과 독일은 일본과 마찬가지로 마지막 생리 시작일을 기준으로 하되 '1'부터 셉니다. 프랑스에서는 마지막 생리 시작일 외에 수정연령도 사용합니다.

더 복잡한 것이 월령입니다. 산부인과 임상에서 월령은 잘 사용하지 않지만 일상생활에서 임신부에게 임신 시기를 물을 때는 "몇 달이에요?"라고 묻지요. 월령은 어느 나라나 1부터 셉니다. 단, **일본은 4주를 한 달로 칩니다.** 미국 등 다른 나라에서는 달력을 기준으로 계산합니다. 이 때문에 임신 기간인 40주를 월로 환산하면 일본에서는 '10개월', 다른 나라에서는 9개월이 됩니다.

2 세포의 운명이 갈라진다

수정은 나팔관의 끝 부근에서 일어납니다(그림 4-3). 이 지점을 발생 1주 1일로 합시다(산부인과와는 셈법이 다릅니다). 이후 배아의 변화를 살펴

그림 4-3 수정과 초기 발생

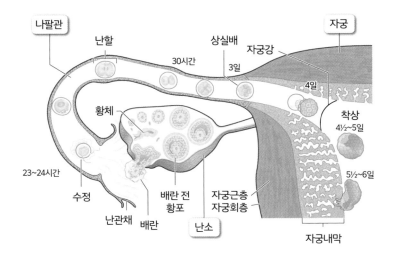

▶ 참고문헌 2를 근거로 작성함

보겠습니다.

1주차 : 세포분열을 하면서 착상

초기의 세포분열은 난할(卵割)이라고도 합니다.

배아는 1주에 세포분열을 하면서 자궁을 향해 운반됩니다. 세포 수가 2개, 4개, 이렇게 배로 증가해, 64개쯤에서 뽕나무 열매와 같은 모습이 됩니다. 이것을 뽕나무 상(桑), 열매 실(實), 임신할 배(胚)를 써서 **상실배**라고 합니다.

뽕나무 열매가 뭐야? 네, 한 번도 본 적이 없는 사람도 많겠네요. 예전에 비단이 주요 수출품이었을 무렵, 일본의 농지에는 대개 뽕나무가 있었습니다. 잎을 누에 먹이로 사용하죠. 그 열매는 산딸기나 블랙베리와 비슷해서 익으면 진한 색이 되고 새콤달콤한 맛이 납니다. 시골 아이들은 논두렁길에 나 있는 뽕나무 열매를 간식으로 삼곤 했습니다. 항산화 작용을 하는 안토시아닌이 풍부해서 지금은 멀베리라는 멋진 이름으로 잼이나 건강식품으로 판매되기도 합니다.

그래서 작은 세포 덩어리로 산딸기처럼 보이는 것이 상실배아입니다.

또한 세포의 수가 늘어나면 배아 속에 액체로 채워진 공동이 생깁니다. 이 상태를 **배반포**라고 합니다. 세포는 배반포의 한쪽에 치우쳐 있는데 이를 속세포덩이라고 합니다. 배아는 **속세포덩이**의 측면에서 자궁 점막(자궁내막)에 달라붙어 착상이 됩니다.

2주차 : 세포 덩어리에서 위아래 두 층의 판이 형성된다

2주차에는 속세포덩이에도 빈 공간이 생기고 속세포덩이가 상부 공간과 하부 공간 사이에 끼인 원반 모양이 됩니다. 원반은 두 층의 세포를 형성합니다. 위층을 **배아덩이위판**(Epiblast), 아래층을 **배아덩이아래판**(Hypoblas)이라고 합니다(그림 4-4). 이 상태를 **두겹배아원반**이라고 합니다. '2주차니까 두겹'이라고 외우면 되겠네요.

그림 4-4 두겹배아원반

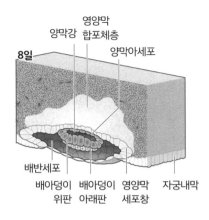

8일

영양막
양막강 합포체층
양막아세포

배반세포
배아덩이 배아덩이 영양막 자궁내막
위판 아래판 세포창

▶ 참고문헌 2를 근거로 작성함

3주차 : 두 층에서 외, 중, 내라는 세 층으로 된다

3주차에는 배아덩이위판의 일부 세포가 배아덩이아래판 쪽으로 이동하면서 배아덩이 아래판을 대체해갑니다. 이것이 내배엽이 되고 원래의 배아덩이아래판 세포는 사라집니다.

배아덩이위판에 남은 세포는 그대로 외배엽이 됩니다. 배아덩이위판의 일부는 외배엽과 내배엽 사이를 이동하여 세포층을 형성합니다. 이것이 중배엽입니다.

즉, 외배엽, 중배엽, 내배엽의 3개 층이 배아덩이위판에서 형성됩니다. 음, 이해가 될까요? 배아덩이위판에서 3개의 층입니다(그림 4-5). 3주차에 세 층, 외우기 쉽죠? 여기까지는요.

그림 4-5 세겹배아원반

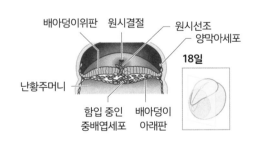

배아덩이위판   원시결절   원시선조
                                양막아세포
난황주머니   18일

함입 중인   배아덩이
중배엽세포 아래판

▶ 참고문헌 2를 근거로 작성함

178

인간의 기반이 형성된다

속세포덩이의 세포는 아직은 하나의 덩어리와 같은 상태이지만, 외배엽, 중배엽, 내배엽으로 위치가 정해지면 성체가 될 때 무엇이 될지 운명이 결정되고 치열한 분화를 거쳐 형성됩니다.

배아덩이위판에서 중배엽이 생길 때, 중앙선의 중배엽 세포가 관 모양의 구조를 이루면서 늘어납니다. 이것이 **척삭**입니다(그림 4-6). 척삭은 주위를 유도하는 기능을 합니다.

척삭은 먼저 외배엽의 정중부를 유도하여 두껍게 만드는데 이것을

그림 4-6 배아의 발생

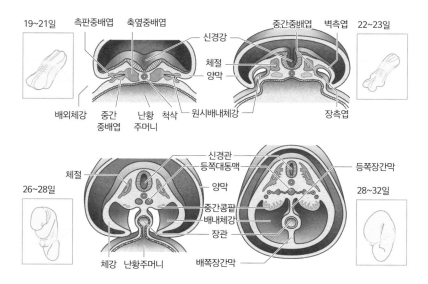

▶ 참고문헌 2를 근거로 작성함

신경판이라고 합니다. 이것이 신경계의 시초이며 이 배아를 **신경배**라고 합니다. 신경판 외의 외배엽은 체표외배엽이라고 하며 표피 등이 됩니다.

신경판의 양쪽 가장자리가 솟아올라 그 사이에 두 줄의 봉우리와 홈이 형성됩니다. 봉우리 끝이 정중앙에서 합쳐지고 홈은 관이 됩니다. 이것이 미래의 뇌와 척수가 되는 **신경관**입니다. 이때 봉우리 끝을 **신경능선**이라고 하고, 그 세포를 신경능선세포라고 합니다. 신경능선세포는 몸 전체로 이동하여 흩어지며 여러 가지 세포로 분화합니다.

척삭은 양옆의 중배엽도 유도하여 세로로 늘어선 덩어리를 이루게 합니다. 이것이 **체절**이며 골격근, 진피, 척추뼈와 갈비뼈를 만듭니다. 그 바깥쪽의 중배엽을 **중간중배엽**이라고 하는데 신장과 생식기가 됩니다. 또한 바깥쪽을 **측판중배엽**이라고 하고, 나중에 체강을 만들거나 심장이나 혈관 등이 됩니다. 유도 역할을 마친 척삭은 척추원반(추간판)의 수핵으로 남습니다.

내배엽은 이후 소화관, 소화선, 허파, 방광 등이 됩니다.

후유, 처음 3주 사이에 여러 가지 일이 일어나는군요. 3주차에 세 층이라고 외웠던 단순한 시절이 그리워요. 신경관과 체절이 있는 원반 모양의 배아가 형성되었다는 단계에서 3주차는 끝입니다.

신경관은 '메이드인 세가(SEGA)'

척삭이 외배엽을 유도할 때 작용하는 분자를 소닉 헤지혹(일명 소닉, 약칭 Shh)이라고 합니다. 신경관이 생기면 신경관의 배쪽에 소닉이 나타나고 신경관의 배축과 복축을 결정합니다.

헤지혹은 원래 초파리의 헤지혹 변종의 원인 유전자로 발견된 것인데 돌연변이의 유충이 고슴도치(hedgehog)를 닮았다고 해서 이런 이름이 붙여졌습니다.

다른 동물도 상동성을 띠는 유전자를 여러 개 갖고 있습니다. 포유류의 헤지혹 유전자를 찾고 있던 하버드대학 유전학부의 클리프 터빈 교수는 그의 연구소에서 실제 고슴도치 종의 이름을 따서 이름을 지을 생각이었습니다. 하지만 사막 고슴도치(desert hedgehog), 인디언 고슴도치(indian hedgehog)에 이어 세 번째이자 가장 중요해 보이는 헤지혹 유전자의 이름을 지으려니 생각이 나지 않았습니다.

클로닝을 담당했던 박사 후 과정 연구자 중 한 명이 당시 여섯 살이었던 딸이 갖고 있는 만화 잡지 광고에서 멋진 그림을 발견했습니다. 바로 세가(SEGA)의 게임 '소닉 더 헤지혹'입니다.

이런 이유로 소닉은 이름부터 이미 유명했습니다. 소닉은 신경계와 체절뿐만 아니라 허파(폐), 사지 등 다양한 발생 국면에서 중요한 기능을 한다는 사실이 알려지면서 더욱 유명해졌습니다.

참고로 그 연구자의 이름은 로버트 리들(Robert Riddle)이라고 합니다. 우연이지만 명명자의 이름도 좋네요(riddle = 수수께끼).

배아는 3주차가 끝날 무렵에 3개의 배엽이 생기고 신경관과 체절이 올록볼록하지만 전체적으로는 아직 원반형이어서 인간의 몸과는 전혀 다른 모습입니다. 배아는 위아래층의 빈 공간 사이에 있습니다. 상부 공동을 양막강, 하부 공동을 **난황주머니**라고 합니다(그림 4-6).

이는 4주차가 지나면 크게 변화하여 인간의 모습을 형성하게 됩니다.

일본 영화나 드라마에 자주 등장하는 테루테루보즈를 본 적 있나요? 그런 느낌으로 우선 배반의 주변부가 아래쪽으로 감깁니다. 그렇게 해서 체표외배엽이 배아의 표면을 덮고 이것이 나중에 표피가 됩니다.

또한 내배엽이 난황주머니를 감싸면서 관을 만듭니다. 이것이 **원시장관**인데 여기서 소화관, 소화선, 기관과 폐가 형성되지요. 원시장관은 머리 쪽부터 꼬리 쪽 순으로 **전장, 중장, 후장**으로 나뉩니다. 이것은 각각 영양을 공급하는 동맥에 의해 결정됩니다.

난황주머니는 완전히 없어지지 않고 중장에서 방울처럼 생긴 난황관으로 남아 있다가 결국에는 사라집니다.

몸통 중배엽은 4부위로 세분화됩니다. 중심 부위에 척삭을 형성하고, 척삭 양쪽에 인접한 축옆중배엽(체절중배엽)이 척추, 진피, 골격근으로 분화합니다. 축옆중배엽 옆에 있는 중간중배엽은 콩팥(신장) 등으로 분화합니다. 더욱 바깥쪽에 있는 측판중배엽은 내부에 공간이 형성되어 그것을 사이에 두고 상하 2층으로 나뉘는데 체벽을 뒷받침하는 벽측중배엽과 원시장관을 덮는 장측중배엽으로 나뉩니다. 그 사이의 공간은 체강(가슴막안과 배막안)이 되고, 그에 접한 중배엽의 세포에서 장막(가슴막과 배막)이 형성됩니다.

심장은 머리를 더욱 넘어선 측판중배엽에서 형성됩니다. 일본의 듀오 아이돌이었던 핑크레이디가 "UFO!"를 외칠 때 손의 위치를 생각하면 된다고 설명한들 너무 옛날이야기라 잘 모르겠죠? 배반이 감길 때 심장이 함께 감겨 몸의 배 쪽으로 이동합니다. 첫 번째 위치는 배아의 턱 아래 부근이지만, 배아가 자라면서 심장은 꼬리 쪽으로 이동하여 최종적으로 가슴안(흉강)으로 들어갑니다.

혈관과 혈구도 측판중배엽에서 생기고 체내로 들어갑니다. 심장의 끝에 있는 중배엽을 가로사이막(횡중격)이라고 하며 이것이 가로막(횡격막)이 됩니다. 이것들이 이동할 때 심장과의 위치 관계가 역전되어 심장의 끝쪽으로 오게 됩니다.

8주까지 뇌와 척수, 소화관, 심장 등이 자리를 잡고 체표, 체벽, 체강 등이 결정되어 인간의 몸에 더 가까워집니다. 이렇게 동물의 발달과정에서 유전적으로 그 기억과 기능이 이미 몸의 각 위치에 결정돼 있어 그대로 성장하는 것을 보디플랜(Body Plan)이라고 합니다. 보디플랜이 확립되면 나머지는 각 구조가 구체적으로 형성되고 성장하기 시작합니다. 이 전환기를 기준으로 1~8주차까지를 배아, 그 이후를 태아라고 합니다.

기형과 임계기

배아와 태아의 전환 시기는 선천적 기형과도 크게 관련이 있습니다.

기형은 유전자나 염색체 등의 내부적 원인과 약물, 방사선 등의 외부적 원인(최기형성 인자), 혹은 뭔가 불명의 원인(이것이 가장 많다)으로 생깁니다. 그것들이 영향을 미치는 시기에 따라 기형의 상황이 달라집니다.

1~2주에는 기형이 거의 발생하지 않습니다. 기형을 일으키는 인자의 영향이 너무 커서 배아가 죽어 출생에 이르지 못하기 때문입니다. 자궁에서 사라지거나 유산이 되는 거죠.

임신 중 기형이 발생하기 가장 쉬운 시기는 3주에서 8주 사이로, 배아가 죽을 정도는 아니지만 크게 영향을 미치기 때문입니다. 신경계가 형성되고 보디 플랜이 결정되는 시기여서 발생하는 기형이 심각해질 수 있습니다. 이 시기를 '임계기'라고 합니다(그림 4-2).

9주 이후에는 기형을 유발하는 인자의 영향이 줄어들고 기형의 정도도 가벼워집니다. 뇌, 눈, 귀, 외부 생식기 등은 아직 형태가 형성되는 중이어서 영향을 받기 쉽지만, 심장과 팔다리는 8주차까지 대체로 완성되기 때문에 영향을 덜 받습니다.

가장 기형이 생기기 쉬운 '임계기'가 수정일부터 세어 3~8주라는 점을 생각해볼까요.

혹시 임신했을지도 모른다고 생각하는 경우는 대개 생리가 평소보다 늦어질 때입니다. 이때는 3주차에 접어들었을 무렵입니다. 생리 주기가 길거나 불순한 여성이라면 조금 더 나중에 알아차릴 수도 있겠죠. 아무튼 3주차부터는 시판되는 임신 테스트기를 사용해서 확인할 수 있습니다(그림 4-2).

즉, 임계기인 줄 모르고 임신부가 술을 마실 가능성이 있다는 말이죠. 술은 '태아 알코올 증후군'과 같이 여러 기형과 정신발달 지연을 유발합니다. 최기형성 인자 때문에 반드시 기형이 되는 것도 아니고 인자를 나중에 특정할 수 있는 것도 아닙니다. 그러나 기형이 발생하면 엄마는 "그때 내가 조심했더라면……"이라고 자책합니다. 임신 가능성이 있을 때는 임신을 인지하지 못하는 시기에도 조심하면 좋겠지요.

지금까지 인간의 초기 발생을 살펴보았습니다. 가볍게 보았으니 이 장에서는 5개 정도로 정리할 수 있을 것 같네요.

참고문헌

(1) Jukic AM, et al：Length of human pregnancy and contributors to its natural variation.
Hum Reprod, 28：2848-2855, 2013

(2) 「ひと目でわかるビジュアル人体発生学」(山田重人, 山口 豊/著), 羊土社, 2022

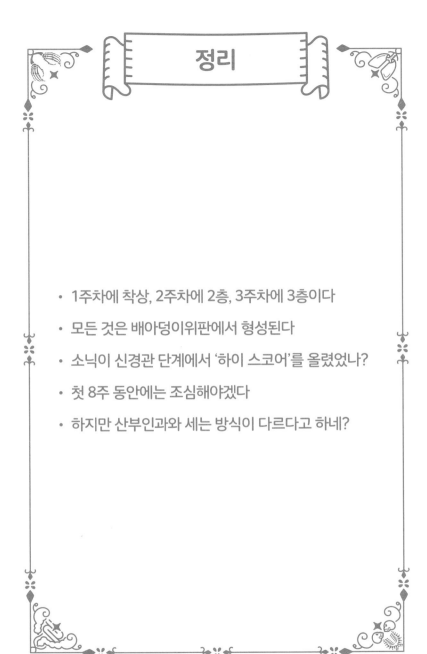

정리

- 1주차에 착상, 2주차에 2층, 3주차에 3층이다
- 모든 것은 배아덩이위판에서 형성된다
- 소닉이 신경관 단계에서 '하이 스코어'를 올렸었나?
- 첫 8주 동안에는 조심해야겠다
- 하지만 산부인과와 세는 방식이 다르다고 하네?

제 5 장

가슴

레오나르도 다빈치

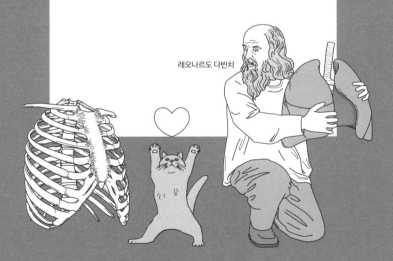

지금부터 가슴(흉부)을 해부학적으로 살펴보도록 하겠습니다. 지금까지 등과 팔을 살펴봤습니다. 뼈, 근육, 신경, 혈관에 대해 주로 다루었는데 '해부'하면 '내부 장기' 아닌가요? 이 장에서는 **중요한 장기 중에서도 특히 중요하고 필수적이며 생명 유지의 끝판왕이라고 할 수 있는 심장과 허파(폐)라는 2대 천왕이 등장합니다.**[1]

사실 사람이 죽을 때는 질병이든 부상이든 마지막에는 심장이 멈추거나 호흡이 멈춥니다. 의과대학의 해부학 실습 때는 둘 다 멈춘 상태의 해부체를 보지만, 살아 있을 때 그것들이 어떻게 움직였는지 떠올리면서 배워갑니다.

또 이쯤에서, **구조물 간의 위치 관계가 중요해집니다.** 어떤 부위에서 생긴 변화가 얼핏 상관없어 보이는 곳에 영향을 미치기도 합니다. 그것도 거슬러 올라가면 위치 관계로 밝힐 수 있습니다.

하지만 우리는 해부학을 공부하는 중이나 일단 '가슴(흉부)이란 무엇인가'하는 번거롭고 딱딱한 이야기에서 시작하겠습니다. 뼈와 피부부터 해부해보겠습니다.

---

[1] 계통별로 인체를 다루는 계통해부학에서 '내장'은 소화기계통, 호흡기계통, 비뇨기계통, 생식기계통, 내분비계통 등의 기관을 말합니다. 심장과 지라는 순환기 계통의 기관이므로 내장이라고 부르지 않습니다. 여기서는 해부학자들만의 관습에 따라 심장과 지라도 내장으로 생각하고 다룹니다.

1 가슴은 새장처럼

가슴이 어디부터 어디까지인지는 골격으로 정의합니다. 그 골격을 **가슴우리**(흉곽)라고 합니다(그림 5-1).

가슴우리는 **12개의 등뼈, 12쌍의 갈비뼈·갈비연골, 복장뼈**, 이렇게 3종류의 뼈로 이루어집니다. 이들이 결합하여 새장과 같은 형태를 이룹니다.

가슴우리의 윗면에는 구멍이 뚫려 있습니다. 이를 **위가슴문**이라고 하며, 1번 갈비뼈, 복장뼈, 1번 등뼈로 둘러싸여 있습니다. 여기가 가슴과 목의 경계입니다.

가슴우리의 아랫면에는 큰 구멍이 뚫려 있는데 이를 **아래가슴문**이라고 하며 **가로막**에 의해 닫혀 있습니다.

그림 5-1 가슴우리와 가슴안

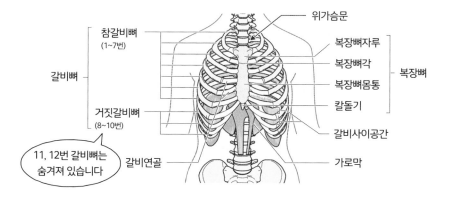

가슴우리를 둘러싸는 부분이 가슴이 됩니다. 여기서 **허파의 상단이 위가슴문을 넘어 목까지 돌출되어 있다는** 점을 기억합시다. 또, 가로막이 위쪽 돔 형태로 되어 있어서 **복부 내장의 일부, 간, 지라**(비장), **위 등이** 가슴우리로 둘러싸여 있습니다.

등뼈

등뼈는 등 부위를 살펴볼 때도 등장했죠. 척추뼈를 배울 때 등뼈를 기본형으로 생각하고 살펴봤습니다.

등뼈에만 있는 특징은 갈비뼈와 관절을 만든다는 것입니다.

우선 척추에는 움푹 파인 곳이 위아래로 2개, 좌우 양쪽에 있습니다. 바로 **위갈비오목과 아래갈비오목**입니다(70쪽 그림 2-2). 갈비뼈머리가 이곳과 결합하여 관절을 만듭니다. 이 관절은 상하 2개의 척추뼈몸통과 척추사이원반에 걸쳐 생기기 때문에 척추뼈몸통마다 2쌍의 갈비뼈오목이 있는 셈이죠. 위갈비오목이 등뼈와 같은 번호의 갈비뼈에 대응합니다. 등뼈와 갈비뼈를 결합해볼 때는 주의해야 합니다.

갈비뼈머리와 척추뼈몸통의 관절은 11, 12번 갈비뼈에서는 아래로 어긋나 척추사이원반을 지나치지 않습니다. 이 때문에 10번부터 12번 등뼈의 갈비오목은 하나씩만 있습니다.

갈비뼈가 관절을 만드는 곳은 가로돌기 끝에도 있는데 이를 **가로갈비오목**이라고 합니다(70쪽 그림 2-2). 여기서 갈비뼈 결절과 관절이 형성됩니다. 즉 갈비뼈는 등뼈의 두 부분에서 관절을 만듭니다. **갈비뼈는**

이 두 지점을 지나는 축을 중심으로 회전합니다.

하지만 11번과 12번 갈비뼈는 늑골은 척추뼈몸통하고만 관절을 만들기 때문에, 11, 12번 등뼈의 가로돌기에는 움푹 파인 곳이 없습니다.

갈비뼈와 갈비연골

갈비뼈는 길쭉한 판이 활 모양으로 구부러진 형태를 띠고 있습니다(그림 5-1).

1번 갈비뼈는 짧고 가파른 곡선을 그립니다. 다른 갈비뼈와 모양이 비슷하지 않아 금방 찾을 수 있습니다. 2번 갈비뼈 이하의 갈비뼈는 순서대로 점차 길어지고 완만하게 곡선을 이어가다가 8번 갈비뼈쯤부터 다시 짧아집니다. 12번 갈비뼈는 가장 가늘고 짧습니다.

갈비뼈의 뒤끝을 갈비뼈머리라고 합니다. 바로 바깥쪽에 가파르게 곡선을 그리는 부분이 있는데 이를 갈비뼈각이라고 합니다. 그 사이에 있는 울퉁불퉁한 부분이 갈비뼈결절입니다.

갈비뼈의 내면(곡선의 안쪽면)을 보면 아래쪽 가장자리를 따라 홈이 있습니다. 갈비사이정맥, 갈비사이동맥, 갈비사이신경이 이곳을 지나갑니다. 홈 때문에 갈비뼈는 아래쪽 가장자리가 날카롭고 위쪽 가장자리가 완만합니다. 갈비뼈의 상하를 판별할 때 결정하는 기준이 됩니다.

갈비뼈의 앞쪽 끝은 마치 부러진 것처럼 갑자기 끝납니다. 생체에서는 이 끝이 갈비연골이었죠. 갈비연골은 중심을 향해 이어지면서 복장뼈의 측면과 관절을 만듭니다.

　1번에서 7번 갈비뼈까지의 갈비연골은 개별적으로 복장뼈와 관절을 만들기 때문에 **참갈비뼈**라고 불립니다. 8번에서 10번 갈비뼈까지의 갈비연골은 위쪽의 갈비연골과 결합합니다. 그 때문에 **거짓갈비뼈**라고 불립니다. 7번에서 10번의 갈비연골이 모여서 활 모양의 곡선을 이룹니다. 이를 **갈비뼈활**이라고 하며 앞 흉벽의 아래쪽 가장자리가 됩니다. 여기까지를 가슴이라 하고 여기보다 아래를 배라고 하는 거죠.

　11, 12번 갈비뼈는 복장뼈와는 관절을 만들지 않고 뾰족한 연골로 끝납니다. 그래서 **뜬갈비뼈**라고 합니다. '뜬'이라고 하지만 주위의 근육이 받쳐주기 때문에 흔들림이 없습니다. 네, 언제나 주위의 지지를 받는 게 중요하죠.

복장뼈와 복장뼈각

복장뼈는 가슴우리 앞쪽의 정중앙에 있는 뼈입니다(그림 5-1). **복장뼈자루**, **복장뼈몸통**, **칼돌기**라는 3개의 뼈로 구성되며, 각 뼈의 사이에는 관절이 있습니다.

　복장뼈자루와 복장뼈몸통 사이의 관절은 앞으로 약간 돌출되어 있는데 이를 **복장뼈각**이라고 합니다.

　복장뼈각은 가슴부에서 가장 중요한 기준입니다. 특이점이라고 해도 좋을 정도입니다.

　아주 뚱뚱하지 않은 한, 복장뼈각은 몸의 표면에서도 보고 알 수 있고 만지면 쉽게 확인할 수 있습니다. 가슴벽(흉벽)을 거울로 보면서 복장뼈각을 확인해봅시다. 손끝으로 만지면 단단하고 튀어나온 것을 알 수 있습니다. 그대로 **손가락을 수평으로 미끄러뜨리면 2번 갈비뼈가 만져집니다.** 그 아래 갈비뼈가 3번, 그 아래가 4번, 이런 식으로 순서대로 세어보세요. 1번 갈비뼈는 빗장뼈 안에 숨어 있어서 거의 만져지지 않습니다.

그리고 이 수평면에는 매우 중요한 구조물이 있어서 진료와 영상 진단의 기준으로 사용할 수 있습니다. 복장뼈각 뒤에는 4번과 5번 등뼈 사이가 있습니다. 이 위치는 심장막의 윗부분, 대동맥활의 이는곳과 닿는 곳, 위대정맥(상대정맥)과 우심방의 경계, 폐동맥 줄기의 윗부분이기도 하며 가슴 엑스레이를 촬영하여 볼 때의 기준이기도 합니다.

또한 좌우의 기관지가 갈라지는 부위인 기관분기부가 이 지점에 있어서 엑스레이로 뚜렷하게 확인할 수 있습니다.

2 가슴의 피하는 골칫거리

가슴도 피하부터 살펴보겠습니다. 몇 가지 특징이 있습니다.

갈비뼈와 갈비뼈 사이의 틈새를 갈비사이 또는 늑간이라고 합니다(그림 5-1). 갈비 사이에는 척수신경가지의 **갈비사이신경**이 지나며 이 신경이 갈비 사이 근육을 지배합니다. 또한 피부 속에서 갈라지는 피부 가지가 피부의 감각을 전달합니다. 거의 갈비뼈를 따라 분포하기 때문에 피부분절의 '가슴을 만지면 안 돼 4'(49~52쪽)도 신경을 보고 확인할 수 있습니다.

이 부위는 가는 신경을 해부하는 연습도 됩니다. 실습할 때는 먼저 아틀라스로 위치를 찾아내고 얇은근막을 가위와 핀셋으로 벗겨냅니다. 신경은 황백색이어서 잘 보이지 않지만 청흑색의 정맥을 기준으로 할 수 있습니다. 신경은 혈관이나 결합조직보다 강해서 잘 끊어지지 않기 때문에 감촉의 차이로도 알 수 있습니다. 결합조직을 부드럽게 제거하고 먼저 피부 신경의 근원을 찾습니다.

피부신경이 깊은근막을 뚫고 들어가는 지점을 발견하면, 거기에서 신경의 끝을 향해 따라갑니다. 피부신경이 갈라지면서 결합조직 안으로 들어가는 것을 볼 수 있습니다.

종종 학생들이 해부를 제대로 하고 있는지 격려하기 위해 신경을 잘 찾아냈는지 확인합니다. 신경을 찾지 못한 학생들은 결합조직을 실타래처럼 꼬아서 그럴듯하게 만들기도 합니다. 물론 교수님은 그것을 잡아당기며 '이게 아니지'라고 하겠지만요.

유방은 지방과 인대, 젖샘으로 구성된다

여성은 속옷을 입을 때 느낄 수 있겠지만, 젖(유방)은 가슴벽 위에서 미끄러지듯이 움직입니다. 왜 그럴까요?

여성의 가슴 크기는 개인차가 있지만, **그 차이의 대부분은 가슴의 지방량입니다.** 가슴의 형태는 얇은근막에 있는 **쿠퍼 인대**(쿠퍼현수인대)와 피부에 의해 유지됩니다(그림 5-2).

인대는 젖에 그물망을 형성하여 진피와 깊은근막 사이를 연결합니다. 그 그물망에는 지방이 들어 있습니다.

쿠퍼 인대의 틈새에도 젖샘(유선)이 있고, 여기서 젖샘관(유관)이라는 관이 뻗어 나와 젖꼭지(유두)에 모입니다. 사람에 따라서는 겨드랑 쪽으로 젖샘관이 확대되어 있기도 합니다.

젖샘 뒤에도 성긴 결합조직(소성 결합조직)이 있는데, **가슴벽의 깊은근막과 젖샘은 서로 닿지 않습니다.** 이곳을 **젖샘뒤공간**이라고 하며 젖이 가슴벽 위에서 미끄러지듯이 움직일 수 있는 것은 이 때문입니다.

젖샘 주변에는 림프관이 풍부하여 겨드랑의 림프절로 이어지고 빗장뼈나 복장뼈 주위의 림프절로도 이어질 수 있습니다. 다만 림프관은 육안으로 보기 어렵습니다.

그림 5-2 유방의 단면

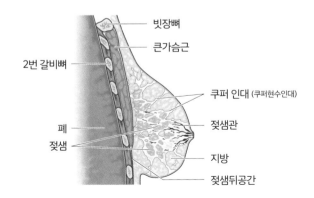

이러한 사실은 유방암을 검사할 때 매우 중요합니다. 유방암은 젖샘 (유선)에서 생긴 암입니다. 진찰할 때 젖을 만져보면서 단단하고 울퉁불퉁한 덩어리가 없는지 찾습니다(암은 단단하고 울퉁불퉁합니다). 유방암은 상단 외측에서 가장 많이 발생하며 겨드랑림프절로 전이될 수도 있으므로 겨드랑까지 만져보는 것을 잊지 말아야 합니다. 암이 커지면 쿠퍼 인대가 당겨지면서 젖의 표면에 보조개처럼 움푹 팬 곳이 생깁니다. 암이 젖샘 뒤의 깊은근막까지 침범하면 젖이 가슴벽에 고정되어 버립니다.

일본에서는 지방자치단체에서 40세 이상의 여성을 대상으로 유방암 검진을 실시합니다. 가슴을 전용 장치에 끼워서 엑스레이 촬영을 하는데 이것을 맘모그래피라고 합니다. 가슴을 납작하게 만들면 미세한 병변까지 발견할 수 있습니다. 만져도 알 수 없는 작은 암도 내부에 석회화(염화칼슘 침착)가 있어 엑스레이 촬영으로 잘 볼 수 있기 때문입니다. 가슴이 작아서 장치 사이에 끼워질지 걱정이라고요? 걱정 마세요. **맘모그래피는 남자 가슴도 촬영할 수 있습니다.**

처진 가슴

여성의 가슴이 처지는 현상을 **유방하수**라고 합니다.

여성의 젖가슴 크기는 일생을 통해 변화합니다. 사춘기에 접어들면 에스트로겐의 작용으로 유방 지방과 젖샘, 쿠퍼 인대가 발달합니다. 에스트로겐은 나이가 들면서 감소하고, 젖샘과 지방은 작아집니다.

젖샘의 위축은 상부 측면에서 시작됩니다. 노인이 되면 젖샘이 위축되고 지방으로 대체되는 경우가 많은데 빠르면 20대부터 이런 변화가 일어납니다.

임신을 하면 젖샘이 발달하고 지방량도 증가하여 젖이 커집니다. 출산 후 수유하는 동안에는 젖샘이 유지되지만, 아기가 젖을 뗄 무렵이 되면 임신 전 상태로 돌아갑니다.

이처럼 가슴 크기의 변화는 지방과 젖샘의 증감에 따라 달라집니다. 하지만 가슴이 작아질 때 피부와 쿠퍼 인대는 이 변화를 따라가지 못합니다. 고무풍선을 부풀렸다가 쪼그라뜨리면, 부풀리기 전으로 돌아오지 않지요. 유방하수도 마찬가지로 한 번 변하면 원래 상태로 돌아가지 않습니다.

따라서 유방하수는 질병이 아니라 '생리적인' 변화이긴 하지만 어느 정도 억제할 수는 있습니다. 연구에 따르면 유방하수의 위험인자로 **고령, 비만, 급격한 체중 감소, 여러 번의 임신, 큰 가슴, 흡연**을 꼽을 수 있습니다(1). 일반적으로 모유를 먹여 키우면 가슴이 처진다고 인식되지만 실제로는 상관관계가 없습니다(2). 적절한 크기의 브래지어를 착용하면 피부와 쿠퍼 인대의 늘어짐을 억제할 수 있습니다.

근력운동을 한다고 유방하수가 개선되는 것은 아닙니다. 젖에는 근육이 없으니까요. 자세가 좋아져서 멋있어 보이거나 비만을 예방해서 유방하수의 위험을 줄이는 효과는 있습니다.

흡연이 위험인자로 꼽히는 이유는 흡연을 하면 엘라스틴이 파괴되기 때문입니다.

엘라스틴은 탄성섬유라고도 하는데, 결합조직에 탄력을 줍니다. 흡연으로 유발된 염증세포에서 엘라스틴을 분해하는 효소가 분비됩니다. 참고로 흡연은 같은 메커니즘으로 만성폐쇄성폐질환(COPD)의 위험이 있습니다. 또한 피부 노화도 진행됩니다. 좋은 점이 없지요.

3 가슴근육과 VAN

피부신경과 젖가슴 아래에는 깊은근막에 덮인 큰가슴근이나 가슴우리, 갈비사이근, 앞톱니근, 배바깥빗근 등이 보입니다(그림 5-3).

큰가슴근을 덮고 있는 깊은근막에는 **가슴근막**이라는 이름이 따로 붙여집니다. 가슴근막은 큰가슴근의 뒤쪽을 둘러싸고 있으며, 그 아래의 작은가슴근도 포함하여 가슴벽을 덮고 있습니다.

VAN 하면 재킷

가슴근을 제거하면 빗장뼈 아래를 지나는 빗장밑정맥, 빗장밑동맥, 팔신경얼기가 보입니다. 안쪽부터 이 순서대로 배열됩니다. **정맥(vein), 동맥(artery), 신경(nerve)의 앞글자를 따서** 'VAN'이라고 외우면 됩니다. 빗장뼈를 관절에서 제거하면 VAN 전체가 나타납니다.

VAN이 배열되고 혈관과 신경이 있는 부위가 그 밖에도 두 곳이 있으니 함께 기억해 둡시다. 갈비뼈 아래쪽 가장자리를 따라 달리는 갈

비사이정맥, 동맥, 신경도 위에서 순서대로 VAN이 됩니다. 샅고랑인
대(서혜부 인대)를 지나는 넙다리정맥, 동맥, 신경도 안쪽부터 차례로
VAN입니다.

밴(VAN) 하면 '밴재킷'이 생각나는데 모르시나요? 1960~70년대를
풍미한 의류 브랜드입니다. 미국 문화를 일본에 소개해 '아이비룩'이
라는 스타일을 유행시켰죠. 미국 동부 8개 명문대로 구성된 '아이비
리그'에서 따왔습니다.

아이비리그 사람들은 다 그런 모습일 줄 알았는데 정작 그중 한 곳
에 유학을 가보니 그런 옷을 입고 있는 사람은 없었습니다.

아니, 그런 게 아니라 중심정맥 카테터(CVC)에 대해 말하려고 했던
거예요. 수술 후 입으로 영양을 섭취할 수 없을 때, 일시적으로 정맥
으로 영양을 주입할 때가 있습니다. 수액의 삼투압이 높기 때문에, 가

그림 5-3 배 근육

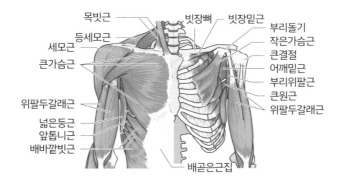

는 정맥이면 통증을 느낍니다. 그래서 빗장밑정맥 등 굵은 정맥을 선택합니다.

빗장밑정맥은 빗장뼈 안쪽 3분의 1 부근을 비스듬히 통과합니다. 여기에 카테터를 삽입하려면 빗장뼈의 중간 지점 바로 아래에 있는 피부에서 목아래패임(복장뼈자루와 빗장뼈머리가 만드는 공간)을 향해 빗장뼈의 뒤쪽을 핥듯이 바늘을 찔러야 합니다.

바늘의 방향을 잘못 잡으면 가슴막(흉막)에 박혀 기흉을 일으키고, 바늘의 위치를 잘못 잡으면 동맥에 박히기 때문에 위험한 술기 중 하나입니다. 지금은 바늘을 에코로 확인하면서 안전하게 삽입합니다. 그렇다 하더라도 이 구조를 모르면 잘못 찌를 수 있습니다. 해부학 실습을 할 때 반드시 봐둬야 하는 점입니다.

4 근육과 호흡을 생각한다

갈비 사이에는 갈비뼈의 움직임과 관련된 3층의 막과 같은 근육이 있습니다(그림 5-4).

일단 **바깥갈비사이근**을 살펴보겠습니다. 상위 갈비뼈에서 하위 갈비뼈를 향해 대각선 앞 방향으로 뻗어갑니다. 그다음이 속갈비사이근으로 대각선 뒤를 향해 뻗어갑니다. 즉 **바깥갈비사이근과 속갈비사이근은 거의 직교합니다.** 속갈비사이근을 조심스럽게 뒤집으면 상위 갈비뼈의 아래쪽 가장자리를 따라 뻗은 **갈비사이정맥·동맥·신경이 발견됩니다.**

그림 5-4 갈비사이근과 VAN

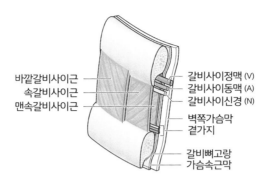

바깥갈비사이근
속갈비사이근
맨속갈비사이근

갈비사이정맥 (V)
갈비사이동맥 (A)
갈비사이신경 (N)

벽쪽가슴막
곁가지

갈비뼈고랑
가슴속근막

VAN이네요. 그 안쪽에 **맨속갈비사이근**이 있는데 방향은 속갈비사이근과 같습니다. 지배신경은 갈비사이신경입니다.

가슴우리의 등 쪽에는 갈비올림근이라는 근육도 있습니다. 등뼈의 가로돌기에서 시작해 1개 또는 2개 아래의 갈비뼈의 갈비뼈각에서 멈춥니다. 이것은 척수신경 뒤가지가 지배합니다.

자, 이제 호흡에 대해 생각해봅시다. 바깥갈비사이근과 갈비올림근은 들숨일 때, 속갈비사이근과 맨속갈비사이근은 날숨일 때 작용한다고 하는데 정말일까요? 그림에서 근육의 방향을 보며 잘 생각해보세요.

바깥갈비사이근과 갈비올림근이 작용하면 갈비뼈가 위로 움직입니다. 속갈비사이근·맨속갈비사이근이 작용하면 갈비뼈가 내려갑니다.

갈비뼈는 척추뼈몸통과 가로돌기 두 곳에서 관절을 만듭니다. 여기

그림 5-5 호흡할 때의 갈비뼈의 움직임

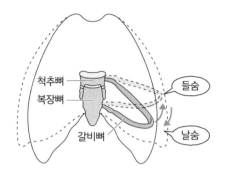

를 축으로 해서 회전하는 것이죠. 이렇게 회전시키는 것이 갈비사이입니다. 갈비올림근은 이 축 자체를 들어 올립니다. **갈비뼈는 등뼈에서 비스듬히 아래로 뻗어가기 때문에 올라가면 가슴우리의 지름이 증가하고 내용적이 증가하여 들숨이 되며, 내려가면 그와 반대로 날숨이 됩니다**(그림 5-5).

들숨에서는 목빗근과 목갈비근도 작용하여 가슴우리를 들어 올려 들숨근육의 작용을 돕습니다. 동시에 가로막이 수축하면서 내려갑니다. 가로막은 볼록한 돔 형태이므로 수축하면 아래로 내려갑니다. 날숨에서는 가로막이 이완되면서 올라갑니다. 또한 배벽의 근육이 작용하면 복강 내압이 상승하여 가로막을 밀어 올립니다.

5 가슴막인데 위상수학을 기억하려나?

가슴막에 대해 설명하기 전에 위상수학을 생각해보세요. 커피잔 모양의 곡면과 도넛 모양의 곡면은 면의 연결성 측면에서 같다고 생각하는 수학입니다(그림 5-6). 위상기하학이라고도 하죠.

또 하나. 다음으로 가슴안(흉강)과 가슴막안(흉막강)이라는 용어가

나옵니다. '막'이 붙어 있는
지 아닌지에 따라 전혀 다르
기 때문에 주의해서 읽어야
합니다.

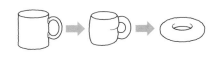

그림 5-6 위상수학

　가슴안에는 ('막'이 없음) 장막 주머니가 3개 있습니다. 장막은 반들반
들하고 매끈한 막입니다. 먼저 좌우 폐를 둘러싼 주머니가 **가슴막**(흉
막)입니다. 왼쪽 폐와 오른쪽 폐 사이의 중간 부분을 **세로칸**(종격. 뒤에
설명함)이라고 하고, 여기에 심장과 이를 둘러싸는 심장막이 있습니다.

　가슴막은 먼저 가슴우리의 내부와 가로막의 상면, 세로칸의 측면을
뒷받침합니다. 이를 **벽쪽가슴막**(벽측흉막)이라고 합니다. 좌우 폐의 안
쪽 면에는 기관지와 혈관이 드나들고 있는데 이것들을 통틀어 **허파뿌
리**(폐근)라고 합니다.

　벽쪽가슴막은 폐근의 표면에도 이어지고 그대로 폐의 표면을 덮어
갑니다. 이를 **내장쪽가슴막**(장측흉막)이라고 합니다.

　벽쪽가슴막과 내장쪽가슴막 모두 끊김이 없이 하나로 이어져 있습니다.
하나의 연속된 주머니처럼 되어 있죠. 위상수학적으로는 구와 같습
니다. 이 가슴막 안의 공간을 **가슴막안**(흉막강)이라고 합니다. 후, 이제
'막'이 붙은 용어가 등장했네요. 말하지 않아도 알아차렸나요?

　뇌 실험을 해봅시다. 아주 잘(쉽게) 늘어나는 고무풍선을 준비해서
불어보세요. 다 불었으면 풍선을 상자에 넣습니다. 상자 측면에는 구
멍이 하나 있습니다.

그림 5-7 가슴부 모형도

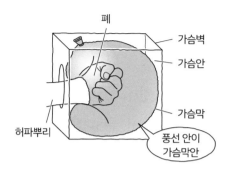

폐
가슴벽
가슴안
가슴막
허파뿌리
풍선 안이 가슴막안

다음으로 손으로 주먹을 만들어봅시다. 주먹을 쥔 손이 폐이고 손목을 허파뿌리라고 생각하세요. 상자의 구멍을 통해 주먹을 집어넣고 풍선을 누릅니다(그림 5-7). 이 풍선은 잘 늘어나기 때문에 눌린 부분이 움푹 들어가고 거기에서 주먹을 감싸 손목까지 덮습니다. 풍선의 다른 부분은 상자 안에 딱 달라붙을 때까지 팽창합니다.

이 비유에서는 상자가 가슴벽, 즉 가슴막·가로막·세로칸입니다. 상자로 둘러싸인 공간이 가슴안(흉강)입니다. 고무풍선의 고무막 중 상자 내부와 접한 부분이 벽쪽가슴막이고 주먹에 접한 부분이 내장쪽가슴막입니다.

상자와 고무풍선, 즉 가슴벽과 벽쪽가슴막은 딱 붙어 있어서 빈틈이 없습니다. 그 접착제 역할을 하는 것이 바로 가슴속근막이라는 결합조직입니다. 해부학 실습 때 가슴막을 떼어내면 특유의 소리가 날 것입니다. 주먹과 고무풍선, 즉 폐와 내장쪽가슴막이 일체가 되어 벗겨지지 않고 억지로 떼어내면 폐에 구멍이 생깁니다.

고무풍선 내부의 공간이 가슴막공간입니다. 뇌 실험에서는 공기로 부풀렸지만 실제로는 **가슴막삼출액**(흉수)이라는 액체가 조금 있을 뿐입니다. 가슴막의 안쪽 공간은 매끄럽고 가슴막삼출액은 끈적임이 없기 때문에 가슴막 사이로 잘 흘러갑니다.

자, 여기서 확인을 해볼까요? 가슴안(흉강)에는 무엇이 있을까요? 허파, 심장, 가슴막, 심장막, 대동맥, 대정맥이 있습니다. 즉 모두 다 들어 있죠. 그럼 가슴막안(흉막강)에는 무엇이 있을까요? 흉수가 약간 있을 뿐입니다. 허파는 가슴막안에 있지 않습니다. 가슴막안의 밖에 있고 가슴안에 있습니다.

6 가슴안은 음압, 배안은 양압

사실 허파는 그냥 놔둬도 쪼그라들 수 있습니다. 날숨을 쉴 때 작용하는 근육을 앞에서 설명했는데, 보통은 이런 근육을 사용하지 않고 허파가 자연적으로 수축하는 데 맡겨두면 공기가 나옵니다. 근육도 필요할 때는 숨을 심하게 쉴 때입니다.

자연스럽게 허파를 수축시키는 힘을 주는 것은 허파 속 결합조직에 있는 탄성섬유와 허파 속에 작용하는 표면 장력입니다. 탄성섬유는 엘라스틴이라는 단백질로 되어 있는데 그 이름처럼 늘어나고 수축하는 성질이 있습니다. 표면 장력을 발생시키는 것은 허파꽈리입니다.

허파에서 기관지는 여러 번 갈라져 나오다가 마지막에 0.2mm 정도의 작은 주머니, 즉 허파꽈리(폐포)가 됩니다(그림 5-8). 여기서 공기 중에서 산소가 혈액으로 들어가고 이산화탄소는 혈액에서 공기 중으로

그림 5-8 기관·기관지

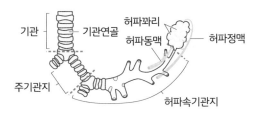

방출됩니다(이를 가스 교환이라고 합니다). 허파꽈리는 **좌우로 3억 개가 있으며** 표면적을 늘려 가스 교환의 효율을 높입니다.

한편 허파꽈리 하나하나에는 표면 장력이 발생합니다. 각각의 힘은 약하지만 억 단위로 모이면 허파를 수축시키기에 충분한 힘이 되겠죠.

허파를 수축시키지 않도록 하는 것이 가슴막의 밀폐성입니다. 가슴막이 가슴벽에서 허파까지 덮어주는 덕분에 밀폐성을 유지하고 가슴막안의 용적을 최소화할 수 있습니다.

가슴벽은 수축하려는 허파를 확장시키기 때문에 **가슴안은 음압**입니다. 가슴우리가 벽을 보강하기 때문에 가슴벽이 움푹 들어가지 않습니다. 반면 배안의 장기는 부풀어 오르는 경우가 많습니다(과식을 주의하세요!). 따라서 **배안은 양압**인 상태이며 배벽 근육이 부풀어 오르는 것을 억제합니다. 그래서 갈비뼈가 가슴우리에만 있고 가로막이 위로 볼록한 것이지요.

가슴안이 음압이면 심장에도 좋습니다. 심장은 혈액을 동맥으로 내보내는 힘은 있지만 정맥에서 혈액을 빨아올리는 기능은 강하지 않습니다. 정맥에서 천천히 혈액이 되돌아오는 것을 받아들입니다. 가슴안의 음압이 이 정맥 환류를 돕고 있는 것이죠.

허파표면활성제

허파꽈리의 내부 표면에는 **허파표면활성제**라는 표면활성제가 분비되는데 이것은 표면 장력을 감소시킵니다. 표면활성제는 요컨대 세제와 같은 것입니다.

허파꽈리를 구체라고 하면, 표면 장력은 허파꽈리의 직경과 반비례합니다. 허파꽈리는 대기와 통하기 때문에 내부 압력이 대체로 일정합니다. 허파꽈리가 줄어들수록 표면 장력이 증가하므로 일단 수축하면 계속 줄어듭니다. 허파꽈리는 다소 크고 작은 것들이 서로 연결되어 있어 상대적으로 작은 것은 줄어들고 더 큰 쪽으로 공기를 불어 넣어 팽창시킵니다. 허파꽈리가 모두 부풀어 있어야 좋을 텐데 이렇게 되면 곤란해집니다.

허파표면활성제는 이를 막아줍니다. 허파꽈리가 줄어들수록 허파표면활성제의 농도가 증가해 표면 장력이 높아지는 것을 억제합니다. 이렇게 해서 허파꽈리의 크기가 제각각이어도 표면 장력의 균형을 유지합니다.

갑자기 숨쉬기 힘들어지는 기흉

흉수(가슴막삼출액)는 **가슴막안**에만 존재하는데 이것은 호흡으로 인해 허파가 팽창하고 수축할 때의 마찰을 줄이는 윤활제로 작용합니다. 가슴막안은 가슴안의 허파보다 크게 확대되어 있어서 허파가 확대되었을 때의 여유 공간으로 존재합니다. 이곳을 가슴막오목이라고 합니다.

가슴막에 구멍이 뚫려 밀폐성이 파괴되면 공기가 들어옵니다. 이 상태를 **기흉**이라고 하며 갑자기 가슴이 아프고 호흡이 곤란해집니다. 허파가 수축되고 부풀어 오르지 못합니다.

대부분 허파에 구멍이 뚫려 허파에서 가슴막 안으로 공기가 새어나갑니다. 허파 병변이 악화되어 구멍이 생길 수도 있고 갈비뼈가 골절되어 허파에 상처가 날 수도 있습니다.

선천적으로 내장쪽가슴막에 작은 주머니가 튀어나와 있는 경우가 있는데 그것이 갑자기 찢어지면서 기흉이 생길 수도 있습니다. 이것을 자연기흉이라고 하며 키가 크고 마른 젊은 남성에게 많다고 합니다.

기흉 중 생명이 위태로운 것이 바로 **긴장기흉**입니다. 허파에 뚫린 구멍이 밸브처럼 되어 버려서 구멍을 통해 가슴막안에 공기가 계속 새는 상태입니다. 숨을 쉬기가 어려워서 열심히 숨을 들이마시려고 애쓰지만, 가슴막안으로 공기가 계속 새어 들어가고 숨을 내쉬어도 공기가 나가지 않습니다. 환자는 무슨 일인지 몰라 두려움에 사로잡힙니다.

더욱 진행되면 반대쪽 허파까지 압박을 받아 호흡 곤란이 가중됩니다. 가슴안이 양압이 되어 정맥으로부터 되돌아오는 혈액량이 감소하고 심장 자체가 압박을 받아 순환이 잘되지 않습니다. 서둘러 대처하지 않으면 생명이 위험해집니다.

해결책은 가슴벽에 구멍을 뚫어 가슴막안의 공기를 밖으로 내보내는 것입니다. 그렇게 딱 맞춰서 구멍을 뚫는 도구를 갖고 있다고? 응급 관련 의사라면 굵은 주삿바늘을 가지고 있기도 합니다(의료 행위이므로 실행하려면 자격이 있어야 합니다).

흉수와 폐부종은 다르다

정상적인 흉수의 양은 체중에 비례하며 0.1~0.2ml/kg이라고 합니다. 자신의 몸무게로 계산해봅시다. 음, 저라면… (비공개) 뭐, 계량스푼으로 잴 수 있는 정도일까요? 가슴안 전체의 크기를 고려했을 때 아주 약간이라고 할 수 있네요(3).

허파나 가슴막에 병변이 있거나 심부전으로 허파에 울혈이 생기면 가슴막안으로 조직액이 스며들어 흉수가 늘어납니다. 흉수의 양이 허파의 확장을 저해할 정도로 많아지면 호흡 곤란이나 심부전을 유발합니다.

가슴막안이 아니라 허파꽈리 안에 물이 넘친 상태를 **폐부종**이라고 합니다. 혼동이 있을 수 있으니 잘 구분해야 합니다. **흉수는 허파 밖의 물이고 폐부종은 허파 안의 물입니다.** 폐부종도 허파 자체에 원인이 있는 경우와 심장 기능에 원인이 있는 경우로 나뉩니다. 호흡 곤란이 일어나는 것은 폐렴이나 흉수가 다량 고여 있는 상태와 같지만, 분홍색

거품 섞인 가래가 나온다는 점이 다릅니다. 거품은 허파표면활성제가 섞여서 발생합니다.

7 가슴벽을 열다

후유, 가슴 부위는 벽만으로도 생각할 것이 많았네요. 드디어 가슴안으로 들어가 허파와 심장을 살펴보겠습니다.

심장은 가슴우리의 절반도 안 된다

앞 가슴벽 아래에는 허파와 심장이 보이기 시작합니다.

우선 심장을 봅시다. 아직 심장막(심낭)에 싸여 있어 직접 볼 수는 없지만 윤곽은 알 수 있습니다. 심장은 거의 가슴 중앙에 있으며 약간 왼쪽에 치우쳐 있어서 그만큼 왼쪽 허파가 오른쪽보다 작습니다.

"심장은 왼쪽에 있는 거 아니었어?" 이렇게 생각하나요? 이 비밀은 **심장꼭대기박동**의 위치에 있습니다. 심장의 혈류 방향 때문에 심장꼭대기 부위에는 진동이 크게 전달됩니다. 심장꼭대기 부위가 닿는 것이 바로 왼쪽 5번 갈비사이 빗장뼈 중선이라는 위치입니다(그림 5-9).

그래서 가슴이 두근거릴 때 가슴벽을 만지면 왼쪽의 그 부분(왼쪽 5번 갈비 사이 빗장뼈 중선)이 진동하는 것을 알 수 있습니다. 그래서 심장이 왼쪽에 있는 것 같은 느낌이 듭니다.

심장의 크기는 가슴우리의 가로 지름의 절반이 될까 말까 한 정도

그림 5-9 심장끝박동은 왼쪽 5번 갈비 사이 빗장뼈 중선

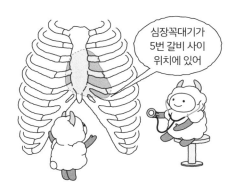

입니다. 심장의 가로 지름과 가슴우리의 비를 **심장가슴비**(심흉곽비)라고 하며, 가슴 엑스레이로 측정할 수 있습니다. 이 비율이 50%를 넘으면 심확대를 의심합니다. 심장에 문제가 있을 수도 있다고 생각하는 거죠.

타진을 한다

혹시 집에 엑스레이 촬영 장비가 있나요? 있으면 심확대를 확인할 수 있는데요. 하지만 없어도 알 수 있습니다. **타진**을 하면 되거든요.

주로 쓰는 손과 반대쪽 손을 벌려서 가운뎃손가락을 가슴벽에 댑니다.

피아노를 칠 때처럼 주로 쓰는 손을 가볍게 동그랗게 말고, 가운뎃손가락으로 가슴벽에 놓은 쪽의 가운뎃손가락을 스타카토로 탁탁 두

드립니다. 손목의 스냅과 리듬감이 중요합니다. 그때 나는 소리를 들어 보세요.

두드린 곳이 허파 위에 있다면 울리는 느낌의 소리가 납니다.

이것을 공명음, 또는 고음(鼓音)이라고 합니다. 허파에 있는 공기로 인해 소리가 튕겨 나오기 때문입니다. 다음으로 복장뼈 위를 두드려 보겠습니다. 이번에는 둔탁한 소리가 납니다. 이것을 탁음이라고 합니다. 심장이 그 아래에 있기 때문에 소리가 흡수되어 울리지 않는 것입니다. 두드리면서 위치를 좌우로 이동해 보세요. 그러면 탁음과 공명음이 바뀌는 부분이 있습니다. 그곳이 심장의 경계입니다. 음의 경계가 복장뼈의 오른쪽 가장자리보다 오른쪽으로, 혹은 왼쪽 빗장뼈 중선보다 왼쪽으로 치우쳐 있다면 심장이 확대되어 있을 가능성이 있다고 판단합니다.

그런데 신주쿠의 유명한 과일 디저트 카페 직원은 맛있는 수박을 두드리면 높은 소리가 나서 알 수 있다고 하네요. 이 역시 공명음입니다. 군마현의 오타시 야부즈카는 고다마 수박의 산지로 봄부터 여름에 걸쳐 '야부즈카 고다마 수박'이라는 브랜드의 수박이 출하됩니다. 시원하게 해서 먹으면 아주 달고 은은한 산미도 느낄 수 있는 맛있는 수박입니다. 껍질이 하얀 부분까지 달아요. 아, 죄송합니다, 수박을 타진해 보기 전에 먹어버렸네요.

8 허파를 살펴보자

드디어 끝판왕 중 하나인 **허파**(폐)를 살펴봅시다. 허파는 **호흡의 본체**입니다. 허파는 공기에서 산소를 혈액으로 가져가고 혈액에서 이산화탄소를 공기로 내보냅니다. 허파와 가슴우리가 마치 풀무처럼 되어 공기를 들락날락하게 하여 허파 내부를 환기시킵니다.

허파의 형태를 살펴본다

허파의 표면은 매끈매끈합니다. 내장쪽가슴막이죠.

허파의 무게를 재 보겠습니다. 일본의 병원에서 사망한 고령자의 평균 허파는 남자 오른쪽 허파 470g/왼쪽 허파 400g, 여자가 오른쪽 허파 350g/왼쪽 허파 280g이었습니다(4). 폐렴으로 무거워진 허파도 포함하므로 정상 허파는 좀 더 가볍겠지만, 대략 캔맥주 정도의 무게입니다. 남자는 500ml 캔, 여자는 350ml 캔이겠네요. 왼쪽 허파는 맥주를 한 모금 마셔주세요.

해부체의 허파는 보존 처리를 해서 살아 있을 때와 같은 탄력을 잃었기 때문에 꺼내도 줄어들지 않습니다. 즉 허파의 외형은 허파가 들어가 있던 벽의 형태를 반영합니다.

허파는 전체적으로 위가 가늘고 아래로 갈수록 넓어집니다(그림 5-10). 바깥쪽 측면은 갈비뼈 모양으로 굽어 있고, 아래쪽은 가로막 때문에 움푹 패 있습니다. 정점은 1번 갈비뼈 위까지 뻗어 있습니다. 그

그림 5-10 허파

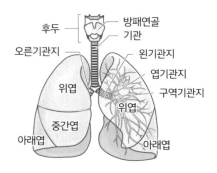

증거로 1번 갈비뼈의 흔적이 있습니다.

안쪽 면은 좀 복잡합니다.

먼저 **허파뿌리**(폐근)가 있습니다. 허파는 허파뿌리로 가슴세로칸(종격)과 연결되어 있습니다. 허파뿌리는 **허파동맥**(1개), **허파정맥**(2개), 기관에서 갈라져 바로 기관지(**주기관지**)(1개)를 종합한 부위입니다.

이들이 드나드는 곳을 **허파문**(폐문)이라고 합니다.

허파문에는 여러 개의 림프절이 있으며 이를 **허파문림프절**이라고 합니다. 허파에는 공기와 함께 이물질도 들어가는데 그것을 처리하기 위해 존재하는 거죠. 공기의 먼지를 반영하여 거무스름합니다. 골초인 사람은 허파와 림프절 모두 새까맣습니다. 폐렴이나 폐암을 앓은 시신을 보면 림프절이 커진 경우도 있습니다.

허파에 난 흔적을 보면 허파가 어떤 구조물과 접하고 있는지 알 수 있습니다. 예를 들어 허파꼭대기에는 빗장밑동맥과 빗장밑정맥의 흔적이 있습니다. 빗장밑정맥에 카테터를 삽입할 때 각도가 어긋나면 허파에 구멍이 뚫릴 수 있음을 알 수 있습니다.

그 밖에도 여러 가지가 있지만, 한 가지만 더 기억해 두세요. 오른쪽 허파의 위엽 안쪽에는 위대정맥(상대정맥)이 접해 있습니다. 때로는 위대정맥이 폐암에 눌려서 막히기도 합니다.

허파를 나눈다

허파 표면을 보면 크게 여러 부분으로 나뉘어 있음을 알 수 있습니다 (그림 5-10).

오른쪽 허파는 3개, 왼쪽 허파는 2개로 나뉘어 있습니다. 각각을 **허파엽**(폐엽)이라고 하며 **오른쪽은 위엽·중간엽·아래엽, 왼쪽은 위엽·아래엽**이라고 합니다. 허파의 각 옆에 공기를 보내는 기관지를 엽기관지라고 합니다.

오른쪽 주기관지는 3개, 왼쪽은 2개의 엽기관지로 갈라져 있습니다.

허파엽 사이의 틈을 엽사이틈새(엽간열)라고 합니다. 오른위엽과 중간엽과의 틈새가 수평으로 패인 **수평틈새**, 중간엽과 아래엽과의 틈새가 **빗틈새**입니다. 의사는 메이저 피셔(major fissure), 마이너 피셔(minor fissure)라고 부릅니다. 피셔(fissure)는 '균열'이라는 뜻이죠. 왼쪽 허파에는 빗틈새만 있습니다.

허파의 각 엽과 엽사이틈새의 위치는 진찰할 때 중요합니다. 가슴 CT로도 잘 보이기 때문에 놓칠 수 없습니다.

감기에 걸려 기침이 나서 병원에 가면 의사가 가슴에 청진기를 대고 진찰을 하죠. 호흡할 때 허파와 기관지가 내는 소리를 듣기 위해서입니다. 그저 형식적으로 하는 것이 아니라, 청진기를 댄 곳이 허파의 몇 엽인지 생각하면서 합니다. 대엽성 폐렴이라고 해서 허파엽 단위로 퍼지는 폐렴이 있으므로 개별적으로 살펴봐야 하기 때문이죠.

허파를 진찰한다

청진기는 의사 흉내를 낼 때의 필수품이라고 할 수 있죠. 의사가 가슴에 청진기를 대는 것은 호흡기나 심혈관계 질환이 의심될 때입니다. 건강 검진에도 사용합니다.

허파의 청진에서 들을 수 있는 것은 기관지를 흐르는 공기 소리입니다. 기관지의 첫 번째 분기부터 세어서 9번째 분기까지만 소리가 발생합니다. 이곳은 흐름이 난류여서 호흡음이 발생하는 것이죠. 10번째 분기 이후, 즉 기관지 끝으로 가면 층류 영역과 기체 분자가 확산되는 영역이어서 소리가 발생하지 않습니다.

정상적인 경우라면 '스-스-'와 '즈-즈-'의 중간 정도의 소리가 들립니다. 기관지 천식이나 COPD(만성 폐쇄성 폐질환)로 기관지가 좁아지면 호흡할 때마다 마치 휘파람을 부는 듯한 쌕쌕거리는 소리가 납니다(천명음). 허파가 섬유화되어 허파꽈리가 잘 늘어나지 않으면, 탁탁, '짝짝' 같은 소리가 납니다(염발음). 폐부종이나 폐렴 등으로 기관지에 수분이 쌓이면 그르렁거리는 소리가 납니다.

이런 비정상적인 소리를 통칭하여 '라음(囉音)'이라고 합니다. '도레미파솔라시도'의 '라'가 아니라 '라셀음(Rassel音)'의 약자입니다. 글자 수가 별로 안 줄었다고요? 음, 라셀음은 독일어의 라셀게로이슈(Rasselgeräusch)에서 유래했습니다. 라셀이 '장난감 딸랑이', 게로이슈가 '잡음'이라는 뜻입니다. 어떤가요? 많이 줄었죠?

허파를 세분화한다

허파는 '엽'에서 더욱 세분화되어 '구역'으로 나뉩니다(그림 5-11).

구역에는 S1, S2, …라고 번호가 매겨져 있습니다. 구역에 해당하는 기관지가 구역 기관지이며, 이쪽도 B1, B2 등 번호가 매겨집니다.

오른쪽 허파는 10개의 구역으로 나뉩니다(그림 5-11). 왼쪽 허파의 S7은 없습니다. 심장에서 움푹 패 없어진 부분입니다.

의사는 폐 구역의 위치도 외웁니다.

그림 5-11 허파의 구역

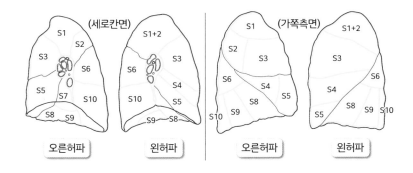

그림 5-12 기관지 체조

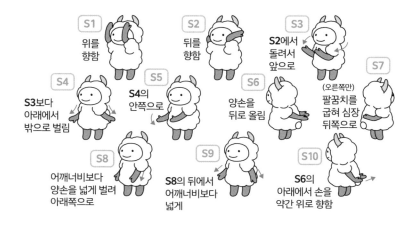

S1 위를 향함

S2 뒤를 향함

S3 S2에서 돌려서 앞으로

S4 S3보다 아래에서 밖으로 벌림

S5 S4의 안쪽으로

S6 양손을 뒤로 올림

S7 (오른쪽만) 팔꿈치를 굽혀 심장 뒤쪽으로

S8 어깨너비보다 양손을 넓게 벌려 아래쪽으로

S9 S8의 뒤에서 어깨너비보다 넓게

S10 S6의 아래에서 손을 약간 위로 향함

▶ 참고문헌 14를 근거로 작성

  예를 들어 오른쪽 S6에 암이 있는 환자가 있고, 내일 수술을 한다고 합시다. 여러분이 수련의라고 할 때 수술하기 쉽도록 병소가 위로 가게 하여 환자를 재워야 하는데, S6는 어디에 있을까요?

  괜찮습니다, 체조로 외울 수 있어요. 네, 똑바로 서서!! 기관지 체조 시작!!(그림 5-12) 양손을 들어 1, 2는 뒤, 3은 앞, 4는 비스듬히 옆, 5는 조금 안쪽, 등에 업고 6, 7은 오른쪽만, 조금 앞에서 8, 9는 옆 10은 뒤.

  따라서 S6 암 환자를 엎드린 자세로 수술대에 눕히면 집도의에게 꾸중을 듣지 않습니다.

허파의 혈류량은 많으며 저압이다

허파문에서 허파동맥과 허파정맥을 찾아보면 정맥처럼 벽이 얇은 혈관밖에 보이지 않습니다. 사실 허파동맥은 벽이 얇아서 허파정맥과 큰 차이가 없습니다.

일반 동맥과 정맥은 쉽게 구분할 수 있습니다. 같은 지름으로 비교했을 때 벽의 두께가 전혀 다르기 때문입니다. 동맥은 관벽이 두껍고 탄력적이며 정맥은 혈액이 비치고 검붉고 물렁합니다. 이렇게 큰 차이가 나는 이유는 혈관 내 압력의 차이가 크기 때문입니다.

혈압을 대동맥 내압이라고 생각하면 정상 범위는 120/80mmHg 이하입니다(이보다 높으면 고혈압). 오른심방(우심방압), 즉 정맥 내 압력은 5mmHg 이하입니다. 20배 넘게 차이가 나죠.

허파동맥과 허파정맥 벽의 두께가 비슷한 것은 내압차가 적기 때문입니다.

허파동맥의 내압은 25/10mmHg 이하입니다. 왼심방압(좌심방압), 즉 허파정맥의 내압은 12mmHg 이하입니다. 수축기에 2배 정도 차이가 나는군요. 이 정도면 벽의 두께가 거의 같아도 차이가 날 수밖에 없겠네요.

수은 기둥 압력에서 물기둥 압력으로 변환하면 그 압력을 쉽게 상상할 수 있습니다. 대동맥 내압은 $163/108cmH_2O$입니다. 대동맥은 콩팥(신장) 근처까지 혈액을 올릴 수 있습니다.

허파동맥의 압력은 $34/14cmH_2O$로 상당히 낮습니다. 반면 허파에는 전신을 흐르는 혈류와 같은 양의 혈류가 있습니다. 허파순환과 온몸순환은 연결되어 있어서 다른 곳으로 빠져나갈 수가 없지요.

이 정도의 양을 흘려보내는 데 이 압력으로 충분할까요?

사실 혈액은 낮은 압력으로 허파를 통해 흐릅니다. 즉 허파의 혈관은 체내 혈관에 비해 저항이 적습니다. 저항값으로 15배 정도 차이가 납니다.

그럭저럭 고성능인 인간의 허파

여러분은 에베레스트산에 오른 적이 있나요? 저는 없습니다. 교통수단을 갈아타면서 간 다테야마산(해발 2450m 지점)이 제 인생의 최고 도달점입니다.

2020년 작고한 전설적인 셰르파(히말라야 등반대 현지 안내인) 앙 리타는 에베레스트를 무려 10차례나 산소통 없이 올라 기네스북에 올랐습니다. 이런 산 정상은 극도로 추울 뿐 아니라(영하 35도) 대기 중 산소의 분압이 저지대의 30%가량 줄어듭니다. 어떤 느낌일까요?

세 번에 한 번밖에 호흡하지 않는 느낌일까요? 기절할 것 같네요. 그렇다 해도 인간의 허파는 (비록 챔피언의 기록이긴 하지만) 에베레스트까지 왕복할 수 있는 성능을 자랑합니다.

이는 포유류가 만들어낸 가로막 덕분입니다. 가로막을 통해 공기를 들이마시고 내쉬는 양(환기량)이 늘어나 공기와 혈액 사이의 산소와 이산화탄소 교환(가스 교환)의 성능을 높인 것이지요.

허파의 한계가 에베레스트산인 이유는 허파가 막혀 있기 때문입니다.

인간의 기관지는 기관이 주기관지에서 갈라지는 지점부터 세어 보면 2~3회 정도 분기합니다.

처음 16회 정도는 공기가 통하는 길일뿐 가스 교환이 일어나지 않습니다. 이 부분을 해부학 사강이라고 합니다. 그 부피는 체중으로 추정할 수 있으며, 2ml/kg입니다. 20대 일본 남성의 평균 체중인 65kg을 예로 들면 130ml입니다. 딱 미니 캔맥주(130ml) 정도네요.

17회째 분기부터는 기관지 벽에 허파꽈리가 튀어나오게 됩니다. 이것을 호흡 세기관지라고 하며, 여기서부터 가스 교환이 일어납니다. 마지막에는 허파꽈리만 남습니다.

그래서 숨을 최대한 내쉬어도 사강2)까지 나온 공기는 다시 들이마시게 됩니다. 그렇게 해도 공기의 난류와 분자의 확산으로 공기가 약간 섞입니다. 말초로 갈수록 난류의 영향이 줄어들고 허파꽈리 부위에서는 확산만으로 공기가 교체됩니다.

즉, 이 부분에 신선한 공기가 들어가는 것은 일생에 한 번, 허파로 처음 공기를 들이마실 때뿐입니다. 그 뒤로는 계속 공기가 추가되는 셈입니다. 오랜 역사를 자랑하는 노포의 양념장 같은 것이지요.

해부학 사강이 얼마나 불편한지는 실험으로 늘려보면 알 수 있습니다.

2) 기도 중 혈액과 가스 교환을 하지 않는 부분. 무용공간이라고도 한다.-옮긴이

살수 호스(내경 12mm)를 5m 잘라 그것을 잡고 호흡해보세요. 호스 안의 용적은 딱 1회 환기량(약 500ml) 정도라서 보통 호흡으로는 허파에 새로운 공기가 들어오지 않습니다. 호스를 30m로 맞추면 폐활량과 거의 비슷해서 아무리 해도 숨을 쉴 수가 없습니다. 아, 진짜로 하면 기절하니까 머릿속으로만 실험합시다.

반대로, 사강의 영향을 줄이기 위해서는 숨을 크게 쉬어 내보내는 공기의 양을 늘려야 하는데, 장거리 달리기를 할 때 그렇게 지도를 받습니다.

초고성능인 새의 허파

좀 더 효율적으로 호흡하고 싶다면 새의 허파가 필요합니다.

인도기러기라는 철새는 히말라야산맥 상공을 8시간 정도면 넘어간다고 합니다(5). 이는 조류의 허파에는 공기가 일방통행으로 흐르고 기도에 사강이 없어서 가능합니다. 가스 교환의 효율이 최대치인 것이지요.

그림 5-13 새의 허파

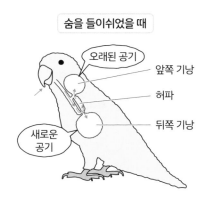

숨을 들이쉬었을 때

오래된 공기
앞쪽 기낭
허파
뒤쪽 기낭
새로운 공기

새의 허파는 가느다란 관이 모인 구조이며 완결되어 있지 않습니다(그림 5-13). 그 앞에 앞쪽 기낭과 뒤에는 뒤쪽 기낭이라는 공기주머니가 연결되어 있습니다. 기낭은 가스 교환과는 관계가 없지만, 기도 내의 공기 교체에서 중요한 기능을 합니다(6).

숨을 들이마시면 앞뒤 기낭이 부풀어 오릅니다. 이때, 앞쪽 기낭은 허파에서 오래된 공기를 빨아올립니다. 그에 따라 폐에는 반대쪽 기관에서 신선한 공기가 흘러들어옵니다. 뒤쪽 기낭은 기관에서 신선한 공기를 빨아들입니다.

숨을 내쉴 때는 앞뒤 기낭이 오므라듭니다. 앞쪽 기낭은 내부의 오래된 공기를 기관에서 밖으로 배출합니다. 뒤쪽 기낭은 안에 있는 신선한 공기를 허파에 불어넣습니다.

즉, 숨을 들이쉴 때도 내쉴 때도 허파 속에는 신선한 공기가 계속 흐르게 됩니다.

이로 인해 산소가 희박해지는 높은 고도에서도 숨이 차지 않고 비행을 계속할 수 있습니다. 온천 중에서도 온천수를 가두지 않고 계속 흘려보내는 곳이 이런 경우에 해당하겠죠. 군마 현에는 구사츠온천을 비롯해 이런 방식의 온천이 많이 있습니다. 생각만 해도 기분이 좋네요.

새의 허파와 같은 기저는 조상인 공룡(수각류)에도 존재했다고 알려져 있습니다. 수각류는 몸 표면에 깃털이 있지만 날지는 못했습니다. 조류는 진화 과정에서 우연히 갖고 있던 기낭과 날개를 하늘을 나는 데 전용했다고 추정됩니다.

9 심장을 살펴보자

허파 다음으로 볼 것은 **심장**입니다. 내장기관의 2대 천왕이라고 할 수 있는 두 번째 기관이죠. **심장은 펌프입니다.** 혈액의 흐름을 만들어 온몸에 산소와 영양분을 골고루 공급하고 이산화탄소와 대사산물을 배출할 곳으로 운반합니다. 심장막(심낭)에 싸인 심장은 가슴우리의 거의 한가운데에 있다고 했습니다.

심장막과 심낭과 심장바깥막

심장 이야기를 하기 전에 그 주위를 둘러싸고 있는 막에 대해 이야기하겠습니다. 심장막, 심낭, 심장바깥막과 같은 비슷한 이름이 나오니 복잡하네요.

심장도 허파와 마찬가지로, 부드러운 장막으로 된 주머니에 싸여 있습니다(그림 5-14). 그 막을 **심장막**이라고 하며 심장에 가까운 쪽을 **내장쪽심장막**(장측심막), 바깥쪽(가슴세로칸, 가슴우리, 가로막)에 가까운 쪽을 벽쪽심장막(벽측심막)이라고 합니다.[3] 내장쪽심장막과 벽쪽심장막은 연속하고 있으며 심장에 대혈관(대동맥, 대정맥, 허파동맥)이 출입하는 곳에서 되돌아갑니다.

심장막으로 둘러싸인 공간을 **심장막안**이라고 하며 매끄럽고 맑은

---

3) 장측판, 벽측판이라고 하기도 하지만, 가슴막, 배막이라는 용어를 쓰겠습니다.

그림 5-14 심막

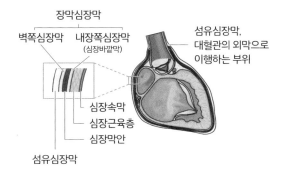

장액(심장막액)이 약간 들어 있습니다. 15~50ml 정도 있다고 하는데 심장이 뛸 때 마찰을 줄여줍니다.

벽쪽심장막은 바깥쪽에 섬유층이 겹쳐져 있습니다. 구분을 위해 **안쪽을 장막심장막, 바깥쪽을 섬유심장막**이라고 합니다. 섬유심장막은 부직포처럼 튼튼하고 신축성이 적습니다. 장막심장막과 섬유심장막을 합쳐서 **심낭**이라고도 합니다.

심장의 벽층에 주목할 때, 내장쪽심장막을 심장바깥막(심외막)이라고도 합니다. 심장의 안쪽 공간부터 순서대로 심장속막, 심장근육층, 심장바깥막이라는 명칭이 대칭적으로 붙습니다.

청진기에 벌레가 들어 있을지도?

급성심장막염은 심장막에 염증이 생긴 상태입니다. 원인은 여러 가지로, 감염증, 자가 면역, 염증성 질환, 심근경색, 방사선 요법, 약물로 인한 증상 등 다양합니다. 가슴의 통증이나 답답함을 느낍니다.

청진기를 대면 쿵, 쿵, 쿵, 하는 깊은 음과 함께 까르르, 꼬르륵 하는 잡음이 들려옵니다.

청진기에 벌레가 있나? 라고 생각하겠지만 이건 심장막의 마찰음입니다. 평소에 심장막은 매끄러워서 소리가 나지 않지만 염증이 생기면 거칠어집니다.

심장눌림증

정상적인 심장막안은 약간의 심장막액이 있을 뿐인데 여기에 액체가 저류될 수 있습니다.

그 원인 중 하나로 심장막염을 꼽을 수 있습니다. 심장막의 염증 때문에 조직액이 흘러나와 축적되기도 하고, 외상이나 심근경색, 대동맥박리 등으로 출혈이 생겨서 혈액이 쌓이기도 합니다.

심낭은 단단하고 탄력이 거의 없습니다. 심장막안에 액체가 쌓이면 심장이 확장되지 않아서 펌프 작용을 방해합니다. 이 상태를 심장눌림증이라고 합니다. 에코 진단기를 사용하면 보이지 않아야 할 심장막안이 찍히기 때문에 바로 알 수 있습니다.

심부전으로 생명이 위험하기 때문에 즉시 조치해야 합니다. 몸에 바늘을 삽입해 고인 액체를 빼냅니다. 바늘로 심장이 손상되지 않도록 에코를 사용하여 실시간으로 바늘 끝을 보면서 신중하게 해야 합니다. 심근경색으로 심장에 구멍이 난 것이 원인이라면 수술해야겠지요.

심장눌림증을 영어로는 'Cardiac tamponade'라고 하는데 어디서 많이 들어본 적이 있는 것 같지만 좀 다른 용어네요. **상처나 체강을 거즈나 솜마개, 구혈대, 손 등으로 눌러서 지혈하는 것을 말합니다.** 생리용품인 탐폰은 지혈 재료 중 하나입니다. 심장눌림증 같은 경우에는 심낭이 지혈 역할을 합니다.

심장의 방향

자, 이제 심장의 기본 모양을 떠올려 보세요. 초등학교 고학년이나 중학교에서 배웠을 겁니다.

심장은 4개의 방과 4개의 판막으로 구성됩니다. 좌우에 칸막이가 있고 각각 심방과 심실로 나뉘지요. 그 사이에 판막이 있습니다. 심실과 동맥 사이에도 판막이 있습니다. 심방이 위이고 심실이 아래입니다. 혈액이 정맥에서 심방으로 돌아와 심실로 흘러 들어가 심실에서 동맥으로 뿜어져 나옵니다. 오른쪽이 허파순환, 왼쪽이 온몸순환입니다. 허파순환은 몸에서 돌아온 혈액을 허파로 보내고 허파가 혈액을 산소화합니다. 온몸순환은 산소화된 혈액을 허파에서 받아 몸으로 내보냅니다.

그렇게 어렵지는 않죠?

어려운가요.

그럼 실제로 심장을 봅시다(그림 5-15).

그림 5-15 심장

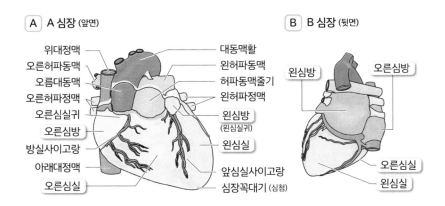

| A | A 심장 (앞면) |

위대정맥
오른허파동맥
오른대동맥
오른허파정맥
오른심실귀
오른심방
방실사이고랑
아래대정맥
오른심실

대동맥활
왼허파동맥
허파동맥줄기
왼허파정맥
왼심방 (왼심실귀)
왼심실
앞심실사이고랑
심장꼭대기 (심첨)

| B | B 심장 (뒷면) |

왼심방
오른심방
오른심실
왼심실

정면에 크게 돌출된 것이 오른심실입니다. 조폭 영화나 선두에 선 칼잡이가 적의 우두머리를 급습하는 장면을 상상해보세요. 정면에서 가슴을 찔려 구멍이 나기 쉬운 것이 오른심실입니다. 허구여서 다행이네요.

오른심방은 그 위에 있을까요? 아니요, **심장의 오른쪽 바로 옆에 보이는 세로로 뻗은 자루 같은 것이 오른심방**입니다.

왼심실은요? 왼쪽 옆으로 살짝 보입니다. 실제로는 **왼쪽 뒤에 있습니다.**

왼심방은요? 왼쪽 위에 살짝 보입니다. 좌우의 심방에는 강아지의 처진 귀와 같은 부분이 있는데 이 부분을 심실귀(심이)라고 합니다. 지금 보이는 것은 왼심실귀(좌심이)입니다. 그 이외의 본체는 **심장 뒷면에**

작은 배낭처럼 붙어 있습니다.

심방과 심실 사이의 홈을 방실사이고랑이라고 하며 대각선 방향으로 기울어져 있습니다. 왼심실과 오른심실 사이의 앞뒤 홈을 심실사이고랑이라고 하며, 앞심실사이고랑은 왼쪽 대각선 앞, 뒤심실사이고랑은 가로막에 접한 아랫면에 있습니다. 심장꼭대기(심첨)은 왼쪽 아래에 있습니다(심장꼭대기박동이 왼쪽 5번 갈비 사이 빗장뼈 중선이라고 한 것 기억나나요?).

대동맥은 어디에 있나요? 우측상단입니다(왼심실에서 나오는데?). 그리고 허파동맥은 좌측상단(오른심실에서 나오는데?)입니다. 위대정맥과 아래대정맥은 오른쪽 거의 수직선상에 있습니다. 허파정맥은 뒤에서 왼심방으로 들어가기 때문에 보이지 않습니다.

즉, 실제 심장은 뒤틀리고 뒤로 넘어가면서 왼쪽으로 돌아갑니다. 대동맥과 허파동맥은 뒤틀리면서 심장에서 나옵니다. 무슨 말인지 모르겠나요? 저도 설명하기 어렵네요. 여러 방향에서 심장을 보면서 이해하려고 해보세요.

오른심장증과 고양이의 허리 모양

때로는 심장이 오른쪽을 향하기도 합니다. 이를 오른심장증(우심증)이라고 합니다. 단순히 오른쪽에 붙어 있는 것이 아니라 심장의 모양이 거울에 비친 것처럼 좌우가 반대로 되어 있습니다.

내장기관이 모두 거울에 비친 것처럼 좌우가 반대로 되어 있는 전

그림 5-16 오른심장증과 고양이의 허리 모양

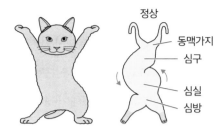

내장역위증이라면 심장의 기능에는 문제가 없는 경우가 많습니다.

그러나 심장만 반대일 때는 주변과 조화를 이루지 못하고 장애가 발생합니다.

심장의 좌우는 배아 속에서 심장이 아직 1개의 관이었을 때 결정됩니다. 양쪽 끝에 정맥이 2개, 동맥이 2개 연결되어 있습니다. 처음에는 관이 곧게 뻗어 있지만 부풀어 오르면서 5개(정맥굴, 심방, 심실, 심구, 동맥가지)가 생깁니다. 이것이 S자 모양으로 구부러져 심장 모양이 됩니다. 이것이 역 S자가 된 것이 오른심장증입니다.

이 S자형 고리는 고양이가 만세를 부르며 허리를 왼쪽으로 돌린 모습과 비슷한 것 같지 않나요?(그림 5-16) 고양이의 뒷다리가 정맥이고 앞다리가 동맥입니다. 반대로 오른쪽으로 허리를 틀면 오른심장증입니다.

아, 무슨 말인지 더 모르겠다고요?

슬픔의 오픈 하트

하트 마크(♡)는, 서양의 중세시대부터 심장의 상징으로 사용되었습니다. 하지만 실제 심장과는 별로 닮지 않은 것 같습니다.

사실 하트 마크는 심방을 제외하고 심실만 나타낸 형태 같기도 합니다. 르네상스 시대 이전의 해부학에서는 심방을 정맥이 부풀어 오른 것으로 생각했기 때문이죠. 레오나르도 다빈치는 심방이 독립된 방이라는 것을 알고 있었던 것 같습니다.

그가 그린 심장에도 심방은 보이지 않습니다. 그러고 보니, 고깃집이나 닭꼬치에 쓰이는 고기도 심실뿐이군요.

심장과 혈관계는 1628년 영국의 의사이자 해부학자인 윌리엄 하비의 혈액순환설을 제창한 뒤부터 오늘날과 같이 인식하게 되었습니다.

그런데 하트 모양의 액세서리를 보면 좀 슬퍼지는 건 저뿐인가요?

히포크라테스 vs 아리스토텔레스

감정이 심장 박동에 잘 나타나기 때문에 옛날에는 심장이 정신의 자리라고 생각했습니다. 애정 표현에 하트 마크를 사용하는 것도 그 때문이죠.

정신은 뇌에 있다고 처음 기재한 것은 그리스시대의 의학자 히포크라테스(기원전 460~기원전 375년경)입니다. '의학의 아버지'라고도 불리며, 주술과 같은 당시의 의료를 관찰과 임상에 근거한 과학으로 탈바꿈했습니다. 의사의 마음가짐을 정리한 '히포크라테스 선서'는 오늘날까지 전해지고 있습니다.

히포크라테스를 강하게 반대한 것이 위대한 철학자 아리스토텔레스(기원전 384~기원전 322년)입니다. 당시 상식대로 정신은 심장에 있다고 반론을 펼쳤습니다. 공교롭게도 아리스토텔레스가 더 유명해서인지, 아니면 압박이 강해서인지, 후원자들의 지지가 있어서인지, 이후 한동안은 정신이 심장에 있게 되었습니다.

히포크라테스가 시작한 의료는 오늘날 '근거 중심의 의료(EBM)'로 발전했습니다. 하지만 그것이 시작된 1980년대 이전에는 의사들의 개인적 경험이나 직관, 권위자의 의견이 중시되기도 했습니다(7). 히포크라테스 vs 아리스토텔레스는 언제든 또 일어날 수도 있을 것 같네요.

심장은 주먹밥 2~3개

심장의 크기와 무게는 어떨까요? 성인의 심장은 주먹보다 약간 크고 200~300g 정도 나갑니다. 편의점 주먹밥이 약 100g이니까 두세 개 정도의 용량이네요. 심장비대증이 있으면 더 크고 무거워서 두 배 정도 될 수도 있습니다. 다음에 편의점에서 주먹밥을 사면 손에 두세 개를 놓고 심장이라고 생각해보세요.

내장쪽심장막 아래에는 지방이 있어서 노란색을 띱니다. 이를 심외막지방이라고 합니다. 사람마다 그 양이 다르고 관상동맥질환, 심방세동, 심부전의 위험이 된다고 합니다(8). 지방에서 나오는 각종 사이토킨이 나쁜 짓을 하는 것 같습니다. 지방이 많은 심장이라면 관상동맥에 동맥경화가 진행되고 있을 수도 있습니다.

관상동맥을 해부한다

돌연사 원인의 1위는 허혈성심장질환입니다. 허혈성심장질환은 관상동맥의 협착이나 폐색으로 인해 발생합니다. 심장 해부학 실습을 할때 관상동맥은 반드시 해부해야 할 대상입니다.

심장은 몸과 허파에 혈액을 내보내는 펌프이지만, 심장 자신에게도 혈액을 보냅니다. 그것이 관상동맥입니다(그림 5-17). 관상동맥은 대동맥에서 갈라지는 첫 번째 가지로, 대동맥판막을 지나자마자 좌우 2개가 나옵니다.

다른 동맥과 달리 관상동맥에는 심장의 이완기에 혈액이 흐릅니다.

심장 근육이 수축하면 심근의 혈관이 압박되어 가늘어져서 혈액이 흐르기 어렵습니다. 열심히 일한 후의 술이나 디저트는 특히나 맛있지요. 심근세포들도 그런 기분일까요?

그림 5-17 관상동맥 (앞면. 관상동맥을 투시)

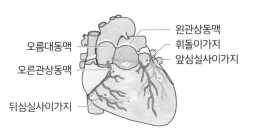

의대생들은 관상동맥이 어떻게 갈라져서 어디로 혈액을 보내는지 암기해야 합니다. 여기서 한번 살펴봅시다.

오른관상동맥은 대동맥을 나오면 관상고랑(방실사이고랑)을 오른쪽으로 돕니다(그림 5-17). 도중에 심실의 오른쪽 가장자리에 가지를 냅니다. 이 가장자리가 가로막에 닿아 각이 지기 때문에 예연분지라고 합니다. 심장의 뒤쪽으로 돌아 들어간 곳에서 급격한 곡선을 그리며 뒤심실사이고랑으로 들어가, 뒤심실사이가지(후하행지)가 됩니다. 이곳은 심장의 아랫면이 됩니다.

왼관상동맥은 대동맥을 나오자마자 두 가지로 갈라집니다. 하나는 앞심실사이고랑(전실간구)으로 향하는 앞심실사이가지(전하행지)입니다. 이곳에는 왼심실에 2~3개의 가지가 비스듬히 나와 있는데 이것을 대각분지라고 합니다. 왼관상동맥의 다른 쪽 가지인 휘돌이가지는 관상고랑을 왼쪽으로 돌아서 왼심실의 뒤쪽까지 뻗어 있습니다.

도중에 심실의 왼쪽 가장자리에도 가지를 냅니다. 여기가 둥글게 되어 있기 때문에 둔연분지라고 합니다.

관상동맥은 대부분 이렇게 구성됩니다. 오른관상동맥이 뒤심실사이가지를 낸다는 의미로 오른쪽 우위라고 표현합니다. 그 반대가 왼쪽 우위인데 왼관상동맥에서 앞심실사이가지가 나옵니다. 미세한 패턴은 심장마다 다양합니다.

자극전도계와 심근경색과 부정맥

관상동맥의 분기를 외웠으니 이제 응용을 해볼까요?

관상동맥이 가늘어지고 심근에 산소가 부족해지면 **협심증**이 되고 막혀서 심근이 괴사하면 **심근경색**이 됩니다. 관상동맥의 어디가 막히는가에 따라 증상이 약간 다릅니다.

심장에는 심장박동을 관장하는 특수한 심근 다발이 있는데 이를 **자극전도계**라고 합니다(그림 5-18). 심장의 박동조율기가 되는 부분이 심방과 위대정맥의 경계에 있어서, **굴심방결절**(동방결절)이라고 합니다. 여기서 시작된 자극이 심방으로 전달되면서 심방이 수축합니다. 그 후 **방실결절**이 자극을 받으면 그 시기가 한 템포 늦춰진 다음 **방실다발**(히스다발)에 전달합니다. 방실다발은 심실중격을 따라 내려오면서 **좌우로 가지 2개가 나누어지고** 자극을 심실에 전달합니다.

간략하게 설명했는데 그림을 보면서 손가락으로 자극의 전달을 실제의 심장으로 더듬어 봐 주세요(그림 5-18의 ①~⑤의 순서). 자극전도계

그림 5-18 자극전도계

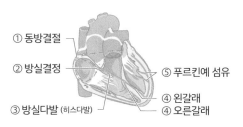

① 동방결절
② 방실결정
③ 방실다발 (히스다발)
⑤ 푸르킨예 섬유
④ 왼갈래
④ 오른갈래

는 심장을 육안으로 봐도 거의 판별할 수 없기 때문에 이론적으로 기억해둬야 합니다.

여기서 중요한 점이 있는데, **동방결절과 방실결절에 영양을 공급하는 동맥은 오른쪽 우위인 경우는 오른관상동맥에서, 왼쪽 우위인 경우는 왼관상동맥에서 나오는 경우가 많다는 것입니다.**

여러분이 담배를 끊을 수 없는 중년이라고 합시다. 오른쪽 우위인 심장의 오른관상동맥이 원래 위치에서 막혀 심근경색이 생겼습니다.

심근경색은 병원 도착 전 사망률이 14%이며 도착 후에도 7%입니다.

이번에는 다행히 치료가 빨라서 목숨을 건졌습니다. 그래도 심실의 오른쪽 벽에서 아래 벽에 걸쳐 괴사하면 우심부전을 앓게 되고 정맥의 혈액이 정체되어 몸이 부어옵니다.

그리고 아마 부정맥도 있을 것입니다. 동방결절이 손상되어 심박수가 느려집니다(동부전). 방실결절이 손상되면 심방에서 심실로 자극이 흐르지 않고, 심방과 심실이 제각각 움직입니다(방실차단).

왼관상동맥이 막히면 왼쪽 심장의 앞쪽 벽에서 왼쪽 벽에 걸쳐 괴사가 일어나 좌심부전을 앓게 되고, 허파가 울혈되어 폐부종으로 발전하고 흉수도 고입니다. 하지만 동부전이나 방실차단은 피할 수 있습니다.

투시도로 스케치하다

심장 전문의가 되면 관상동맥의 가지를 엑스레이상으로도 구분할 수 있습니다. 해부학 실습에서는 관상동맥을 스케치합니다. 앞쪽의 동맥뿐만 아니라 건너편에 숨어 있는 혈관도 그려서 투시도를 만듭니다. 실제 진료에서는 엑스레이 선으로 비쳐 보기 때문에 투시로 가지를 구분할 수 있게끔 하는 연습입니다. 실제로 스케치하는 데는 반나절 정도 걸립니다.

이때는 그림 그리는 능력에 따라 판가름이 납니다. 멋지게 말하자면 공간 인식 능력입니다. 그래서 파블로 피카소나 조르주 브라크 같은 '추상화가'가 그린 게 아닌가 싶은 작품이 완성됩니다. 채점할 때 이런 게 어디 있냐고 고민에 빠지죠. 하지만 학생들에게는 원리를 따져 가며 입체를 포착하는 방법을 생각하면서 연습하면 능숙해지니까 포기하지 않고 열심히 하라고 격려해줍니다.

스케치할 때는 심장의 방향을 정합니다. 여기서 포인트는 위대정맥과 아래대정맥입니다. 이것을 연결하는 선이 수직이 되도록 그립니다. 그런 다음 오른심방이 오른쪽 바로 옆에 있고 오른심실이 앞에 있도록 방향을 조정합니다.

좌우 관상동맥은 심장꼭대기 부분과 뒷면에서는 연결되어 있을 수도 있고 아닐 수도 있습니다. 사실 **관상동맥은 갈라지기는 하지만 다른 동맥과 연결되지 않고 연결된다 해도 가늘어서 도움이 되지 않습니다.** 이런 것들을 **끝동맥**(종동맥)이라고 합니다. 끝동맥이 막히면 다른 곳에서 우회할 혈액이 없기 때문에 그 끝이 괴사합니다. 관상동맥이 막히면 결국 반드시 경색이 발생한다는 것이죠.

심장 속을 헤매며 노래한다

후, 관상동맥의 투시도는 잘 그렸나요?

드디어 심장 속을 살펴보겠습니다. 내장기관의 끝판왕답게 지하 감옥 같군요. 갑자기 혈액의 흐름을 따라가려다 보면 아마 길을 잃을 것입니다.

퀸의 'Flick of the Wrist'라는 노래가 있지요(15). 손목을 까딱인다는 뜻인데 이것은 심장을 들여다볼 때의 은밀한 전략이기도 합니다. 심장의 흐름을 보려면 빠르게 당기고, 뒤로 돌아서 열면 됩니다. 무슨 말인지 모르겠다고요?

심장이 수축한 직후부터 이야기를 시작합시다.

악수할 때의 오른손 모양을 만든 다음, 손바닥을 아래로 향하게 하세요. 엄지손가락이 오른 심장쪽이고 나머지 네 손가락이 왼심장쪽 유입로입니다. 정맥에서 심방쪽으로 갑니다. 손을 그대로 두고 조금 기다리겠습니다. 정맥에서 이완된 심방으로 혈액이 되돌아와 쌓인다고 상상해봅시다.

그대로 팔꿈치를 쭉 당겨서 손을 끌어당깁니다. 이것이 심실 이완기의 심방에서 심실로 가는 혈류이며 심실근이 이완되면서 움츠렸던 심실이 벽의 탄력에 의해 확장됩니다. 이 힘으로 심방에서 혈액이 흡입됩니다. 마치 스포이트 고무처럼 말이지요. 마지막으로 심방이 한순간 먼저 수축하고 남은 혈액을 심실로 밀어 넣습니다.

여기서 천천히 팔꿈치를 되돌립니다. 심실의 심근이 수축하여 심실로 흘러 들어간 혈액이 심실 내에서 반전되어 유출 경로로 이어집니다. 이때 손목을 비틀어 손바닥을 자신을 향하게 합니다. 대동맥과 허파동맥가지가 틀어져서 나가는 모습입니다.

참고로 'Flick of the Wrist'는 퀸의 1974년 세 번째 앨범 'Sheer Heart Attack'의 네 번째 곡입니다.

심장의 오른쪽을 돌다

일단 허파순환부터 시작하죠.

심장을 오른쪽, 즉 오른심방부터 보겠습니다(그림 5-19). 위아래에서

그림 5-19 심장의 단면

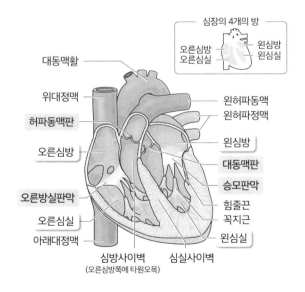

대정맥이 쏟아집니다. 정맥의 내압은 동맥보다 낮고 맥동이 없어서 혈액은 일정하지만 빠르게 심방으로 돌아갑니다.

오른심방 앞쪽에는 **삼첨판**이 있고 거의 수직으로 세로로 이어집니다.

오른심방 왼쪽 벽에 **심방사이벽**(심방중격)이 있고 타원형으로 움푹 들어간 곳이 **타원오목**(난원와)입니다. 태아일 때는 이곳이 판막으로 되어 있고 혈액이 오른쪽에서 왼쪽으로 바로 가다가 출생 직후부터 막힙니다.

오른심실귀(그림 5-15)의 내벽은 울퉁불퉁한데 이것을 **빗모양근**이라고 합니다. 상하의 대정맥 근처의 벽은 매끈합니다. 사실 울퉁불퉁한 부분은 원래부터 심방이었던 곳이고, 매끈한 부분은 발생 당시 대정맥이 오른심방으로 들어가면서 확장된 부분입니다. 르네상스 시대 이전에는 심방이 정맥인 줄 알았다고 하는데 반은 옳았네요.

심장을 앞쪽에서 보겠습니다. 오른심실이 더 커 보이네요.

혈액은 **오른방실판막에서 심장꼭대기**(심첨부)**를 향해** 흘러갑니다. 심실이 수축하는 순간 오른방실판막이 닫히고 **혈액은 브이**(V) **자로 반전되어 동맥원뿔**(동맥원추)을 앞에서 왼쪽 위로 돌고 허파동맥판을 밀어서 연 다음, 허파동맥 줄기의 뒤쪽으로 빠져나갑니다.

오른심실 내부도 울퉁불퉁한데 이것을 근육기둥이라 합니다. 울퉁불퉁한 부위가 **꼭지근**이고, 끝에서 희고 가는 끈 같은 것이 뻗어 나와 오른방실판막 가장자리에 닿아 있습니다. 이것이 **힘줄끈**(건삭)입니다.

오른심실의 출구 부근은 깔때기처럼 오므라져 있는데 이를 **동맥원**

뿔(동맥원추) 또는 누두부(깔때기부분)라고 합니다. 동맥원뿔의 내면은 매끈합니다. 그렇습니다, 울퉁불퉁한 것은 원래 심실이었고, 매끈한 것은 발생 당시 동맥의 일부가 심실에 흡수되어 생긴 곳입니다. 오른심방에서도 같은 이야기를 했지요. 동맥원뿔의 끝이 허파동맥판막이고 그곳을 통과하면 허파동맥줄기(폐동맥간)가 나옵니다.

휴, 이제 심장의 오른쪽을 돌았습니다. 이후 혈액은 허파 주위를 돌아 산소를 공급하고 심장으로 돌아옵니다. 피곤한가요? 산책 한 바퀴 하면서 기분전환을 하고 올까요? 아직 괜찮다면 허파에 대한 내용을 복습해보세요.

심장 왼쪽을 돌다

다음으로 **온몸순환**을 살펴봅시다.

심장을 위쪽에서 볼까요? 앞에 **왼심방**이 보입니다(그림 5-19).

왼심방에는 좌우 2개씩 **허파정맥**이 있습니다. 허파에서 산소화된 동맥혈이 여기서 흘러 들어갑니다. 왼심방도 심실귀의 내벽은 울퉁불퉁하고 허파정맥 주위는 매끈합니다. 울퉁불퉁이 원래의 심방, 매끈매끈은 허파정맥이 발생하여 생긴 부분입니다. 좌우 각각 2개가 하나로 합류하기 직전까지 들어가 있으므로 왼심방에 4개를 직접 유입시키는 형태가 되었네요.

왼심방을 통해 앞쪽으로 가면 **승모판막**이 있습니다. 승모판막은 비스듬히 아래를 향합니다. 즉 왼심방의 혈액은 승모판막을 통해 뒤에서 앞쪽 왼대각선 아래를 향하여 왼심실로 흘러 들어갑니다. 혈액은 심장의 끝 부위에서 반전하여 오른쪽 대각선 뒤편의 위쪽에 있는 **대동맥판막**에서 나옵니다.

'앞쪽 왼대각선'이라는 둥 '오른쪽 대각선 뒤편의 위쪽'이라는 둥 정신이 없겠지만, 그림을 보고 'Flick of the Wrist'을 하면서 흐름을 생각해봅시다.

왼심실은 벽이 두껍기 때문에 벽의 탄력이 느껴집니다. 왼심실 내면에도 근육기둥이 울퉁불퉁합니다. 거기서 꼭지근과 승모판막으로 이어지는 힘줄끈도 있습니다.

대동맥의 윗부분과 허파동맥줄기가 오른쪽 나사 방향으로 꼬여 있는 것을 알고 있나요? 대동맥과 허파동맥줄기는 원래 하나의 관이고 거기에 격벽이 생겨 2개로 나뉘는데, 이 격벽이 오른쪽 나사의 나선형 모양입니다.

글을 읽어도 그림을 봐도 어렵지요? 실물을 보면서도 우리 뇌에 형태를 새기는 것은 힘들 겁니다.

의사는 이것을 에코 장비로 봅니다. 에코 장비는 심장을 다양한 단면으로 볼 수 있고 혈류가 어느 방향인지도 알 수 있습니다. 간단하고 편리하며 실시간으로 확인할 수 있고 저렴하면서도 (MRI 장비에 비해서입니다만) 자유도가 높은 장비이지만, 그래도 결국에는 의사의 공간 인식 능력이 요구됩니다.

태풍 중계와 망가진 우산과 꼭지근

태풍이 상륙하면 TV 앵커가 현지 상황을 알려줍니다. 바람에 날아가는 사람들이 비치기도 하죠. 우산이 힘없이 뒤집히는 장면도 종종 나옵니다.

심장판막은 왜 뒤집히지 않는 걸까요? 결합조직이 심장속막(심내막)으로 덮인 막일뿐인데요.

심장판막 중 2개의 방실판막, 특히 승모판막은 역류에 필사적으로 저항합니다. 승모판막은 500원 동전 정도의 크기입니다. 운동 중에 혈압이 200mmHg가 되었을 경우 승모판막에는 약 1.5kg의 힘이 필요합니다. 아이패드 3대 정도의 무게네요.

이 힘을 견디는 것이, 판막을 당기는 **힘줄끈과 꼭지근**입니다(그림 5-19). 수축기에는 심실이 수축해 판막과 내벽이 가까워지기 때문에 힘줄끈만으로는 역부족입니다. **꼭지근은 심실과 동시에 수축·이완하기 때문에, 힘줄끈을 느슨하게 두지 않으면서 너무 당기지도 않는, 적당한 상태로 당길 수 있습니다.**

심근경색이 일어나면 꼭지근이 괴사하여 파열될 수 있습니다(유두근파열). 오른방실판막이나 승모판막이 반전되어 잘 닫히지 못해 폐쇄부전이라는 상태가 됩니다. 심실의 혈액이 심방으로 역류해서 심근경색이 일어나 이미 순환이 잘되지 않는 상태를 더욱 악화시킵니다.

심장의 '골격'

골격이라고 하지만 뼈와 연골이 없습니다.

4개의 심장판막은 각각 고리 모양의 튼튼한 결합조직으로 지지됩니다. 이것을 **심장판막 고리**라고 합니다. 판륜도 결합조직의 틀에 의해 연결됩니다. 이들을 통칭하여 **심장 골격**이라고 하며 판막을 보완하여 뒤틀리는 것을 방지합니다.

심장 골격은 **심방과 심실을 전기적으로 끊어놓는 절연체** 역할도 합니다. 심장 골격의 중심에는 한 곳만 심근 다발이 지면서 전기 자극이 통과합니다. 그것이 바로 **방실다발**입니다(그림 5-18). 심방과 심실이 각기 다른 시점에 따로 수축할 수 있는 것은 이것들 덕분입니다.

근육기둥의 수수께끼

심실의 벽은 울퉁불퉁하고 틈새가 빈 **근육기둥** 층과 빈틈없이 촘촘한 층, 이렇게 2층으로 구성됩니다. 근육기둥이 무슨 도움이 되고 어떻게 할 수 있는지 알게 된 것은 최근의 일입니다.

배아의 심실벽은 처음에는 매끈합니다. 심장이 뛰기 시작하고 혈액이 순환하면 혈류 스트레스로 심실 내벽의 일부가 벗겨집니다. 벗겨지지 않고 남은 부분은 혈류로 인한 스트레스로 자극을 받아 증식하고 두꺼워집니다. 이렇게 해서 근육기둥이 형성된다고 볼 수 있습니다.

근육기둥은 심장의 기능을 결정합니다(9)~(12). 심근증은 심근 자체의 기능이 장애가 되는 질병 중 하나입니다. 근육기둥이 너무 적거나 많은 유형이 있습니다. 다시 말해, 근육기둥이 심근이 정상적으로 기능하는 데 중요하다는 점은 확실합니다. 그와 관련된 유전자도 알게 되었습니다.

심장을 청진한다

가슴에 청진기를 대고 심장 소리를 들어 봅시다.

심장꼭대기박동(심첨박동)을 찾아서 거기에 청진기를 댑니다. 유방이 있으면 왼손으로 위로 이동시켜주세요.

'두근두근' 하는 소리가 들릴 것입니다. 둘 다 판막이 닫히는 소리입니다. '두'는 오른방실판막과 승모판으로 수축기 초반에 들립니다. '근'은 허파동맥판과 대동맥판으로 이완기 초반에 들립니다.

각 판막의 소리가 가장 잘 들리는 곳이 있습니다. 소리가 전달되는 위치이므로 판막 위치와는 조금 차이가 있습니다. 승모판막은 5번 갈비 사이와 중앙 복장뼈선이 만나는 곳에 있습니다. 소리가 가장 크고 심장의 기능을 잘 반영하기 때문에 가장 먼저 듣는 경우가 많습니다. 오른방실판막은 5번 갈비 사이, 즉 복장뼈 오른쪽 가장자리입니다. 허파동맥판막은 2번 갈비 사이, 즉 복장뼈 왼쪽 가장자리입니다. 대동맥판막은 복장뼈 오른쪽 경계 부위에 있는 오른쪽 2번 갈비 사이 부위입니다. 유출로의 비틀림을 반영하여 좌우 반대로 되어 있는 것에 주의합시다.

판막에 이상이 생겨 혈류가 흐트러지면 잡음이 발생합니다. 영어로

머머(murmur)라고 하는데, 속삭임, 웅성거림이라는 뜻입니다. 의료계에서는 심장의 잡음을 뜻합니다.

예를 들어 승모판막이 닫히지 않는 승모판 폐쇄부전증은 수축기에, 승모판막이 좁아지는 승모판 협착증은 이완기에 잡음이 들립니다.

심장의 신경

대동맥활 근처에서 평소처럼 핀셋으로 결합조직을 제거하려고 하면 알게 됩니다. 유난히 섬유가 핀셋에 걸려 잘되지 않는 거죠. 이것이 바로 **심장신경얼기**입니다. 대동맥활의 곡선 안쪽에는 **혈압을 모니터링하는 대동맥소체**도 있습니다.

심장 박동은 심근에 의해 자율적으로 일어나지만 그 강도와 속도는 자율신경계가 조절합니다. 심장신경얼기가 바로 그것입니다. **대동맥소체의 감각 섬유는 미주신경을 통해 중추 쪽으로 갑니다.**

심장신경얼기에서 심장에 이르는 섬유가 심장의 기능을 조절합니다. 심장을 두근거리게 하는 것이 교감신경이고 반대로 심장수를 낮추는 것이 부교감신경입니다. 실제로 부교감신경은 강력한 힘을 발휘하는데, **부교감신경의 자극을 최대치까지 높이면 심장이 거의 정지될 수 있습니다.**

심장이 아파요?

가슴이 아픈 원인이 실연이나 갈비사이신경통 같은 것이었으면 좋겠네요.

하지만 심장에 문제가 있어서 그럴 수도 있습니다. 그런데 그럴 때 '심장이 아프다'라고 하는 건 적절하지 않은 것 같습니다. 심장의 아픔이라니 이상하지 않나요.

심근경색은 관상동맥이 막혀 심근이 괴사한 상태입니다. 둔하고 심한 통증이 전형적인 증상이며 **가슴 한가운데를 세게 얻어맞은 것 같다거나 온 힘으로 가슴을 쥐어짜는 것 같이 조인다**고 표현하기도 합니다. 하지만 그렇지 않은 경우도 꽤 있습니다. 이런 식으로요.

실버타운에 입소한 노부인인데, 최근 불을 끄고 누우면 왼쪽 팔에서 어깨 주변에 이르는 곳이 아프다고 합니다. 간병인은 어깨결림이 아닐까 생각해 파스를 붙여주었습니다. 어느 날 밤에도 파스를 붙이고 아픔을 참았지만 전혀 통증이 가시지 않습니다. 우연히 야근하던 간호사가 이 이야기를 듣고 노부인을 살짝 만져봤더니 식은땀이 나고 있습니다. 간호사는 바로 당직 의사를 부르러 뛰었습니다. 무슨 일일까요? (아, 이 이야기는 허구입니다)

심장의 통각은 척수 수준으로 말하면 T1~T4에 해당합니다. 좌우 중에서는 왼쪽 우위입니니다.

이때 심장의 통증을 척수까지 전달하는 첫 번째 뉴런(감각신경세포),

그것을 이어받아 다른 뉴런에 전달하는 개재 뉴런(사이신경세포), 나아가 뇌까지 정보를 보내는 뉴런(운동신경세포), 이렇게 척수 안에서만도 3개의 뉴런이 연결되어 있습니다.

사실 개재 뉴런에는 체벽에서 오는 통각 섬유도 연결되어 있습니다. 내장에서 오는 통각과 체벽에서 오는 통각이 여기에 합류하여 얽혀 있습니다. 이것을 **수렴이론**이라고 합니다. 다른 내장기관도 마찬가지입니다.

뇌는 아픈 것이 심장인지 체벽인지 분간할 수 없습니다. 그러나 체벽의 통증에 대해 좀 더 잘 알기 때문에 심장으로 인해 통증이 발생해도 체벽이 아프다고 착각합니다. 이것을 **연관통**(방산통)이라고 합니다. 통증의 근원에서 떨어진 곳에 통증을 느끼는 현상입니다.

여기서 피부분절이 도움이 됩니다. 심장의 T1~T4에 해당하는 체표면은 무엇일까요? 팔 안쪽에서 가슴 위쪽까지입니다. 아까 노부인의 '어깨 결림'은 사실은 심장과 관련된 통증이었던 것이군요.

매일 밤 아팠던 이유는 협심증이었고 관상동맥의 경련으로 생긴 것이었습니다. 방치하면 심해져서 심근경색이 됩니다. 식은땀이 나는 것은 심장 기능 저하를 보완하기 위해 교감신경이 활성화되었기 때문입니다. 교감신경은 땀샘을 조절하기 때문에 굳이 필요하지 않아도 땀을 흘린 것이지요. 이런 기저를 알고 있기 때문에 간호사는 큰일이 났음을 알아차렸습니다. 이럴 때는 즉시 구급차를 불러야겠죠.

10 세로칸(종격)

내장기관의 2대 끝판왕을 겨우 해치웠습니다. 완전히 해치운 것은 아니겠지만 마지막 가슴 부위인 **세로칸**(종격)을 해치우러 가겠습니다.

세로칸은 좌우 허파 사이에 있는 가슴안 내부를 말합니다. 여러 구조물이 있지만 그중 심장이 가장 크기 때문에 이해하기 쉽습니다. 나머지는 꾸준히 결합조직에서 탐색해야 합니다.

세로칸의 구분

세로칸(종격)은 편의상 여러 개로 구분합니다. 구분 방법은 다양하지만 여기서는 해부학 기준에서 살펴봅니다(그림 5-20).

해부학에서는 복장뼈각과 4·5번 등뼈 사이를 지나는 평면에서 **위세로칸**과 **아래세로칸**으로 나뉩니다. 아래세로칸은 또한 심장의 앞뒤 가장자리를 경계로 **앞세로칸, 중간세로칸, 뒤세로칸**으로 나뉩니다.

왜 그렇게 구분하냐고요? 부위마다 특징적인 병변이 있기 때문입니다. 해부학적 기준으로는, 위세로칸에는 갑상선종과 흉선종, 앞세로칸에는 흉선종이나 기형종, 중간세로칸에는 림프종이나 기관·식도의 병변, 뒤세로칸에는 신경원성 종양이 발생합니다.

위세로칸(상종격)

앞세로칸과 중간세로칸에 대해서는 이미 설명했으므로 여기서는 위

그림 5-20 가슴세로칸의 구분

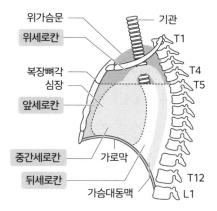

위가슴문 ── 기관
위세로칸
  T1

복장뼈각 ── T4
심장 ── T5
앞세로칸

중간세로칸 ── 가로막
뒤세로칸
  T12
가슴대동맥 ── L1

▶ 참고문헌 13 인용

세로칸과 뒤세로칸을 살펴보겠습니다. 구조물끼리의 위치 관계를 주목해주세요.

위세로칸은 혈관이나 림프관이나 신경 등이 얽혀 있습니다. 실제로는 결합조직에 묻혀 있습니다.

복장뼈 뒤에는 결합조직과 지방 덩어리가 있습니다. 해부학 실습에서는 없어야 하는 것이 정말 없는지를 확인하기도 합니다. 사실, 이것들은 위축된 가슴샘(흉선)입니다.

가슴샘은 유아기부터 청소년기까지 발달하여 면역세포의 T 림프구의 성숙에 관여합니다.

그 이후에는 위축이 되고 노년에는 거의 결합조직과 지방만이 남습니다.

기관지 내 이물질은 오른쪽으로 들어가기 쉽다

대동맥과 허파동맥의 줄기 뒤에 있는 기관과 주기관지를 살펴보겠습니다.

기관과 주기관지는 U자형 연골이 이어져 있어 마치 진공청소기의 호스처럼 보입니다. 연골은 양압과 음압에 대한 보강재 역할을 합니다. 관의 후면은 민무늬근(평활근) 벽으로 되어 있어서 내경을 조절할 수 있습니다.

분기부의 연골은 바지처럼 생겼습니다. 분기의 정점에 있는 연골을 내강에서 볼 때 용골이라고 합니다. 기관지 내시경으로 분기의 기준을 찾습니다. 용골은 선박 용어로, 선체의 중심선을 따라 배밑을 선수에서 선미까지 꿰뚫은 부재(용골)를 말합니다. 바지에 비유하자면 가랑이에 대는 패드라고 할 수 있겠지만, 그냥 지나갑시다.

좌우 주기관지를 비교하면 오른쪽이 약간 더 굵습니다(그림 5-21). 오른쪽 허파가 조금 더 크기 때문이죠. 성인의 경우 대략 오른쪽의 내경이 15mm, 왼쪽이 12mm입니다. 분기 각도를 비교하면 오른쪽은 완만한 도로이고 왼쪽은 급커브를 틀고 있네요. 오른쪽이 25도, 왼쪽이 45도입니다. 왼쪽 주기관지가 조금 더 길지만 중간에 있는 대동맥 때문에 허파문이 조금 멀기 때문입니다.

굵고 짧은 경로 때문에 기관에 떨어진 이물질은 오른쪽 주기관지에 들어가기 쉽습니다. 영유아가 작은 장난감을 삼키거나 노인이 식사 중 음식을 잘못 삼켰을 때 가슴 엑스레이를 오른쪽부터 확인할 정도로 차

그림 5-21 가슴세로칸의 구분

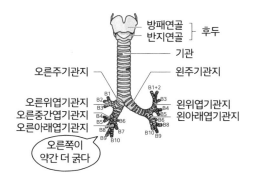

이가 납니다.

그런데 일반적으로 기관뿐만 아니라 뭔가를 흘려보내는 것이 갈라졌다가 합류할 때 굵은 쪽의 각도가 작고 가는 쪽의 각도가 큽니다. 굵기가 같으면 각도도 같습니다. 이 점을 알아두면 형태를 관찰할 때 도움이 됩니다. 혈관도 그렇고, 나무들의 가지도, 하천도 그렇게 되어 있는 경우가 많습니다. 도로나 파이프의 분기관 같은 인공물도 이런 식으로 만들어지는데 유체역학에 근거를 둔 것일까, 하고 짐작합니다(사실은 잘 모릅니다).

가로막인데 목신경이라고?

가로막은 몸통의 중간에 있는 판막이지만 이를 통제하는 가로막신경(횡격막신경)은 목에서부터 옵니다. 그 긴 경로 어딘가에 생긴 병변(예를 들어 폐암) 때문에 가로막신경이 마비될 수 있습니다. 이렇게 우회하는 것이 불편해 보이지만, 여기에는 이유가 있습니다.

배아가 발생할 때를 떠올려봅시다. 배반 가장자리의 측판중배엽에서 형성된 심장은 배아가 감을 때 배아의 목으로 옵니다. 가로막의 근원인 가로사이막(횡중격)은 심장보다 더욱 가장자리에 있었는데, **휘감길 때 위치가 반전되어 심장의 바로 꼬리 쪽으로 오게 됩니다.** 이때 근처에 있던 목신경이 가로막에 도달하여 지배 신경이 목신경이 되는 거죠.

사고나 스포츠로 인한 경추척수신경손상을 일으켰다는 뉴스를 가끔 봅니다. 이때 피부분절 번호에 따라 마비 범위가 결정됩니다. **가로막신경은 C3~C5이므로 손상이 C3 이상이면 모든 호흡근이 마비됩니다.** 손상이 좀 더 아래라도 갈비사이근 마비 때문에 호흡이 곤란해집니다. 이 경우 목빗근이 굵어질 수 있습니다. 목빗근은 보조 호흡근 중 하나이고 지배신경이 더부신경(11번 뇌신경)이어서 목의 척수신경이 손상되어도 움직일 수 있기 때문입니다.

동맥경화와 노화

동맥의 벽은 나이가 들수록 딱딱하고 약해져 갑니다. 그 정도는 개인마다 다르고 비만, 고지혈증, 흡연 등이 위험인자로 꼽힙니다.

해부학 실습의 시신은 고령인 경우가 많아서 **동맥경화**를 자주 봅니다. 동맥경화가 심하지 않을 때는 내벽이 반점으로 변색되어 보이지만, 심해지면 석회화가 일어나 딱딱해지고 때로는 벽이 약해져서 풍선처럼 늘어납니다. 이것이 동맥류입니다.

실습에서도 관상동맥에 딱딱한 감촉을 느끼거나 검푸르게 부풀어 오른 대동맥을 볼 수 있습니다. 사후에 CT를 찍었다면 석회화가 희게 반영되어 있을 것입니다. 해부학 실습에서는 이런 식으로 노화에 대해 배우게 되네요.

뒤세로칸은 심장 뒤편

심낭 뒤에는 식도가 있습니다. 심장과 맞대어보면 왼심방 바로 뒤에 식도가 맞닿아 있는 것을 볼 수 있습니다. 이 위치 관계를 잘 보고 기억해 둡시다.

식도 벽에는 식도신경얼기가 있습니다. 좌우의 미주신경으로 생긴 것이죠. 식도 아래쪽에서는 신경이 모여 앞과 뒤에 다발을 만듭니다. 이를 미주신경줄기(미주신경간)라고 합니다만, 이것이 좌우가 아니라 전후인 데는 이유가 있습니다. 발생 과정에서 **머리 쪽에서 볼 때 위가 시계 방향으로 회전하기** 때문입니다. 이때 식도가 틀어지면서 왼쪽이 앞으로, 오른쪽이 뒤로 넘어갔습니다.

식도를 좌우 어느 한쪽으로 기울이면 등뼈가 보이고 척추뼈몸통 주위에 사다리와 같은 패턴의 **홀정맥**(기정맥)이 보입니다. **홀정맥은 체벽과 식도에서 혈액이 모이고** 위대정맥과 합류합니다.

척추의 앞을 자세히 보면 정맥과 비슷한 관을 발견할 수 있는데, 이 것이 **가슴림프관**(왼쪽 림프본간)입니다.

가슴림프관에는 하체와 왼쪽 상체의 림프가 모이며 최종적으로 왼 빗장밑정맥과 속목정맥(내경정맥)이 합류하는 지점으로 이어집니다.

등뼈의 왼쪽 앞쪽에는 가로막을 관통하는 **가슴대동맥**이 있습니다. 가슴대동맥은 왼빗장밑정맥을 마지막으로 더 이상 굵은 가지를 내지 않습니다. 하지만 갈비사이동맥(늑간동맥), 식도동맥, 기관지동맥 같은 가는 가지는 많이 나와 있습니다.

선생님, 얼굴의 반쪽에서 땀이 나지 않는데요

여러분이 지방에서 개원한 내과의라고 합시다.

더운 여름날 오후, 초진 환자가 찾아왔습니다. 중년 남성입니다. 햇빛 속을 걸어왔는지 셔츠가 땀에 젖어 있습니다. "선생님, 왠지 모르지만 얼굴 오른쪽만 땀이 안 납니다."라 고 하네요. 확인해보니 정말로 얼굴부터 목까지 오른쪽만 건조합니다.

환자의 이야기를 듣자 짚이는 바가 있습니다. 진찰을 하고 엑스레이 를 찍은 다음, 인근 대학병원에 갈 수 있도록 소견서를 써주었습니다. 거기에 기재한 병명은…

폐암으로 인한 홀넬 증후군

엑스레이로 촬영한 영상에는 뒤세로칸에 퍼진 폐암이 찍혀 있었습니다. 뒤세로칸에는 **교감신경줄기**라고 하는 교감신경 다발이 있습니다. 암 때문에 한쪽 교감신경이 마비된 상태입니다. 땀샘은 교감신경이 지배하기 때문에 한쪽만 땀이 나지 않게 된 것이죠.

치료는 좀 길어질 것 같습니다. 아, 이 이야기는 허구니까 걱정하지 않아도 됩니다.

하지만 여러분 자신에게도 해당 사항이 있는 것 같다면 곧바로 의사와 상담하도록 합시다.

참고문헌

(1) 坂本晶子：日本女性の加齢による体型変化．アンチ・エイジング医学, 10：78-83, 2014

(2) Rinker B, et al：The effect of breastfeeding on breast aesthetics. Aesthet Surg J, 28：534-537, 2008

(3) English JC & Leslie KO：Pathology of the pleura. Clin Chest Med, 27：157-180, 2006

(4) Sawabe M, et al：Standard organ weights among elderly Japanese who died in hospital, including 50 centenarians. Pathol Int, 56：315-323, 2006

(5) Hawkes LA, et al：The trans-Himalayan flights of bar-headed geese (Anser indicus). Proc Natl Acad Sci U S A, 108：9516-9519, 2011

(6) O'Connor PM & Claessens LP：Basic avian pulmonary design and flow-through ventilation in non-avian theropod dinosaurs. Nature, 436：253-256, 2005

(7) Thoma A & Eaves FF 3rd：A brief history of evidence-based medicine (EBM) and the contributions of Dr David Sackett. Aesthet Surg J, 35：NP261-NP263, 2015

(8) Ansaldo AM, et al：Epicardial adipose tissue and cardiovascular diseases. Int J Cardiol, 278：254-260, 2019

(9) Wu M：Mechanisms of trabecular formation and specification during cardiogenesis. Pediatr Cardiol, 39：1082-1089, 2018

(10) Meyer HV, et al：Genetic and functional insights into the fractal structure of the heart. Nature, 584：589-594, 2020

(11) Bloomekatz J, et al：Cardiac morphogenesis: crowding and tension resolved through social distancing. Dev Cell, 56：159-160, 2021

(12) Gunawan F, et al：Sculpting the heart: Cellular mechanisms shaping valves and trabeculae. Curr Opin Cell Biol, 73：26-34, 2021

(13) 「PT・OTビジュアルテキスト専門基礎　解剖学」(坂井建雄/監, 町田志樹/著), 羊土社, 2018

(14) 「これを知れば呼吸器の診断が楽になる」(周東 寛/著), 医療法人健身会, 2004

(15) 「The Ontogenetic Basis of Human Anatomy：A Biodynamic Approach to Development from Conception to Birth」(Erich Blechschmidt MD/Brian Freeman, ed), North Atlantic Books, 2004

정리

- 잘 맞는 브래지어를 사 왔다. 아직 늦지 않았겠지?

- VAN 재킷이 뭐였지?

- 바깥갈비사이근에서 갈비뼈가 올라가면 들숨, 속갈비사이근은 그 반대(맞나?)

- 가슴안(흉강)에 허파가 있고 가슴막안(흉막강)에는 허파가 없다

- 허파가 줄어들기 때문에 가슴안은 음압, 배안은 많이 먹었으니까 양압

- 기관지 체조를 해서 완벽해졌다

- 새가 되어 에베레스트를 넘고 싶다

- 심장은 주먹밥 두세 개 크기

- 심장을 헤매며 퀸의 노래를 듣고 또 듣고

- 대동맥과 허파동맥 줄기는 뒤틀려 있다

- 태풍에도 뒤집히지 않는 꼭지근

- 심장을 청진해봤더니 잡음이 없었다. 다행이다

- 어깨결림이라고 생각했는데 심근경색이라는 말을 듣고 당황해서 식은땀이 났다

제 6 장

배

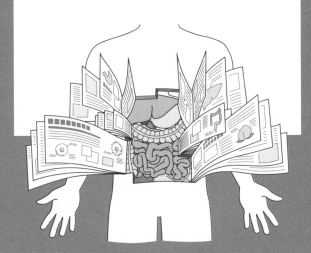

후유, 가슴 부위는 만만치 않았습니다. 그런 여러분에게, 새로운 소식입니다. 배도 그에 못지않게 만만치 않습니다.

누구나 한번은 배가 아파본 적이 있을 것입니다. 배(복부)는 왠지 골칫거리라는 느낌입니다. 그것을 해부학이라는 측면에서 설명할 수 있도록 살펴봅시다.

지금까지와 마찬가지로 골격부터 시작하겠습니다.

1 배의 골격

배(복부)의 범위도 골격으로 정의됩니다.

우선 **허리뼈**(요추)입니다. 5개가 있고 다른 척추뼈보다 큽니다. 기본형은 등뼈와 비슷하지만, 허리뼈의 가로돌기는 가슴의 갈비뼈에 해당합니다.

신체의 표면에서 보면 복부는 가슴과 다리 사이에 있습니다. 즉 **위쪽 경계는 갈비뼈활, 칼돌기, 등뼈이고 아래쪽 경계는 엉덩뼈능선에서 두덩결합까지**(그림 6-1)입니다. 거기서부터 아래는 다리를 형성합니다.

배안(복강)은 이보다 넓습니다. 가로막이 위로 볼록한 돔 형태이기 때문에 **배안은 가슴우리 안까지 있습니다.**

배안(복강)은 아래의 골반안과 연속되어 있습니다. 분계선은 그 경계에 위치합니다. 엉치뼈 상단의 돌기에서 두덩결합까지 활 모양으로 뻗어 있습니다. 분계선보다 위에는 엉덩뼈가 큰 잔처럼 펼쳐져 배안의 내부

그림 6-1 복부의 범위

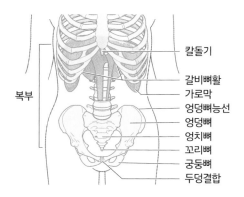

칼돌기

갈비뼈활
가로막
엉덩뼈능선
엉덩뼈
엉치뼈
꼬리뼈
궁둥뼈
두덩결합

복부

장기를 지지합니다. 분계선 아래에는 관골(엉덩뼈, 두덩뼈, 궁둥뼈), 엉치뼈, 꼬리뼈가 골벽을 형성하여 골반강을 만듭니다.

　배는 배안과 뒤배벽의 두 부분으로 나뉩니다(그림 6-2). 배안에는 소화기계통에 속하는 장기 대부분이 있습니다. 가슴안(흉강)과 마찬가지로 배벽(복벽)은 벽쪽배막에 뒷받침되고, 뒤배벽에서 간막이 뻗어 나와 소화관을 덮는 내장쪽배막이 이어집니다. 즉 소화기계통의 장기는 뒤배벽에서 간막으로 매달려 있습니다. 뒤배벽에는 대동맥이 있고, 그 가지가 간막을 통해 소화기에 도달합니다. 뒤배벽에는 비뇨기계통도 있습니다.

그림 6-2 배의 개요도

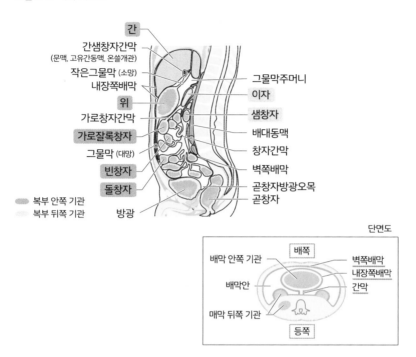

간

간샘창자간막
(문맥, 고유간동맥, 온쓸개관)

작은그물막 (소망)

내장쪽배막

위

가로창자간막

가로잘록창자

그물막 (대망)

빈창자

돌창자

그물막주머니

이자

샘창자

배대동맥

창자간막

벽쪽배막

곧창자방광오목

곧창자

복부 안쪽 기관
복부 뒤쪽 기관

방광

단면도

배쪽

배막 안쪽 기관

배막안

매막 뒤쪽 기관

벽쪽배막
내장쪽배막

간막

등쪽

2 배벽의 기준

의사가 복부를 진찰할 때는 어디가 아픈지 등 **이상이 있는 부위를 배벽에 맵핑합니다.** 그때의 기준으로 배벽을 몇 개로 분할합니다. 여기에서는 임상에서 자주 이용되는 9분할을 살펴봅시다(그림 6-3).

가운데 세 구획은 위에서부터 명치(위상부), 배꼽 부위, 하복부(두덩뼈 부위). 명치의 좌우는 갈비밑부위입니다. 배꼽 부위의 좌우는 측복

그림 6-3 배벽을 9개로 나누다

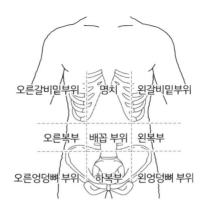

부(허리 부위), 하복부의 좌우는 엉덩뼈 부위를 포함합니다. 오른엉덩뼈 부위를 회맹부라고도 합니다.

명치와 갈비밑부위는 정의상 가슴 부위까지 확장됩니다. 그러나 배 안이 가슴우리까지 이어져 가슴안(흉강)과 겹치기 때문에 가슴 부위 와 배에 생기는 문제는 둘 다 여기서 발생합니다.

3 복부 피하가 신경 쓰인다

뱃살이 신경 쓰이나요? 해부학적으로 말하면 얕은근막입니다. 복부 의 얕은근막은 크게 두 층으로 나뉩니다. 가장 깊은 곳의 얕은근막은 섬유질이 많고 지방이 거의 없습니다. 여기를 **스카르파근막**이라고 하며 배벽 전체를 얇게 덮고 있습니다. 팔다리와 가슴에는 강한 깊은 근막이 있어서 근육을 덮고 있지만, 배벽의 근육을 감싸는 피포근막은 얇고 스카르파근막과의 경계가 모호합니다.

스카르파근막 위에는 지방이 많고 섬유질이 드문 층이 있습니다. 이것이 캄퍼근막입니다. 캄퍼근막의 두께는 **개개인과 성별에 따라 매우 다양합니다**. 즉 뚱뚱하거나 포동포동한 사람은 두껍습니다. 스카르파근막과 캄퍼근막도 경계가 명확하지 않습니다.

얇은근막에는 혈관이나 피부신경이 지나갑니다. 피부분절 그림을 참조하세요. 복부 피부에는 T6에서 L1까지의 척수신경이 분포하는 **명치가 T6, 배꼽 부위가 T10, 샅굴부위**(서혜부)**가 L1입니다.**

그림 6-4 안토니오 스카르파
(1752~1832년)

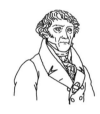

그림 6-5 페트루스 캄퍼
(1722~1789년)

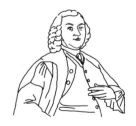

스카르파근막은 이탈리아의 안토니오 스카르파에서 유래했습니다(그림 6-4). 가난한 가정에서 태어났지만 파도바대학에서 공부하여 해부학 교수가 되어 유복하게 삶을 보냈습니다. 평생 독신으로 양자를 키웠지만 적에게 가혹하고 가족은 속박하는 다소 불쾌한 성격이었습니다.

캄퍼근막은 네덜란드 페트루스 캄퍼에서 유래했습니다(그림 6-5). 외과 의사인 그는 해부학, 외과학, 박물학자이자 유럽

학술계의 유명인사였습니다. 당시 할링겐 시장이 몸 상태가 안 좋아졌을 때 시장의 저택에서 그를 진찰한 사람이 캄퍼였습니다. 그는 시장과 나이 차이가 크게 나는 젊은 부인과 저택에서 밀회하는 것을 망원경으로 감시당했다고 합니다. 시장이 세상을 뜨자 그 젊은 미망인을 아내로 삼았고, 유산인 저택도 캄퍼가 인수했습니다.

스카르파와 캄퍼를 모델로 아침 드라마를 만들 수도 있을 것 같네요. 두 사람 모두 디스크 연구를 했기 때문에 근막의 명칭에 이름을 남길 수 있었습니다.

지방흡입

사람들은 캄퍼근막의 지방 따위는 할 수만 있다면 당장 없애버리고 싶다고 생각하지 않을까요.

얕은근막의 지방조직을 캐뉼라라는 흡입기구로 흡입하는 수술을 지방흡입술(리포석션)이라고 합니다. 걸쭉한 스무디를 굵은 빨대로 쭉 빨아올리는 느낌이랄까요? 살을 빼도 아직 남아 있는 지방을 제거하는 미용수술입니다.

지방을 줄이는 목적으로는 효과적인 방법이며 수련을 쌓은 전문의라면 대체로 안전하게 할 수 있습니다. 신경, 혈관, 섬유조직을 최대한 남기면서 지방세포를 흡입할 수 있도록 설계되었습니다.

부작용은 국소 부종과 감각 둔화와 같이 가벼운 것부터 배벽 천공이나 지방색전증 등 치명적인 것까지 있습니다. 흡입량이 많을수록 위험도가 높아집니다. 또 지방흡입으로 날씬해졌다고 안심하고 폭음과 폭식을 하면 흡입하지 않은 부위(내장지방이나 남성의 경우 유방 등)에 갈 곳을 잃은 칼로리가 지방이 되어 축적될 수 있습니다(1)~(4).

미용 관련 의료 정보는 광고가 많아서 판단이 어렵습니다. 근거를 알아보고 2차 소견도 구해서 신중하게 생각하면 좋겠지요.

그런데 왜 애초에 남은 칼로리는 지방으로 전환되는 걸까요? 인간 은 기아의 시대에 진화했기 때문에 남은 칼로리를 저장하도록 만들어 져 있습니다. 살을 빼려다 기아 상태가 되면 몸이 '더 먹어' 모드가 된 다고 합니다(5). 아, 배가 고프군요.

4 매혹적인 배벽 근육

배의 앞쪽과 옆쪽 벽은 근육으로 되어 있습니다.

근력운동이라고 하면 뭐니 뭐니 해도 '복근 운동'이죠. 반듯이 누운 자세에서 상체를 일으키거나 전극을 붙여 경련을 일으키게 할 수 있 습니다. 배벽 근육은 복부 표면을 탄력적으로 만들어 매력적으로 보 이게 하는 것 외에도 몇 가지 중요한 작용을 합니다.

먼저 배의 내장기관을 수용하고 지지합니다. 그리고 복압을 발생시 킵니다. 들숨에서는 이완되어 가로막이 수축하는 데 방해되지 않도록 하고, 날숨에서는 수축하여 가로막을 아래에서 누릅니다. 배변, 배뇨, 출산 시에도 작용합니다.

이 근육은 몸통 운동에도 작용합니다. 배바깥빗근(외복사근)과 배속빗근(내복사근)은 양쪽이 일하면 몸통을 구부리고 한쪽이 일하면 몸통을 그쪽으로 기울입니다. 배곧은근(복직근)은 척추를 굽힐 때 작용합니다.

참고로 다리를 잡고 상체를 일으키는 옛날식 '복근 운동'의 경우 엉덩관절을 굽히는 요소가 많습니다. 뒤배벽에 있는 큰허리근(대요근)이 이 운동의 주동근인데 단련해도 겉으로는 보이지 않습니다. 복근을 멋지게 단련하고 싶다면 '복근 운동'이나 'Abs workout' 같은 키워드에 해당하는 운동을 해보세요.

그런 이유로 바깥배근육, 배곧은근집, 배곧은근을 소개하겠습니다.

바깥배근육

바깥배근육(측복부의 근육)은 3층으로 이루어집니다. 표층부터 순서대로 배바깥빗근, 배속빗근, 배가로근입니다(41쪽).

각각 갈비사이의 3층근, 즉 바깥갈비사이근, 속갈비사이근, 맨속갈비사이근에 해당합니다.

사실 가슴우리 주변에서는 근속(근육다발)의 방향이 각각 같고, 지배신경이 2층과 3층 사이를 지난다는 점도 공통적입니다.

이 근육들은 7~12번 가슴신경의 지배를 받으며 백선까지 이어집니다. 백선은 복장뼈와 두덩결합 사이에 뻗어 있는 복벽 정중앙에 있는 강한 결합조직 다발입니다.

배바깥빗근은 5~12번 갈비뼈 표면에 시작하여 앞톱니근의 시작과 함께 톱과 같은 형태를 이룹니다. 보디빌더의 배에서도 선명하게 보입니다.

배속빗근과 배가로근(그림 6-6)은 등 부분의 등허리근막에서 시작됩니다. 등허리근막(흉요근막)은 척주세움근과 허리네모근을 둘러싼 강한 근막입니다.

배가로근의 뒷면에는 벽쪽복막이 맞닿아 있으며 이들을 결합하는 결합조직의 얇은 층이 **가로근막**입니다. 이는 가슴의 가슴속근막에 해당합니다.

갈라진 복근이 돋보인다

SNS를 검색하면 근력운동으로 갈라진 복근을 셀카로 찍어 올린 사진

그림 6-6 복부 근육

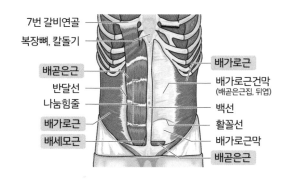

7번 갈비연골
복장뼈, 칼돌기
배곧은근
반달선
나눔힘줄
배가로근
배세모근
배가로근
배가로근건막
(배곧은근집, 뒤엽)
백선
활꼴선
배가로근막
배곧은근

을 볼 수 있습니다. 성과가 분명히 드러나 동기부여를 이어지는 것 같습니다. 저 같은 사람은 셀카를 찍어도 캄퍼근막이 보일 뿐이지만요.

배바깥빗근, 배속빗근, 배가로근의 건막은 앞쪽 배벽에서 긴 봉투와 같은 주머니를 형성합니다. 이를 배곧은근집이라고 하며 그 안에 배곧은근이 있습니다. 배곧은근집은 건막이 가로세로로 겹쳐서 생기므로 바닥에 까는 블루시트와 같이 튼튼합니다.

무엇보다 배곧은근의 특징은 **나눔힘줄**(건획)입니다(그림 6-6). 근육 중간에 가로로 뻗은 3개의 힘줄이[1] 나눔힘줄입니다. 배곧은근은 나눔힘줄에 따라 4개의 근복으로 나뉩니다.

배곧은근을 단련하면 근복만 비대해져 신체 표면에 특징적인 요철을 만듭니다. 즉 **복근이 갈라집니다.** 특히 위쪽 3개의 근복 비대가 두드러져 좌우 합해서 '식스팩'이라고 부리기도 합니다.

5 샅굴의 수수께끼를 풀다

배벽에는 한 군데 틈이 나 있습니다. 샅굴부위(서혜부)[2]에 있는 샅굴(서혜관)입니다. 샅굴을 설명하기 전에 한 가지 부탁이 있습니다.

샅굴의 구용어는 서혜관입니다. 하지만 **샅굴은 관이 아니라는 것을 알아둡시다.**

---

1) 4~5곳인 경우도 있습니다(참고문헌 6).
2) 하복부 좌우 넙다리가 시작되는 부위(그림 6-3의 엉덩뼈 부위)

배벽 하단에 샅굴이 있으며 그곳을 남자는 정삭, 여자는 자궁원인대가 지나갑니다. 이렇게 이야기하면 배벽에 관이 있고, 그 안을 끈 같은 것이 지나간다고 생각하겠죠.

하지만 그렇지 않습니다.

남성 해부체에서 샅굴을 열심히 찾던 학생이 핀셋으로 지금 2mm 정도의 흰 관을 집어 들고 이렇게 묻곤 합니다. "이게 샅굴인가요? 정삭 같은 건 없는데요?"

물론 아닙니다. 살펴보니 샅굴도 정삭도 이미 흐트러져 원래 형태가 없는 상태였고, 학생이 찾은 것은 정삭에서 찾아낸 정관이었습니다. 미리 알아두기를 소홀히 하면, 학생들 사이에서 종종 이런 일이 발생하니까 여기서 정확히 알아둡시다.

밤과 팥소가 들어 있는 밤 찹쌀떡을 하나 사 오겠습니다. 찹쌀떡의 겉이 찢어지지 않도록 조심하면서 속에 들어 있는 밤을 찹쌀떡을 눌러서 밀어내봅시다(그림 6-7). 얇은 찹쌀떡에 둘러싸인 밤이 찹쌀떡 본체에서 빠져나오고 늘어난 껍질로 모양이 길게 변합니다. 먹으면서 이 느낌을 기억해 두세요.

그림 6-7 밤 찹쌀떡

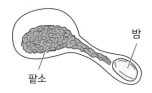

생식선(고환과 난소)은 태아기에 배안에 형성되고 도대라고 하는 일종의 인대를 길잡이 삼아서 아래로 내려갑니다. 남성의 고환은 음낭까지, 여성의 난소는 골반안까지 이동하다가 멈춥니다.

여성의 도대는 자궁원인대로 남아 있다가 샅굴을 통해 불두덩(치구) 피하에 분산되어 끝납니다.

남성이 여성보다 구조물이 커서 살펴보기 쉬우므로, 지금부터는 남성을 모델로 해서 설명하겠습니다.

측복부 층이 어떻게 생겼죠? 음, 피부~캄퍼근막~스카르파근막~배바깥빗근~배속빗근~배가로근이었죠. 또 가로근막~복막바깥근막~벽쪽복막에 이어서 복막안이 된다고 했습니다.

고환은 이 벽을 보란 듯이 밀어내어 배벽에서 돌출됩니다. 이때 벽은 찢어지지 않고 겹겹으로 된 층 구조를 유지하면서 주머니를 형성합니다. 이것이 음낭입니다.

내친김에 복막도 고환 옆을 돌출해 갑니다. 이것을 초상돌기라고 하는데 초상돌기는 중간에 끊어지고 고환 주위에만 남아 고환초막이 됩니다. 고환은 음낭 내에서 움직일 수 있습니다. 반들반들한 고환초막 덕분에 고환은 갑작스럽게 외부 압박을 받아도 견딜 수 있습니다.

고환이 배벽에 돌입한 입구를 깊은고샅구멍, 뚫고 나오는 출구를 얕은고샅구멍, 그 사이를 샅굴(서혜관)이라고 합니다. 그리고 정관과 그 주위의 혈관과 신경, 이것들을 감싸는 원래 배벽의 층을 합쳐서 정삭이라고 합니다. 샅굴은 앞서 이야기했듯이 물리적인 관이 없습니다. 깊은고샅구멍은 가로근막 수준에 있고 얕은고샅구망은 배바깥빗근 수준에 있으므로 억지로 관을 만들면 배벽이 찢어지겠지요? 정삭도 '지나간다'라고 표현하기는 좀 어렵습니다. 배벽 안으로 들어갈 때는 정관, 혈관, 신경이었는데 벽을 통과하는 동안 두꺼워지면서 줄모양으로 나온 것이 정삭이니까요.

즉, 샅굴을 해부하다가 혹시 터널 같은 구멍이 생겼다면 이것저것 망가뜨렸을 거라는 말이죠.

음, 무슨 말인지 이해가 가나요?

밤 찹쌀떡이 도움이 되었을까요? (간식으로 먹었으니까 괜찮겠죠?)

그러면 배벽과 정삭·음낭의 관계를 정리해보겠습니다(표 6-1).

서혜부 탈장

샅굴(서혜관)과 그 주변은 복배에서도 약한 부위입니다. 장기가 샅굴부

표 6-1 배벽과 정삭·음낭과의 관계

캄퍼근막	음낭에서는 소실
스카르파 근막	음낭에서는 민무늬근을 포함한 육양막이 된다
배바깥빗근 (건막)	외부정자근막
배속빗근 (근속)	고환올림근
배가로근	정삭에는 포함되지 않는다
가로근막	내부정자근막
복막바깥근막	정관 주위의 지방조직
벽쪽복막	음낭안의 고환초막만 남고 도중에 사라진다

위를 통해 빠져나온 상태를 서혜부 탈장이라고 합니다.

서혜부 탈장은 직접 서혜부 탈장과 간접 서혜부 탈장으로 나뉘며, 이에 대한 원인과 수술 내용이 다릅니다.

간접 서혜부 탈장은 칼돌기가 사라지지 않고 남아 있는 경우에 발생합니 다. 복막 주머니 속에 장기가 들어가 있는 상태입니다. 간접이라고 하는 이유는 막혀 있어야 하는 샅굴이 열린 채로 남아 있어 이를 통해 배안의 장기가 빠져나오기 때문입니다. 주로 신생아와 유아에게 흔히 발생합니다.

직접 서혜부 탈장은 서혜부 배벽이 약해진 상태에서 발생합니다. 중장년층에서 흔히 발생하며 배안(복강) 밖으로 빠져나와 발생하기 때문에 직접이라고 표현합니다.

일본에서는 매년 약 13만 명이 서혜부 탈장 수술을 받고 있습니다. 연령대별로는 0~14세가 약 10%, 15세 이상이 약 90%를 차지합니다. 남녀 비율을 보면 0~19세의 남성은 약 60%, 20세 이상 남성은 약 90%입니다(7).

수술은 장기를 뒤로 밀어서 탈장 구멍을 닫고, 약해진 곳을 패치로 보강합니다. 튀어나온 장기가 구멍에 박혀 원위치로 돌아가지 못하는 상태를 감금(감돈)이라고 하며, 이렇게 되면 혈류가 차단되어 장기가 괴사하기 때문에 서둘러 수술해야 합니다.

고환을 냉각한다

고환이 복강에서 밖으로 튀어나온 것은 **정자를 생성하기에 적정한 온도가 체온보다 조금(2~4도) 낮아서라고** 합니다. 실제로 고환이 정상적인 하강 경로 중간에 위치한 변이(잠복고환)가 일어나면 남성 불임과 고환암의 위험이 증가시킵니다.

음낭에 있는 고환을 차갑게 하는 구조물이 있는데 바로 혈관입니다. 고환 동정맥은 정관과 함께 샅굴을 지나갑니다. 고환정맥은 갈라졌다가 합쳐지면서 정맥얼기(만상정맥총)를 만들어 고환동맥을 에워쌉니다. **열교환기** 그 자체라고 할 수 있겠네요. 동맥과 정맥 사이에서 열교환이 이루어져 고환에 도달하기 전에 동맥혈이 정맥혈로 냉각됩니다.

열 방출 조절기도 완비되어 있습니다. 남성들은 잘 알겠지만 추운 날씨에는 음낭이 쪼그라듭니다. 표면적을 감소시켜 열 방출을 억제하는 것이지요. 반대로 더울 때는 음낭이 축 늘어집니다. 이때 음낭의 피하에 있는 육양막이 작동합니다. 피부에 차가운 자극을 주어 이 안에 있는 민무늬근이 수축하면서 음낭 자체의 면적을 줄입니다. 이것을 음낭반사라고 합니다. 육양막은 교감신경에 지배되므로 긴장을 했을 때도 음낭이 갑자기 수축합니다.

그런데 애초에 왜 고환은 복강에서 튀어나오는 것일까요? 어떤 포유류는 고환이 배안에 있습니다. 여기서부터는 가설이 들어갑니다. 우선 정자 형성의 효율성과 고환 보호가 결합되어 음낭이 형성되고 거기에 고환이 놓이게 되었습니다. 그 후 정자 형성에 필요한 분자의 적정 온도가 올라가는 변이가 일어난 종은 음낭이 없어지고 고환이 복강에 머물게 된 것으로 보입니다(8)(9).

고환꼬임

고환이 음낭에서 회전하여 팽팽하게 틀어지는 경우가 있는데 이를 **고환꼬임**(고환염전)이라고 합니다. 방치하면 **혈류 장애로 인해 고환이 괴사**합니다. 고환이 소실되는 요인 중 하나입니다.

남자아이부터 젊은 남성 사이에 흔히 볼 수 있습니다. 갑자기 아랫배가 심하게 아프고 음낭이 부어오르며 구역질이나 구토를 하기도 합니다. 복통으로 진찰을 받는 젊은 남성 환자는 고환 꼬임도 염두에 두어야 하겠습니다. 음낭을 만졌는데 깜짝 놀라면 대부분 고환 꼬임입니다.

고환올림근 반사도 사라집니다. 이것은 허벅지 안쪽의 피부를 쓰다듬으면 같은 쪽의 고환이 서서히 올라가는 현상으로 L1이 관여합니다. 필요한 경우 에코 장비로 확인하고 수술로 비틀림을 복구하고 재발하지 않도록 고환을 고정시킵니다(하는 김에 양쪽 다 고정시키는 경우가 많습니다(10).

사타구니가 아파서 데굴데굴

남자라면 모두 그 고통을 알고 있을 것입니다. 사타구니를 쳤을 때의 고통을 뭐라고 해야 할까요. 애초에 어디가 아픈 걸까요? 이것은 고환의 발생과 신경 지배에 관한 것입니다.

고환은 복강 내에 형성되어 있습니다. 이때 통각 섬유가 고환으로 들어가 T10부터 L1까지 진행됩니다. 이후 고환은 아래로 내려가 음낭에 들어가는데, 지배신경은 그대로입니다. 고환장애가 국소 부위가 아닌 아랫배 통증으로 느껴지는 것은 관련 통증이기 때문입니다(286항).

한편 고환이 내려올 때 함께 따라오는 음부넙다리신경(음부대퇴신경), 엉덩샅굴신경(장골서혜신경)(L1~L2)이 고환의 피막, 음낭, 고환올림근, 초상돌기의 감각을 전달합니다. 음낭에서 음경의 피부는 음부신경(S2~S4)입니다. 즉 사타구니에 타격을 받으면 아랫배에 대한 관련 통증과 더불어 고환부속물과 음낭의 직접적인 통증이 동시에 찾아오는 것이죠. 내장성 통각인 둔통과 몸의 통각인 날카로운 통증이 뒤섞여 있으니 당연히 고통스럽습니다.

그런데 고환과 관련된 통증이 베벽에 생기는 것과는 반대로 다른 부위의 장애가 고환과 관련된 통증으로 나타나기도 합니다. 잘 알려진 것이 바로 요관결석입니다. 요관 위쪽의 통각 섬유가 고환과 같은 분절에 속하기 때문에 관련된 통증이 고환에서 발생할 수 있습니다. 또한 허리디스크 관련 통증이 고환이나 음낭에서 나타날 수도 있습니다(11).

후, 배벽이 끝났습니다. 이제 배안으로 넘어갈 건데 그 전에 소화관의 발생을 살펴봅시다.

배안에는 많은 장기가 비좁게 함께 있습니다. 상당히 복잡한 구조여서 손을 집어넣거나 뒤집어 보는 것만으로는 구성을 이해하기 어렵습니다. 하지만 발생 초기에는 단순한 구조이기 때문에 일단 **과거로 돌아가 과정을 살펴보면 더 빨리 이해할 수 있을 것입니다.**

말은 이렇게 하면서도 여태까지 발생 과정을 미루고 있었던 것은 왜냐고요? 비밀입니다.

동맥이 원시장관을 가른다

수정 후 4주차에 장관이 가장 먼저 생깁니다. 조리대잎 모양의 납작한 3겹 배반의 주변부에서 말리기 시작해, 내배엽을 장관으로 하고 외배엽을 체표면으로 한 몸이 만들어집니다. 이 원시장관은 머리 쪽부터 순서대로 전장, 중장, 후장, 이렇게 세 부분으로 나뉩니다(그림 6-8).

전장에서는 구강부터 샘창자의 전반

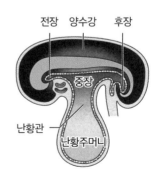

그림 6-8 원시장관

▶ 참고문헌 12를 바탕으로 인용

표 6-2 원시장관과 척수 번호

원시장관	장관 범위	척수 번호	피부분절
전장	샘창자 전반부와 간, 쓸개, 이자	T5~T9	명치
중장	가로잘록창자 오른쪽 2/3까지	T10~T11	배꼽 주위
후장	곧창자 상부까지	T12~L1	하복부

까지 형성됩니다. 간과 이자, 기관지와 허파도 전장에서 형성되는 거죠. **중장**은 샘창자 후반부부터 가로잘록창자(횡행결장)의 오른쪽 3분의 2까지, **후장**은 그 이후부터 곧창자까지 형성됩니다. 이 구분을 결정하는 것이 동맥입니다. 가로막 아래의 전장은 **복강동맥**이 영양을 제공합니다. 중장은 **위창자간막동맥**, 후장은 **아래창자간막동맥**입니다. 원시장관의 세 부위와 영양동맥과의 관계, 성체에서의 경계선이 어디에 해당하는지는 뒤에서 보겠습니다(표 6-2). 여기에 포스트잇을 붙여놓으면 어떨까요.

이후 장관은 쭉쭉 뻗어 나갑니다. 배안에 똑바로 들어가지 않고 고리모양을 형성하거나 회전하다가 결국 배안에서 튀어나옵니다.

위가 90도 회전하고 여러 기관이 움직인다

위는 전장이 부풀어 올라 생깁니다. 부풀면서 J자 모양으로 휘어져 머리 쪽에서 볼 때 시계 방향으로 90도로 틀어집니다(그림 6-9). 위의 오른쪽 등쪽을 향하고 왼쪽이 배쪽을 향하게 됩니다. 식도 하단도 위와

그림 6-9 위의 형성 과정

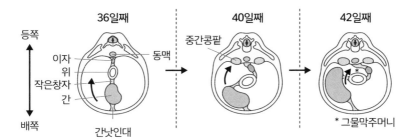

▶ 참고문헌 12에서 인용 (*는 저자가 추가함)

함께 뒤틀립니다.

샘창자(십이지장)도 연장되어 C자를 그리고 위와 함께 90도 회전합니다. 이때 샘창자는 오른쪽으로 내려가고 오른쪽 측면이 후복벽에 닿게 됩니다. 이윽고 배막과 간막은 유착되어 사라집니다. 등쪽 체벽과 벽쪽복막 사이에 있는 장기를 **배막뒤기관**(후복막기관)이라고 하는데 샘창자는 이에 따라 2차적으로 배막뒤기관이 됩니다.[3]

간과 쓸개는 샘창자에서 배쪽간막 안으로 관이 뻗어 나오면서 생깁니다. **위가 회전하면서 간은 오른쪽으로 이동하며 이것도 배벽과 부분적으로 달라붙습니다.**

여기까지 이해되나요?

배쪽간막과 등쪽간막[4] 각각에서 싹(배아)이 뻗어 나와 **이자**(췌장)를

---

3) 예전에는 '후복막'으로 불렸고, 현재 해부학적 용어로는 '배막뒤'로 불리지만, 임상의학에서는 여전히 '후복막'이 일반적으로 쓰입니다.
4) 앞쪽 장에는 배쪽과 등쪽에 중간엽이 형성되어 있고, 나머지는 등쪽에만 있습니다.

형성합니다. 등쪽에 생긴 등쪽이자싹은 90도 회전하여 왼쪽을 향합니다. 배쪽이자싹은 **270도 회전하여** 등쪽이자싹과 겹칩니다. 등쪽이자싹과 배쪽이자싹은 서로 달라붙어 하나가 되고, 뒤배벽과도 유착하여 2차 배막뒤기관이 됩니다.

위의 오른쪽에 있던 배막안은 위가 90도 회전하므로 등 쪽으로 밀려 작은 주머니가 됩니다. 이곳이 **그물막주머니**(망낭)입니다. 위 왼쪽에 있던 배막안은 배쪽으로 크게 넓어집니다. 배벽을 열면 가장 먼저 보이는 배막안은 원래 위 왼쪽의 공간이었어요.

위의 등쪽에 있던 간막은 위의 회전과 굴곡에 의해 위의 왼쪽 아래에 옵니다.

여기서 간막이 더 늘어나고 넓어져 가로잘록창자를 넘어가 장의 배쪽에서 축 늘어집니다. 이것이 **그물막**(대망)입니다. 여기에서는 간막이 2중으로 겹칩니다(배막의 수를 기준으로 설명하자면 4장이 겹쳐져 있습니다).

전장의 배쪽간막에는 지라(비장)도 생깁니다. 이것은 간막을 유지한 채 복강의 왼쪽 위 뒤쪽으로 이동합니다.

…음, 잘 따라오고 있나요? 좀 더 계속해야 합니다.

중장은 들락날락하며 크게 회전한다

중장은 쑥쑥 자라면서 루프를 형성하고 마치 꼬인 도넛과 같은 모양이 됩니다.

루프의 끝은 난황관에 연결됩니다. 몸이 자라기 전에 먼저 장이 늘어나기 때문에 배에 완전히 담기지 않고 루프 전체가 탯줄로 튀어나옵니다. 이것을 생리적 탈장이라고 합니다.

이윽고 몸의 성장하면서 복강에 여유가 생기면 중장은 탯줄에서 복강으로 돌아옵니다.

중장은 되돌아오면서 더욱 꼬입니다. 정면에서 볼 때 회전 각도는 시계 반대 방향으로 270도나 됩니다. 이때 오름잘록창자(상행결장)와 내림잘록창자(하행결장)가 후복벽에 눌려 유착되어 2차 배막뒤기관이 되고 난황관은 사라집니다.

이렇게 중장은 역동적으로 회전하지만 드물지 않게 일부 문제가 나타납니다. 200명 중 1명꼴로 회전이 부족하거나 역방향으로 회전하기도 합니다. 이중 복통 등의 증상은 6천 명 중 1명꼴로 훨씬 적으며 이를 장회전이상증이라고 합니다. 주로 신생아와 소아에게 일어나지만 성인도 발생합니다.

증상이 나타나는 원인은 작은창자의 꼬임입니다(소장 염전). 꼬임 이유는 비정상적인 회전으로 인해 작은창자의 시작과 끝이 후복벽에 고정되지 않고 너무 자유롭게 움직이기 때문입니다. 비틀림이 돌아오지 않고 혈액 순환 장애가 발생하면 장이 괴사하기 때문에 긴급히 치료해야 합니다.

오동나무 상자의 탯줄과 메켈 게실

여러분의 집에는 오동나무 상자에 담긴 탯줄이 아직 있나요? 근데 왜 그게 남아 있을까요?

아기가 태어나면 탯줄이 수축하여 탯줄 내 혈류가 좁아집니다. 조산사가 탯줄에 클램프를 2개 걸고 지혈하며 클램프 사이로 탯줄을 자릅니다. 배꼽에 남아 있는 탯줄은 말라서 1~2주 내에 배꼽에서 떨어져 나갑니다.

탯줄을 자르는 위치는 반드시 몸에서 몇 센티미터 떨어져 있어야 합니다. 드물지만 난황관이 완전히 사라지지 않고 탯줄 속에서 약간 튀어나오는 경우가 있기 때문입니다. 그래서 안전을 위해 남겨진 탯줄이 오동나무 상자에 소중히 간직되는 것이죠.

난황관이 탯줄에는 없어도 사라지지 않고 장관에 남아 있는 경우가 있습니다. 이것을 **메켈 게실**이라고 합니다. 전체 인간의 약 2%에서 발견되지만, 대부분은 아무런 증상도 없고 알아차리지 못하는 채로 살아갑니다. 위치는 돌창자와 막창자가 있는 회맹부에서 거슬러 올라가 1m 이내의 회장 어딘가입니다.

드물게 메켈 게실에 염증이 생기기도 합니다. 또한 메켈 게실에 위와 동일한 점막이나 이자의 외분비샘(외분비선)과 동일한 조직이 생길 수 있어 염증이 발생할 수 있습니다.

7 배안을 살펴보자

드디어 배안(복강)을 살펴보도록 하겠습니다.

배벽을 열면 그물막이 가장 먼저 눈에 들어옵니다. 그물막은 작은 앞치마처럼 위에서 늘어져 있는데, 위의 등쪽간막이 배안의 앞면으로 뻗어 나가면서 생긴 것입니다. 간막이 2장 겹쳐져 있기 때문에 배막의 수는 4장입니다.

그물막에는 혈관이 많고 혈관을 따라 지방이 있습니다. 지방의 양은 사람마다 달라서, 맞은편이 비쳐 보일 만큼 아주 얇을 수도 있고 지방이 쌓여서 노란 판처럼 되어 있을 수도 있습니다.

그물막을 걷어 올리면 가로잘록창자도 함께 걷힙니다. 즉 그물막은 위에서 늘어져 가로잘록창자의 앞쪽에 붙어서 거기에서 작은창자 앞으로 늘어져 있습니다. 가로잘록창자와 함께 걷히는 간막은 가로창자간막(횡행결장간막)입니다.

그건 그렇고, 그물막은 얼핏 이상한 기관으로 보이는데요, 무슨 소용이 있을까요?

그물 모양의 지방과 악마의 아이

그물막을 식재료에 빗대자면 망지[5]입니다. 지방이 적은 고기를 조리할 때는 망지로 싸서 지방을 보충합니다. 프랑스 요리에서는 망지를 '크레핀(crépine)'이라고 부르며 크레핀을 이용한 요리를 '크레피넷'이라고 합니다. 프랑스어로 표현하니까 고급스러운 느낌이 드네요.

그런데 이것을 영어로 하면 오멘텀(omentum)이라고 합니다. 어원은

---

5) 소고기나 돼지고기의 내장 주변에 붙어 있는 그물 모양의 지방.-옮긴이

오멘(omen, 전조)입니다. 고대 이집트의 미라 장인이 그물막의 형태를 보고 망자의 장래를 점친 데서 유래했습니다(13).

그런데 오멘이라고 하면 1976년 리처드 도너 감독 작품인 공포영화 '오멘'이 생각납니다. 1973년 윌리엄 프리드킨 감독의 '엑소시스트'와 함께 1970년대 공포영화의 대표작이라고 할 수 있죠. 로마의 산원에서 6월 6일 오전 6시에 태어난 고아가 미국 외교관에게 이끌려 데미안이라는 이름이 붙었습니다. 그러나 이마에 '666'이 새겨져 있는 그는 악마가 들개를 매개체로 낳게 한 악마의 자식이었다.

그러면 왜 그물막이 오멘(전조)인지 설명하겠습니다.

정상적인 장은 항상 연동운동으로 끊임없이 움직입니다. 그곳에 염증이 생기면 마비가 와서 연동운동이 멈추고 국소적 장폐색(장 통과장애)이 발생합니다. 그러면 그물막은 움직임이 없어진 장으로 이동하여 염증 부위를 덮어서 보호합니다. 그물막에는 대식세포와 림프구가 풍부하고, 여기서 면역 반응이 일어납니다. 이집트의 미라 장인은 그물막에 뭔가 달라진 점이 없는지 살펴보고 망자의 건강을 점쳤습니다. '모리슨 낭'으로 유명한 외과 의사 제임스 러더퍼드 모리슨(1853~1939년)은 1910년, 저서에서 그물막을 '복강 속의 경찰관'이라고 표현했습니다(14)(15).

그물막의 운동은 수동적입니다. 움직임이 멈춘 장에 자연스럽게 모여듭니다. 여러분은 이런 경험이 있지 않나요? 담요를 덮고 하룻밤 자고 일어났더니 침대 구석에서 담요가 구겨져 있었던 적이 없나요? 여러분이 수면 중에 조금씩 움직였기 때문에 움직임이 없는 곳으로 담요가 밀려서 모이게 된 것입니다. 그물막의 이동도 마찬가지입니다.

수동적이기 때문에 그물막이 움직이는 범위에는 한계가 있습니다. 갈비아래부위와 명치, 골반 부위는 관여할 수 없습니다. 그런데 '배가 너무 아파!!'라고 할 때는 무심코 몸을 움츠리며 2단으로 구부리는 자세가 되지 않나요? 이 자세를 취하면 그물막이 아래쪽까지 내려옵니다.

8 배막안을 살펴본다

다음은 배막안(복막강)을 돌아봅시다(그림 6-10). 뇌에서 시뮬레이션을 해보세요.

'깊은 곳'을 눈여겨봐야 하는데, 복수, 혈액, 고름, 암세포 등 배막안

그림 6-10 배막안을 살펴보다

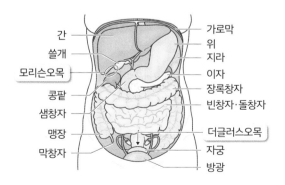

간
쓸개
모리슨오목
콩팥
샘창자
맹장
막창자

가로막
위
지라
이자
잘록창자
빈창자·돌창자
더글러스오목
자궁
방광

에 뭔가 쌓일 때는 깊은 곳에 쌓이기 때문입니다.

보통 간은 갈비뼈활에 거의 가려져 있습니다. 칼돌기 부근에서는 간이 조금 들여다보이지만 피부 표면에서 만져질 정도는 아닙니다. 간염 등으로 간이 부으면 갈비뼈활에서 아래로 뻗어 나옵니다.

간과 가로막 사이의 공간에서 확대된 부분을 살펴봅니다. 이곳이 **가로막 하강**입니다. 간낫인대로 인해 좌우로 나뉘어 있으므로 좌우 모두 살펴봅니다. 간에는 직접 가로막에 붙어 있는 부분(무장막야)이 있습니다. 가로막 하강의 뒤끝 부분입니다.

간을 들어 올리면 그 아랫면에 쓸개가 붙어 있습니다. 왼쪽 안쪽에 간위간막(작은그물막)이 있습니다. 그 너머 공간이 **그물막주머니**(망낭)입니다. **작은그물막**(소망)을 오른쪽으로 따라가면 **그물막구멍**(망낭공 또는 윈슬로우 구멍)을 찾을 수 있습니다. 오른쪽 간을 들어 후복벽에 닿으면 콩팥이 팽창한 모습을 볼 수 있습니다. 간과 콩팥 사이가 오목하게 들어간 **간콩팥오목**(모리슨오목)입니다. 누운 자세에서는 가장 깊은 곳입니다.

위를 오른쪽으로 비켜 가면 지라(비장)가 나옵니다. **지라는 등쪽 갈비뼈에 반쯤 얹혀 있습니다.** 이것도 정상이라면 복벽에서는 거의 건드릴 수 없습니다. 지라 주위의 배막안도 왼갈비밑부위의 가장 등 쪽에 위치합니다.

작은창자를 들어 올려 골반안(골반강)에 손을 넣는 모습을 상상해보세요. 두덩뼈 뒤의 불룩한 부분이 방광입니다. 해부체의 경우 소변이 담겨 있지 않으므로 쭈그러진 문어 머리를 쓰다듬는 듯한 느낌이 듭니다. 여성이라면 그 뒤에 자궁이 있습니다. 달걀만 하고 탄력이 있습니다. 그 뒤가 곧창자(직장)입니다. 곧창자는 엉치뼈에 붙어 있고 간막은 없습니다.

자궁과 곧창자 사이의 공간이 **곧창자자궁오목**(더글러스오목)입니다. 남성의 경우 곧창자방광오목이 더글러스오목에 해당합니다. 이곳은 서 있든 반듯이 누워 있든 배막내에서 가장 아래쪽에 위치합니다. 따라서 복수, 혈액, 고름, 암세포 등이 쌓이기 쉽습니다. 질과 곧창자를 거쳐 쉽게 접근할 수 있어 확인하기 쉬운 곳이기도 합니다.

가로막밑고름집(횡격막하농양)으로 어깨가 아프다

가로막과 간 사이에 있는 배막안에는 고름이 쌓일 수 있습니다. 다른 곳의 복막염이 여기까지 퍼져서 생기는 경우가 많습니다. 간과 쓸개의 염증이 여기까지 미치기도 합니다.

이때 목에서부터 어깨까지 관련 통증이 발생하는데, 이는 가로막 가운데에 있는 통증이 가로막신경(C3~C5)을 통과하기 때문입니다.

염증이 가로막의 가장자리에 도달하면 갈비사이신경(늑간신경)인 T6~T11을 통해 통증이 전달됩니다. 이 경우 오른갈비밑부위에서 측복부로 이어지는 몸통이 아픕니다.

9 창자를 더듬다

소화관도 우선 그대로의 상태로 대충 더듬어 봅시다(그림 6-10).

머릿속에서 그물막과 가로잘록창자를 들어 올려 보세요. 작은창자를 위쪽으로 따라가다가 후복벽에서 배안으로 나오는 것을 찾아냅니다. 여기에는 샘창자인대(트라이츠 인대)라는 섬유 집합체가 있는데, 샘창자 말단을 후복벽에 고정시켜줍니다.

샘창자에서 이어지는 작은창자를 빈창자(공장)라고 하고, 중간부터는 돌창자(회장)라고 합니다. 빈창자와 돌창자는 내장쪽복막으로 싸여 매끄럽고 굵기도 일정합니다. 작은창자의 길이는 평균 6~7m입니다. 4톤 트럭 정도의 길이네요. 이렇게 말하면 오히려 이해하기 힘든가요? 남자가 여자보다 조금 더 길고 체중이 많이 나가면 더 깁니다. 그리고 나이가 들수록 짧아집니다. 키와는 상관이 없어요.

빈창자와 돌창자에는 간막이 있어서 후복벽에 연결되어 있습니다. 간막이 붙은 곳도 따라가봅시다. 빈창자와 돌창자는 구불구불하지만 간막의 기저부는 후복벽을 비스듬히 직선으로 지나갑니다.

돌창자를 따라가면 막창자(맹장)로 이어집니다. 막창자 끝에서 막창자꼬리(충수)를 볼 수 있습니다. 막창자꼬리에는 주름과 같은 간막이 있고 혈관이 통과합니다. 의사가 개복수술로 막창자꼬리를 절제할 때 **막창자꼬리간막(충수간막)**을 손가락으로 더듬어 막창자꼬리를 찾습니다.

막창자 다음은 큰창자(대장)입니다. 작은창자와 달리 벽이 두껍고 뭔가 울퉁불퉁하죠. 오름잘록창자와 내림잘록창자는 간막이 없고 배막뒤 기관입니다. 가로잘록창자에는 간막이 있고, 대망이 붙어 있습니다. 내림 잘록창자의 끝이 S모양의 잘록창자이며 골반안을 향합니다. 오름잘 록창자의 오른쪽과 내림잘록창자의 왼쪽에는 배벽과의 사이에 홈이 있습니다.

이 부위를 실습할 때 종종 '못 찾겠다'는 질문이 나오는 곳이 쓸개, 막창자꼬리, 자궁입니다. 아마 수술을 했기 때문일 거예요. 쓸개와 막 창자꼬리는 복강경 수술로, 자궁은 질을 통해 적출하는 경우가 적지 않아 수술 상처가 눈에 띄지 않거든요.

10 위는 백파이프 모양

배막을 살펴보고 소화관도 대략적으로 확인했으니 장기를 자세히 살 펴보겠습니다. 복부에서는 식도 끝에서 시작하여 위, 작은창자, 큰창 자까지 이어집니다. 간과 이자도 살펴봅니다.

일단 위와 샘창자부터 시작할까요?

위는 부풀어 올라서 J자 형태로 구부러진 백파이프 모양의 주머니 입니다(그림 6-11). 식도에서 이어지는 입구가 **들문**(분문), 샘창자로 이어 지는 출구가 **날문**(유문)입니다. 날문에는 내용물의 흐름을 조절하는 조 임근(괄약근)이 있습니다.

들문보다 위에 있는 부분을 **위바닥**(위저)이라고 합니다. 위의 윗부분

그림 6-11 위

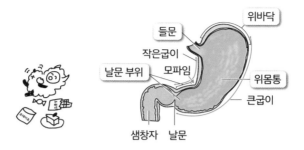

인데 위바닥이라고 하다니 좀 이상하겠지만, 이등변삼각형의 바닥과 같다고 생각하면 될 것 같습니다. 구부러진 오른쪽을 **작은굽이**(소만), 왼쪽을 **큰굽이**(대만)라고 합니다. 작은굽이의 날문에 가까운 곳이 심하게 구부러져 있는데 이곳을 **모파임**(각절흔)이라고 합니다. 모파임에서 더 나아간 부분을 날문 부위라고 합니다. 위바닥과 날문 부위 사이의 가운데 대부분을 **위체**, 즉 위의 몸체라고 합니다.

위체를 '유체'라고 잘못 쓰지 않도록 주의합시다. 조금 전에도 그럴 뻔했네요.

위 내부를 보면 커다란 점막 주름이 세로 방향으로 많이 있습니다. 위 점막에서는 염산, 펩시노젠, 점액이 분비됩니다. 염산은 강력한 살균 작용을 발휘합니다. 펩시노젠은 염산의 작용으로 펩신이라는 단백질을 분해하는 효소가 됩니다. 점액은 소화할 때 위 점막을 보호합니다.

한 개, 두 개, 네 개

동물의 위 모양은 식성에 따라 다양합니다. 네발 동물은 원래 육식인데 일부는 초식으로 진화했다고 추정됩니다. 동물은 식물에 포함된 셀룰로스를 소화하는 효소를 갖고 있지 않기 때문에 미생물의 힘을 빌려 발효 작용을 합니다.

소나 기린 등의 **초식성 반추동물**[6]**의 위는 4개인데 첫 번째 위**(루멘, 호르몬으로 말하면 미노)가 가장 크고 다 큰 소의 위는 200L나 됩니다. 여기서는 미생물이 발효를 통해 셀룰로스를 분해합니다. 이때 생성되는 휘발성 지방산(아세트산, 낙산, 프로피온산)은 첫 번째 위에서 흡수되어 당분과 지질이 됩니다. 동물의 몸에서는 합성하지 못하는 비타민도 미생물이 만들어줍니다. **두 번째 위**(벌집위)는 반추를 위해 음식물을 입에 밀어 넣습니다(인간이 반추동물이 아니어서 다행입니다). **세 번째 위**(겹주름위, 천엽)에는 점막에 주름이 있어 음식물을 으깨는 효과가 있습니다. **네 번째 위**(주름위, 막창)는 인간과 마찬가지로 산과 효소를 분비하고 화학적 소화를 통해 미생물을 포함한 음식물을 소화시킵니다.

새의 위장은 2개입니다. 앞쪽에 있는 위는 선위(전위)인데 산과 효소를 분비합니다. 뒤쪽에 있는 위는 근위(후위, 모래주머니)이며 민무늬근이 두꺼운 벽과 단단한 점막이 특징입니다. 닭꼬치로 따지면 닭똥집에 해당합니다.

---

6) 소, 염소, 양, 기린, 낙타 등은 일단 위에 집어넣은 음식물을 입에 넣고 씹었다가 다시 위로 되돌려 미생물에 의한 발효 작용을 촉진시킵니다.

새들은 대부분 모래를 삼켜 근위에 저장해서 음식물을 으깨어 먹습니다. 부리에는 이빨이 없어서 대체품인 셈이죠. 공원에서 비둘기가 땅을 쪼는 것을 본 적이 있을 것입니다. 모래를 삼키는 모습입니다.

따라서 자동차에 새똥이 떨어져 있으면 성급히 문질러서 떼어내려 하지 마세요. 모래가 섞여 있어서 흠집이 나거든요.

11 샘창자는 손가락 12개의 폭보다 약간 길다

의사가 진료를 보면서 길이를 측정해야 할 때는 손가락 네 개를 나란히 붙여 측정하려는 것에 대고 손가락의 너비를 기준으로 측정합니다. 손가락 1개의 폭이면 '1횡지'라고 하며, 약 1.5cm입니다. '손가락 굵기는 사람마다 다르잖아요'라고 말하고 싶겠지만 괜찮습니다. 정확성이 필요할 때는 제대로 측정합니다(진찰실에서 항상 자가 어디 있는지 못 찾는 건 왜일까요).

샘창자의 구용어인 십이지장이라는 명칭은 손가락 12개의 폭이라는 것에서 유래했다고 하는데 실제로는 그보다 좀 긴 20~25cm 정도입니다. 13~17개 손가락을 합친 폭이죠. 대충 해도 된다고 아까 말했죠?

샘창자는 배막 뒤에 있습니다(그림 6-10).

샘창자는 전체적으로 C자 형태입니다(그림 6-12). 음식물이 위에서 샘창자로 들어가면 환경이 급격하게 변합니다. 위 속은 강산성이지만, 샘창자에 들어가면 알칼리성 이자액과 담즙으로 중화됩니다. 그 구조

그림 6-12 샘창자와 이자와 쓸개

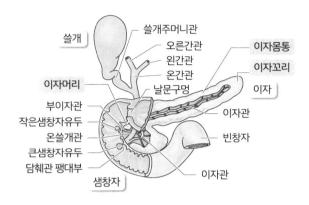

는 샘창자의 'C형'에 집중되어 있습니다.

C'의 내부 곡선 중간 지점에 있는 내벽에는 **큰샘창자유두**(파텔 유두)가 있습니다.

여기에는 온쓸개관과(총담관)과 주이자관(주췌관)이 합류하여 생긴 담췌관 팽대부가 열려 있습니다. 그 주변에는 담즙과 이자액 분비를 조절하는 **팽대부괄약근**(오디괄약근)이 있습니다.

큰샘창자유두 조금 위에는 작은샘창자유두가 있고 부이자관(부췌관)이 여기로 뚫립니다.

샘창자의 점막에는 섬세한 주름이 있는데 이를 **돌림주름**이라고 합니다. 돌림주름은 빈창자와 돌창자에도 있습니다. 즉 작은창자에 공통적으로 나타나는 특징입니다.

큰샘창자유두를 지나면 중장에서 유래한 부분이 나옵니다. 샘창자와 빈창자의 경계가 날카롭게 구부러지고 인대로 후복벽에 고정되어 있습니다. 이를 **샘창자인대**(트라이츠인대)라고 합니다. 민무늬근 섬유도 포함되어 있어서 십이지장제근이라고도 합니다.

12 이자는 소화하고 중화하고 조정한다

이자(췌장)는 배막 뒤에 있고 위 뒤쪽에 숨어 있습니다. 갈고리 모양의 **머리**가 샘창자의 C자에 끼워져, 거기로부터 길쭉한 **몸통**이 왼쪽으로 뻗어 있고 그 뒤로 뾰족한 꼬리부위가 이어집니다(그림 6-12). **꼬리**는 지라(비장)로 향하고 이자 뒷면으로 지라동맥(비장동맥)과 지라정맥(비장정맥)이 지나갑니다.

이자 내부에는 이자관이 있어 샘창자에 열립니다. 주이자관이 큰샘창자유두에, 부이자관은 작은샘창자유두에 있습니다.

이자는 소화샘으로 이자액을 샘창자로 분비합니다. 이자액에는 아밀라아제(녹말 분해), 트립신(단백질분해), 리파아제(지질분해) 등의 소화 효소가 포함됩니다. 이자는 또한 대량의 탄산수소나트륨을 분비하여 위산을 중화합니다.

이자는 내분비기관이기도 합니다. 이자 안에는 소화액을 분비하는 세포에 섞여 호르몬을 분비하는 세포의 집합체인 **이자섬**(췌도)이 많이 있습니다. 이자섬이 분비하는 호르몬은 크게 세 가지입니다.

첫째, **인슐린**입니다. 세포에 의한 포도당 흡수를 촉진하고 혈중 포도당(혈당)을 낮춥니다. 인슐린과 관련된 문제가 생긴 것이 바로 당뇨병입니다. 다른 하나는 글루카곤인데, 간에 작용하여 저장된 당을 방출하고 혈당을 올립니다. 마지막으로 소마토스타틴은 이 둘의 분비를 억제합니다.

췌장염과 폐암

이자에 염증이 급격히 생긴 것이 급성췌장염입니다. 담석과 알코올이 주된 원인으로 꼽히죠. **이자조직이 망가지면 소화 효소가 새어 나와 주위를 녹여버립니다.**

명치(심와부)에 나타나는 관련 통증과(이자는 전장에서 유래합니다) 후복벽을 자극함으로써 일어나는 등의 통증(이자는 후복벽에 붙어 있습니다)이 나타납니다. CT 영상과 혈액에 누출된 효소를 측정하여 진단합니다.

몸 전체 상태를 원활하게 유지할 수 있도록 수액 치료를 합니다. 심각해져도 개복수술이 어렵기 때문에 수액 치료에 중점을 두되 내시경 수술로 망가진 조직과 고름을 제거하는 경우도 있습니다.

췌장암은 진행해도 증상이 거의 나타나지 않아 치료하기 어려운 암 중 하나로 꼽힙니다. 암이 확산되기 전에 발견되면 수술로 먼저 제거하고, 수술이 불가능한 경우에도 방사선 치료와 화학요법 등을 조합하여 치료합니다. 현재는, 이를 정리한 '표준 치료'가 확립되어 있습니다.

지라(비장)

왼쪽으로 이자를 따라가면 **지라**(비장)를 찾을 수 있습니다. 가로막으로 된 돔 천장의 왼쪽 상단에 있습니다. 보통은 가슴우리에 가려져 있어 배에서는 만져지지 않습니다. 등 쪽은 9~10번 갈비뼈에 접해 있습니다. 이 때문에 **교통사고로 등을 부딪치면 지라가 파열되기도 합니다**.

지라는 뭐랄까, 납작한 해삼 같은 모양입니다. 바깥쪽은 가로막을 따라 구부러지고 안쪽에 혈관이 드나드는 지라문(비장문)이 있습니다. 가장자리에는 1~5개의 칼집 같은 모양이 보이는데 이를 **위모서리패임**이라고 합니다(16). 지라가 부어 있어도 위모서리패임은 남아 있습니다. 배의 왼위쪽에 뭔가 부은 것이 있다? 그러면 배벽에서 지라의 위모서리패임을 만져보거나 에코로 보면 지라임을 알 수 있습니다.

지라에는 두 가지 기능이 있습니다. 하나는 노화한 적혈구를 파괴하고 철분 등을 재활용하는 것입니다. 또 하나는 면역입니다. 지라의 내부는 적색속질과 백색속질이라는 두 종류의 조직으로 구성됩니다. 노화한 적혈구는 적색속질에서 걸러집니다. 백색속질에는 림프구와 대식세포가 모여 항체를 생산하고 병원균을 제거합니다.

13 작은창자의 빈창자와 돌창자

작은창자(소장)의 가운데 부분이 **빈창자**(공장)이고 마지막 부분이 **돌창자**(회장)입니다. 경계선이 있는 건 아니에요. 중간 정도를 보고, 이게 빈창자냐 돌창자냐 하면 구분하기 힘듭니다. 앞에서 5분의 2 정도가 경계라고 생각하세요. 애초에 어느 쪽이 먼저였는지 기억하기 어렵습니다.

그렇다고는 해도 빈창자과 돌창자 사이에는 다소 차이가 있습니다. 빈창자가 좀 더 벽이 두껍고 내강이 넓습니다.

점막의 고리 모양 주름은 돌창자가 더 많고 명확합니다.

빈창자와 돌창자의 기능은 소화와 흡수입니다. 당, 아미노산, 지방산 등의 영양소를 흡수합니다. 또한 돌창자 하류부에서는 비타민 B12를 흡수하고 샘창자에서 쓸개즙으로 흘러 들어간 쓸개즙산을 회수합니다.

소화를 위해서는 효소에 의한 분해가 중요한데, 작은창자의 소화 효소는 작은창자 점막 세포 표면에 있고, 당과 펩타이드를 분해합니다. 그런데 왜 이런 곳에 효소가 있을까요? 이자액처럼 음식에 섞이는 것이 더 빠르지 않을까요? 이것은 장내 미생물과 영양을 두고 싸우기 때문입니다. 흡수하기 전에 무심코 분해를 진행하면 미생물이 소중한 영양을 가로챌 수 있습니다. 하지만 효소가 점막에 있으면 분해하자마자 점막에서 흡수할 수 있는 거죠(17).

장관의 벽

식도에서 곧창자(직장)에 이르는 장관 벽은 같은 구조를 이루지만, 각 부위에 따른 기능의 차이에 따라 벽에 차이가 있습니다. 여기서 잘 살펴봅시다.

일단 소장을 기준으로 배워보겠습니다.

먼저 내강에 접해 있는 것이 **점막**입니다(그림 6-13). **점막은 3층으로** 이루어져 있습니다. 가장 안쪽 층은 세포가 시트 모양처럼 되어 있는 **상피**입니다. 소화와 흡수에 주된 역할을 하죠. 그 바깥쪽에는 **점막고유층**이라는 결합조직이 있습니다. 혈관, 림프관, 신경이 이곳을 지나갑니다.

상피와 고유층은 **융모**라는 돌기를 만들어 표면적을 넓힙니다. 상피 세포 자체에도 미융모라는 돌기가 있습니다. 점막고유층의 바깥쪽에는 **점막근판**이라는 얇은 민무늬근 조직이 있습니다. 여기까지가 점막입니다. 점막 바깥쪽에는 **점막하층**이라는 결합조직이 있습니다.

점막 자체도 주름을 만들어 표면적을 더욱 넓힙니다. 주름의 모양은 부위에 따라 다릅니다. 위의 주름은 굵고 구불구불합니다. 작은창자의 주름은 미세한 고리 모양을 형성합니다. 잘록창자의 주름은 큰

그림 6-13 장관의 층구조

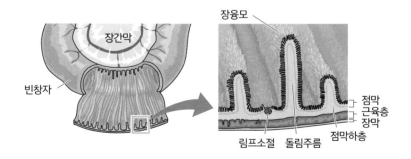

초승달 모양이며 반달 주름이라고 부릅니다.

점막과 점막하층을 둘러싸는 것이 **근육층**입니다(그림 6-13). 근육층은 민무늬근으로 이루어져 있는데, 장관의 연동운동을 담당합니다. 근육층은 2층으로 나뉩니다. 내강 쪽은 장관을 고리처럼 감싸고 있으며 이를 안쪽돌림층이라고 합니다. 바깥 표면은 장관을 세로로 뻗어 있으며 이를 바깥세로층이라고 합니다. '안쪽돌림, 바깥세로'라고 기억합시다. 위의 근육은 3층으로 이루어져 있으며 안쪽돌림·바깥세로, 플러스, 가장안쪽층은 비스듬하게 형성되어 있습니다.

소화관의 표면은 **장막** 또는 **외막**이 덮고 있습니다(그림 6-13). '또는'이라고 한 이유는 배막에 덮여 있는 부분은 장막이라고 하고 배막 뒤 등에 위치하여 배막에 덮여 있지 않은 부분은 외막이라고 하기 때문입니다.

장관 벽 안에는 독자적인 신경계가 존재합니다. 안쪽돌림층과 바깥세로층의 틈새에 있는 것이 **아우어바흐신경얼기**(근층간 신경총), 점막하층에 있는 것이 **마이스너신경얼기**(점막하 신경총)입니다. 이들을 합쳐서 장관신경계라고 하며, 독립적인 네트워크를 구성해서 자율적으로 활동합니다. 교감신경과 부교감신경이 중추신경계 쪽에서 장관 전체 기능을 조절합니다.

14 막창자와 막창자꼬리

작은창자 다음이 큰창자(대장)입니다. 큰창자는 막창자에서 시작해서 잘록창자, 곧창자로 이어집니다. 막창자에는 막창자꼬리가 붙어 있습니다. 곧창자의 출구가 항문입니다. 돌창자가 잘록창자에 닿는 곳에는 역류를 방지하는 판막이 있는데 이를 돌막창자판막(회맹판막)이라고 합니다. 돌막창자판막 끝에 불룩한 부분이 막창자입니다.

막창자꼬리는 가느다란 막장차 끝에 있는 장관입니다. 막창자꼬리 점막 아래에는 림프구가 많아 면역에 중요한 역할을 합니다. 또 장내 세균총 유지에도 도움이 되는 것 같습니다(18)(19).

충수염이 의심스러우면 눌러본다

"배가 아파요!!"라고 갑자기 호소해서, 혹시 수술해야 할지도 모를 것 같은 상태를 급성복증이라고 합니다. 급성복증의 원인은 다양하지만, 급성 충수염이 상위를 차지합니다.

충수염의 원인 중 대부분은 막창자가 막히는 것으로, 막힌 것은 단단한 대변 덩어리(변석), 이물질, 드물게 기생충 등입니다. 염증이 진행되면 막창자꼬리가 찢어져 복막염이 됩니다. 염증이 막창자까지 파급되면 맹장염입니다. 노인들이 충수염을 맹장염이라고 부르는 경우가 많은 것은 옛날에는 그런 상태를 자주 봤기 때문이라고 합니다.

급성 충수염 진단에 사용되는 배벽의 기준이 있습니다(그림 6-14).

그림 6-14 압통점

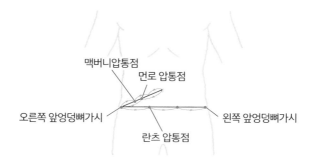

복부 진찰에서 그곳을 눌렀는데 환자가 아파하면 충수염을 의심합니다. 물론 다른 질환도 아플 수 있으므로 채혈, 나 에코 등 다른 검사를 반드시 해야 합니다.

배꼽과 오른쪽 앞엉덩뼈가시(오른쪽 골반뼈)를 연결하는 선상에서, 외측 1/3지점이 맥버니 압통점, 2/3지점이 먼로 압통점입니다(그림 6-14). 양쪽 앞엉덩뼈가시를 연결하는 선 우측에서 1/3지점이 란츠 압통점입니다. 막창자는 대체로 이 부근에 있습니다.

치료는 항균제로 염증을 억제하고 수술로 제거합니다. 치료하지 않았을 때의 치사율은 50%를 넘었다고 하니 절대로 가벼운 질병은 아닙니다[20].

충수염에 걸린 열십자와 코마네치

초기 충수염일 때는 배꼽 주위가 아픈 경우가 많습니다. 물론 막창자꼬리가 배꼽까지 이동한 것은 아니고 관련 통증입니다. 찬찬히 살펴봅시다.

막창자꼬리의 통각을 전하는 신경 섬유는 T10의 후근에서 척수로 들어갑니다. 통증 신호는 척수에 있는 다음 뉴런(매개 뉴런)으로 전달되고 이 뉴런은 다음 뉴런으로 전달됩니다. 그리고 그 뉴런이 뇌에 신호를 보냅니다. 이 같은 중간 뉴런에는 피부에서 통각을 전달하는 신경 섬유도 연결되어 있습니다. 즉 **막창자꼬리에서 나오는 통각과 피부에서 나오는 통각이 중간부터 같은 신경에 합류하여 뇌로 전달되는 것이죠.** 뇌에서 보자면 막창자꼬리와 피부를 구별할 수 없습니다. 따라서 통증의 원인이 막창자꼬리라도 피부가 아프다고 느끼게 됩니다. 심장의 통각 부분에서도 이야기한 수렴이론입니다(249쪽).

자, 여기서 피부분절을 생각해봅시다. '배꼽에 열십자의 10'이라고 외웠었죠? 배꼽 레벨은 T10입니다. 즉 충수염의 통증은 그곳에서 느껴집니다. **내부장기에서 유래한 통증이기 때문에 둔하고 답답한 통증입니다.** 진짜 피부 통증이라면 따끔따끔하고 날카로운 통증일 것입니다.

충수염이 진행되면 염증이 주위로 퍼집니다. 오른쪽 샅굴부의 배쪽 복막에 염증이 퍼지면 이번에는 거기서 오는 통증이 L1을 거쳐 척수로 전달됩니다. '코마네치의 1'입니다. 기억나나요?

체벽의 통증이기 때문에 그 부위 자체가 아프면 뇌는 정확하게 파악합니다.

15 장의 발생과 동맥과 신경과 관련 통증

자, 충수염 얘기가 나온 김에 배와 연관된 통증을 정리해볼까요?

　연관통이 중요한 이유는 알고 있으면 오진을 줄일 수 있기 때문입니다. 통증의 근원에서 멀리 떨어진 곳이 아픈 것이 연관통이므로, 통증의 위치만으로 판단하면 오진을 하게 됩니다. 그러나 이건 혹시 연관통인가?, 이렇게 생각할 수 있다면 정확한 진단을 할 수 있겠죠.

　그렇다고 해도, 통째로 암기하면 헷갈릴 뿐이니, 발생에 이야기를 되돌려서 생각해봅시다.

　원시장관은 전장, 중장, 후장으로 나뉘었죠. 영양동맥은 각각 복강동맥·위창자막동맥·아래창자간막동맥입니다(281쪽). 통각을 전하는 신경 섬유는 이들 동맥을 따라 장으로 뻗어 나갑니다. 그 결과 장관의 통각을 전달하는 섬유는 장의 각 구획에 따라 정해진 분절로 나뉩니다.

　여기서부터가 중요합니다. 심장과 막창자꼬리 연관통에 관해 설명했던 수렴 이론입니다(21). 장관에서 나오는 통각 섬유와 몸의 표면에서 나오는 통각 섬유가 척수 안에서 같은 신경 경로에 합류합니다. 그래서 장관에 통증의 원인이 있어도 같은 분절에 해당하는 체표가 아픈 것처럼 느껴집니다.

　전장의 분절은 T5~T9이며, 여기에 해당하는 신체 표면은 명치(심와부)입니다. (50쪽 그림 1-16). 중장은 T10~T11로 배꼽 주위입니다. 후장은 T12~L1이며 하복부입니다(282쪽 표 6-2).

실제적인 이야기를 좀 해보죠. 과식과 음주로 위염이 생기면 우리는 '위가 아프다'고 호소합니다. 이때 말하는 '위'는 바로 심와부입니다. 실제 위에 가까운 위치이기는 하지만 이것은 전장의 연관통입니다.

충수염 때문에 가장 먼저 아픈 곳은 배꼽 주변입니다. 막창자꼬리가 중장에서 형성되었기 때문이죠.

갑자기 변의를 느끼면 아랫배가 아프죠. 이때 내림잘록창자에서 구불잘록창자까지 꾹꾹 수축해서 아픈 것인데 이것들은 후장입니다. 이것도 연관통입니다.

담석증의 경우에는 명치와 관련된 통증이 나타납니다. 쓸개와 쓸개주머니관(담관)이 전장에서 유래하기 때문입니다. 염증이 가로막에 걸리면 통증이 오른쪽 가로막 신경을 지나 오른쪽 어깨에 연관통이 발생합니다.

달리면 옆구리가 아프다

달리기를 할 때 가끔 옆구리가 쿡쿡 쑤시지 않나요? 괴롭죠. 새해 마라톤에서 옆구리를 누르며 괴로운 표정으로 뛰는 선수를 보면 굉장히 힘들 것 같습니다.

음, 저는 따뜻한 방에서 느긋하게 TV로 보지만요. 참고로 저는 새해 단팥죽에 떡은 2개만 넣어 먹습니다.

이 현상에는 의학적 명칭이 있는데 직역하면 '운동 관련 일과성 복통(Exercise-Related Transient Abdominal Pain: ETAP)'입니다. 통칭 사이드

스티치(side stitch)로 불리며 이름처럼 **따끔따끔하고 날카로운 통증이 국소적으로 발생합니다.** 장기 통증과 같이 답답하고 둔해서 어디가 아픈지 명확하지 않은 통증과 다릅니다.

식후에 갑자기 달리면 ETAP가 되기 쉽습니다. 달리기에 익숙한 사람에게서는 별로 일어나지 않지만, 그렇다고 해서 아주 없진 않습니다. 승마나 수영, 모터크로스를 할 때도 발생합니다.

왜 일어나는지 그 이유는 분명하지 않습니다. 다양한 이론이 제시되었지만 가로막 허혈, 근육통, 내장 허혈설 등 일부는 부정되었고 아직 결정적인 것은 없습니다. 현재 확실해 보이는 것은 벽쪽복막의 자극에 의해 일어난다는 가설입니다. 운동이나 진동으로 내장과 배벽이 부딪히고 그로 인한 마찰 때문에 배벽에 통증이 생깁니다. 이 가설은 ETAP가 날카롭고 국소적인 통증인 것과 잘 들어맞습니다(22).

또한 통증의 위치를 실제로 확인하면 옆구리뿐만 아니라 복부 전체에 있습니다. 이것도 복막 자극으로 설명할 수 있습니다. 또한 사람들 중 4분의 1은 어깨에도 통증이 생깁니다. 가로막 아래의 복막 자극이 가로막 신경을 통해 나타난 관련 통증이라고 하면 설명이 되지요. 식후에 발생할 가능성이 큰 이유는 내장기관이 더 많이 흔들리기 때문이라고 생각됩니다.

16 잘록창자의 기준

대장 이야기로 돌아갑시다. 음, 막창자까지 했군요. 이제 **잘록창자**(결장)를 살펴보겠습니다(그림 6-15).

잘록창자에는 작은창자에 없는 세 가지 외관상 특징이 있습니다. 수술에서 장관을 구별할 때 이러한 점을 확인합니다.

일단 **잘록창자팽대**입니다. 장관의 팽창과 수축이 연속적으로 일어납니다. 그다음에 **잘록창자띠**입니다. 세로근육인 민무늬근이 두꺼워져 리본처럼 보입니다. 잘록창자띠는 3개로 구성됩니다. 마지막으로 복막주렁을 살펴보죠. 잘록창자끈에서 복막에 싸인 지방조직이 송이처럼

그림 6-15 큰창자

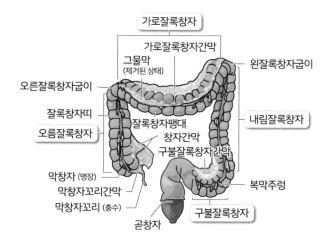

늘어져 있는데 어떤 역할을 하는지는 불분명합니다.

잘록창자띠는 잘록창자팽대 형성에 도움을 줍니다. 3개의 잘록창자 띠가 안쪽돌림층의 주름을 잡아서 던지기 고리처럼 된 안쪽돌림층의 수축과 이완으로 생기는 불룩하고 오목한 부분의 차이를 한층 확대 합니다. 잘록창자띠 외의 세로근육은 얇기 때문에 안쪽돌림층이 이완 되면 불필요하게 부풀어 오릅니다. 이것이 잘록창자팽대입니다.

잘록창자팽대는 정적인 구조가 아니며, 내용물을 보내기 위해 움직 이고 부풀어 올랐다가 오므리고 다시 부풀어 오릅니다. 하지만 애초 에 이런 움직임이 무슨 소용이 있는지는 분명하지 않습니다. 내용물 의 진행을 늦추어 흡수와 발효에 시간을 들이고 있다고 추정됩니다.

잘록창자는 내관에도 특징이 있습니다. 작은창자 점막의 주름은 섬 세한 고리 모양의 주름이지만, 잘록창자의 주름은 초승달 모양의 **반달 주름**입니다.

잘록창자에서 대변이 된다

잘록창자는 막창자(맹장)에서 시작해 **오름잘록창자**(상행결장), **가로잘록 창자**(횡행결장), **내림잘록창자**(하행결장), **구불잘록창자**(S상결장)로 이어집니 다(그림 6-15).

가로잘록창자의 양 끝의 구부러진 부분을 잘록창자굽이라고 합니 다. 오름잘록창자와 내림잘록창자는 장의 회전에 따라 후복벽에 붙으 므로 2차 배막뒤장기입니다. 이 간막도 배막 뒤에 붙으며 원래 혈관은 배막 뒤에 있습니다. 가로잘록창자와 구불잘록창자에는 간막이 있습니다.

이제 잘록창자의 기능을 생각해봅시다.

장의 내용물은 작은창자까지는 액체 상태이며, 이것이 잘록창자를 통과하는 동안 수분과 염류가 흡수되면서 고형화됩니다. 사람에 따라, 혹은 그날의 상태에 따라 식후 1~3일이면 그렇게 됩니다.

굳어진 대변은 구불잘록창자부터 차례로 쌓여 갑니다. 구불잘록창자와 곧창자의 경계는 강한 곡선을 그리며 판막 기능을 합니다. 보통 곧창자에는 대변이 없습니다.

내림잘록창자까지 변이 쌓이면 어느 순간 내림잘록창자에서 구불잘록창자까지 일제히 수축해서 대변을 곧창자를 향해 밀어냅니다. 이것을 대연동이라고 합니다. 곧창자가 변으로 부풀어 오르면 그 신호가 변의로 뇌에 전달됩니다. 그리고 조임근(괄약근)이 열리면서 변이 배출됩니다.

구불창자에서도 세균에 의한 발효가 진행됩니다. 하지만 구불창자에서는 수분 이외의 흡수는 잘되지 않고 길이도 짧기 때문에 발효로 생긴 영양이 이용되지 않고 배출됩니다. 아깝네요.

아까워서인지 토끼는 자신의 변을 먹는 습성, 즉 식분이 있습니다. 그로 인해 발효로 만들어진 비타민 B12 등을 이용합니다. 인간은 잡식성이기 때문에 식분을 하지 않아도 비타민 B12가 충분합니다. 잡식성이라 참 다행이네요.

17 간문맥

복부 소화관의 정맥은 특별합니다. **간문맥**, 또는 간단히 문맥이라고 합니다.

정상적인 혈액순환에서 혈관은 동맥→모세혈관→정맥 순으로 변합니다. 복부 소화관에서는 동맥→모세혈관→간문맥→모세혈관→정맥, 이렇게 모세혈관이 두 번 등장합니다. 첫 번째가 소화관이고 두 번째가 간입니다. 간문맥은 그 사이에 있는 혈관입니다. 구조 자체는 일반 정맥과 같습니다.

소화관의 정맥이 이런 구조인 것은 흡수와 관계가 있습니다.

소화관 점막에서 흡수된 당, 아미노산, 비타민 등의 영양이나 알코올, 독소, 암모니아 등의 유해 분자들은 점막의 모세혈관으로 들어가 혈액과 함께 간문맥으로 모여 간으로 보내집니다. 간에서는 분자의 종류, 필요성에 따라 대사되거나 저장되거나 분해되거나 무독화되기도 합니다.

지라와 이자도 간문맥계통에 속합니다. 지라는 오래된 적혈구를 파괴합니다. 그리고 헤모글로빈을 분해해서 철분과 간접 빌리루빈으로 회수하고 간문맥에서 간으로 보내 처리하게 합니다. 이자는 인슐린과 글루카곤을 간문맥의 혈액으로 방출하여 간에서의 당 대사를 조절합니다. 이러한 기능은 간과의 사이에 전담 혈액 경로가 있어서 가능합니다.

간에는 이 간문맥과 간동맥 두 계통에서 혈액이 들어오게 되는데, 실제로 간문맥을 통해 들어오는 혈액이 훨씬 많아서 전체의 4분의 3을 차지합니다. 또 간 자체에 영양을 공급하는 역할도 간문맥이 더 큽니다.

간문맥은 말초에서는 동맥과 각기 뻗어 나가지만 하나로 정리되어 가기 때문에 동맥과는 전체적인 형태가 다릅니다. 헤비메탈 그룹에서 쓰이는 폰트의 'K'와 비슷하다고 생각하지만, 정통 해부학 서적에서 그렇게 말하는 것은 본 적이 없으므로, 우리끼리만 그렇게 말하기로 하죠(그림 6-16).

간이 나빠져 피를 토하고 치핵이 생기고 괴물을 보고 돌이 된다

간은 바이러스, 알코올, 의약품, 자가면역, 지방축적 등에 의해 염증이 생깁니다. 간염이죠. 간이 부어서 갈비뼈활 밖으로 튀어나와 복벽에서

그림 6-16 문맥계는 K자 형

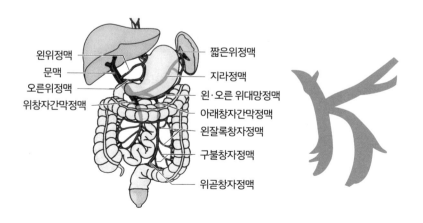

왼위정맥
문맥
오른위정맥
위창자간막정맥
짧은위정맥
지라정맥
왼·오른 위대망정맥
아래창자간막정맥
왼잘록창자정맥
구불창자정맥
위곧창자정맥

도 만질 수 있게 됩니다.

간염이 만성화되면 점차 간세포가 망가져 섬유질로 대체되면서 간이 오므라들어 딱딱해집니다. 이것이 간경화입니다. 혈관도 손상되어 혈액이 잘 흐르지 않게 되고, 문맥의 내압이 높아집니다. 이것을 문맥압 항진증이라고 합니다. 문맥을 통해 흐르기 어려워진 혈액은 다른 곳으로 흘러나올 수밖에 없습니다. 탈출 경로는 세 군데입니다.

먼저 **식도 하단 점막 아래에 있는 정맥얼기가 문맥과 홀정맥**(기정맥)**에 모두 연결되어 있습니다.** 문맥압이 높아지면 이것이 부풀어서 정맥류가 되고, 더욱 심해지면 정맥류가 파열되어 많은 양의 피를 토하게 됩니다. 위험한 상태입니다. 곧창자에서도 같은 일이 일어납니다. **곧창자 하단의 점막 아래에 있는 정맥얼기가 문맥과 아래대정맥 모두에 연결되어 있습니다.** 문맥압 항진으로 인해 이 정맥얼기가 부풀어 오르면 치핵이 됩니다. 치핵이 파열되면 출혈이 일어납니다.

배벽에도 이상이 나타납니다.

문맥압항진증일 때는 드물게 배꼽을 중심으로 부채살처럼 구불구불하게 가느다란 피부정맥이 팽창되어 튀어나오는 경우가 있습니다. **메두사의 머리**라는 증상입니다. 이 피부정맥은 간원인대를 통해서 간 문맥과 연결됩니다. 메두사는 머리에 머리카락 대신 수많은 독사가 난 그리스 신화의 괴물입니다(그림 6-17). 이 광경을 본 사람은 돌로 변하지요.

문맥압항진증이 진행되어 문맥에서 아래대정맥으로 우회가 증가하

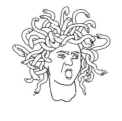

그림 6-17 메두사

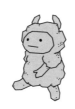

면 장에서 흡수된 암모니아와 같은 독극물이 간에서 대사되지 못하고 뇌에 영향을 줄 수 있습니다. 이를 간성뇌증(간성혼수)라고 하며 착란, 퍼덕떨림,[7] 혼수 등 심각한 정신신경학적 증상이 나타납니다. 혼수상태에 이르면 대부분 사망합니다.

18 침묵의 간

간은 인간의 몸에서 가장 큰 내장기관입니다. 성인 남성은 1~1.4kg, 성인 여성은 1~1.2kg이며 체중의 3%에 해당합니다. 뇌와 거의 비슷한 정도로군요.

이렇게 크니까 간은 아무래도 여러 가지 일을 해내고 있을 것 같죠? 실제로 여러 가지를 저장하고 합성, 변화, 분해, 무독화하거나 분비합니다. 간단히 정리하면 이렇게 보입니다.

- **쓸개즙 생성** : 쓸개즙은 지방의 소화 및 흡수를 돕습니다.

---

7) flapping tremor. 팔을 앞으로 쭉 뻗은 상태에서 손목관절을 위로 젖은 뒤 의사가 환자의 손바닥을 환자쪽으로 살짝 민 뒤 놓으면 환자의 양 손이 마치 새가 날아오를 때 퍼덕거리듯이 떠는 현상. 즉 고정된 자세를 유지하지 못하는 상태를 말한다.-옮긴이

- **영양소 저장** : 장에서 흡수된 영양을 저장하여 필요할 때 방출합니다. 이를 위해 물질을 변화시킵니다.
- **해독** : 장관에서 흡수된 물질 및 체내 대사로 생긴 물질 중 유해 물질을 무해하게 만듭니다.
- **면역** : 간에는 대식세포와 NK세포(내추럴 킬러 세포)가 대기하고 있습니다.

글리슨 캡슐과 간의 통증

간의 표면 전체는 결합조직의 막으로 덮여 있습니다. 이것을 **글리슨 캡슐**이라고 합니다. 이곳에는 통각의 섬유성 끝단이 풍부하게 분포합니다. 간 질환으로 글리슨 캡슐이 늘어나거나 자극을 받으면, 오른쪽 갈비뼈에 둔통이라고 할지 불쾌감이라고 할지 모르는 답답한 감각을 느낍니다. 이것을 **간통증**이라고 합니다. 간 주위를 누르거나 두드리면 통증이 심해지므로 판단할 수 있습니다.

염증이 배벽에 미치면 그 부분에 심하고 날카로운 통증이 생깁니다. 가로 신경을 통해 오른쪽 어깨까지 아플 수도 있습니다. 이것은 간 자체보다 쓸개나 쓸개관의 염증으로 생기는 경우가 많지만 급성 간염에 의해서도 발생할 수 있습니다.

'간은 침묵의 장기'라고 합니다. 내부에 통각의 신경 말단이 없어서 질병을 늦게 발견한다는 뜻인데 이것은 간뿐만 아니라 다른 여러 장기에도 해당하는 말입니다. 뇌도 그렇습니다. 그러니 평소에 건강에

신경을 쓰고 건강 검진을 받는 것이 좋습니다.

간은 배벽에 매달려 있다

간은 전장에서 배쪽간막으로 자라난 싹이 커져서 생깁니다. 위가 회전할 때 간도 돌아서 오른쪽 위쪽으로 접근하여 가로막에 일부 붙어 있게 됩니다(그림 6-9).

즉 무거운 간이 가로막에 매달려 있습니다(그림 6-10). 그리고 가로막은 가슴우리 내 음압과 복강 내 양압에 의해 위쪽으로 밀리고 간에 가해지는 중력과 가로막 자체의 수축으로 아래로 당겨집니다.

천식이나 좌심부전으로 호흡이 곤란할 때는 누워서 자면 오히려 고통스럽고, 몸을 일으키면 호흡이 조금 편해지는데 이것을 **좌위호흡**이라고 합니다. 간으로 당겨진 가로막이 내려가 허파가 팽창하면서 우심으로 가는 혈액이 줄어들어서 허파의 울혈이 감소하기 때문에 호흡하기가 좀 편해지는 것이죠.

쓸개와 담석

간의 아래쪽에 붙어 있는 주머니가 **쓸개**(담낭)입니다(그림 6-10, 12). 간의 좌우에서 간관이 나오고, 그것들이 만나서 **온간관**이 되고 여기서 쓸개관이 갈라져 쓸개로 이어집니다. 쓸개관과 온간관이 합쳐진 것이 **온쓸개관**입니다. 온쓸개관은 큰샘창자유두로 열립니다. 하나로 이어져 있는 관인데 이름이 어지럽게 바뀌네요. 해부학이어서 그렇습니다.

그래서 말인데요, 쓸개는 간이 분비하는 쓸개즙을 일단 저장해서 농축하는 작용을 합니다.

쓸개즙에는 빌리루빈이라는 녹황색 색소가 있어서 쓸개의 내용물은 녹색입니다. 쓸개 내벽은 벌집과 같은 형태의 주름이 많으며 쓸개관도 열어 보면 나선형 주름이 있습니다.

어쩌면 담석이 발견될지도 모릅니다. 담석에는 여러 종류가 있습니다. 콜레스테롤이 주성분인 콜레스테롤 담석은 담갈색인데 80% 정도가 이것입니다. 빌리루빈 칼슘석은 갈색이며 CT 촬영으로 발견됩니다. 흑색석은 모래 모양, 조약돌 모양으로 쓸개에 쌓여 있는 경우가 많습니다. 그 밖에도 다양한 혼합형이 있습니다. 담석이 있어도 몇십 퍼센트는 증상이 없습니다. 하지만 담석이 자극을 일으켜 쓸개관이나 온쓸개관이 막히거나 세균이 달라붙어 담낭염이 되면 심한 통증이 생깁니다.

자, 여기서 쓸개와 관련된 통증을 생각해봅시다. 좀 전에도 배웠죠. 이제 그것을 응용할 때입니다.

쓸개도 전장에서 유래하기 때문에 처음에는 명치 부근이 불편하고 둔한 통증을 느낍니다. 염증이 쓸개 주위의 벽쪽복막에 미치면, 오른 갈비밑부위에 통증을 느낍니다. 이것은 체벽의 통각이므로 날카로운 통증입니다(사실 이 정도는 격통이라고 표현하겠지만). 또한 가로막에 자극이 전달되면, 오른쪽 가로신경을 통해 오른쪽 어깨에 관련 통증이 나타납니다. 오른쪽 가로 신경은 직접 쓸개의 통증 감각을 전달해 주기도 합니다. 이러한 통증의 모습이 특징적이기 때문에 '담도통'이라는 명칭이 붙었습니다.

해부학 실습시간에서는 쓸개에서 빌리루빈이 스며 나와 주변이 녹색으로 변한 경우도 많습니다. 그런 것이 보이면 담낭염이 영향을 미칠 수 있는 부위라고 생각하면 됩니다.

19 콩팥과 부신

해부학 실습에서 소화 기관을 제거하면 텅 비어 버린 것 같은 느낌이 듭니다. 하지만 아직도 후복벽에 중요한 것들이 내장되어 있어요. 바로 **콩팥**(신장)과 **부신**입니다.

콩팥과 부신은 후복벽의 지방에 묻혀 있습니다. 봉긋하게 부풀어 오른 것으로 알 수 있고 높이를 비교하면 왼쪽보다 오른쪽이 조금 낮습니다. 오른쪽에는 간이 있기 때문이죠.

콩팥은 다양한 장기와 맞닿아 있습니다. 오른콩팥은 간, 샘창자, 오른잘록창자굽이, 작은창자에 접합니다(그림 6-18). 왼콩팥은 위, 지라, 왼잘록창자굽이, 빈창자와 접합니다. 뒷면은 아래쪽 갈비뼈에 위치하고 가로막, 큰허리근, 허리네모근, 배가로근과 접하고 있습니다. 오른쪽은 11~12번 갈비뼈, 왼쪽은 12번 갈비뼈입니다.

이 장기들에 무슨 일이 생기면 콩팥도 영향을 받을 수 있습니다. 종종 등에 타박상을 입어서 아래쪽 갈비뼈가 부러졌을 때 콩팥이 손상

그림 6-18 복부의 수평 단면

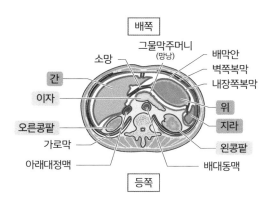

되어 복강 내 출혈이 일어납니다. 그러면 모리슨오목이나 지라 주위에 혈액이 고입니다. 이제 실감이 나죠? 잘했어요!(290쪽)

콩팥의 피막

신장을 감싸는 근막이 중요하니 좀 더 자세히 살펴보겠습니다.

일단 벽쪽복막 아래의 지방을 봅시다. 이것은 복막바깥근막이 이어진 것입니다. 그 아래에 **콩팥주위근막**이라는 섬유막이 주머니를 형성합니다. 그 안에도 지방이 있는데 이것을 **지방 피막**이라고 하며 여기에 콩팥과 부신이 들어 있습니다. 콩팥을 직접 덮고 있는데 섬유성 피막을 **섬유피막**이라고 합니다.

콩팥주위근막은 일명 **제로타근막**이라고도 합니다. 루마니아의 해부학자이자 비뇨기과 의사인 드미트리 제로타(1867~1939년)에서 유래했습니다. 인명이 붙은 의학 명칭이 있다는 것은 이미 알고 있겠지만 임상적으로 중요한 무언가가 있다는 뜻입니다.

신장암으로 인해 콩팥 표면에 종양이 튀어나오면 지방 피막과 제로타근막이 암세포를 일단 막아줍니다. 이런 암이 생기면 콩팥 전체를 적출해야 하는데 제로타근막을 뚫지 않게 조심하면서 지방 피막째로 콩팥을 빼냅니다. 이렇게 하면 배안에 암세포를 퍼뜨리지 않고 깨끗하게 제거할 수 있습니다.

암세포가 배막으로 퍼지면 그곳에서 종양이 자라기 때문에 조심해서 해야 합니다.

콩팥을 껍질째 깨다

누에콩 모양을 한 콩팥은 앞에서 봐도 횡단면으로 봐도 八(여덟 팔) 자로 약간 기울어져 있습니다(그림 6-19). 콩팥의 안쪽 부분을 콩팥문이라고 합니다. 여기에 콩판동맥과 콩팥정맥이 지나갑니다. 또한 콩팥에서 생성된 소변을 받는 깔때기 모양의 콩팥잔(신반)이 요관으로 이어집니다.

정상적인 콩팥은 매끈하고 부드러운 느낌입니다. 종종 콩팥 물혹(신장 낭종)이라고 하는, 빡빡한 막으로 된 주머니가 신장 표면에 발견됩니다. 그중 몇 개는 정상이고 무해합니다. 신부전(콩팥기능상실)이면 신장이 작게 위축되어 있을 수도 있습니다. 그 경우 신장 표면이 고르지 않습니다.

먼저 콩팥깔때기(신우)부터 알아볼까요? 콩팥깔때기는 콩팥에서 생

그림 6-19 콩팥

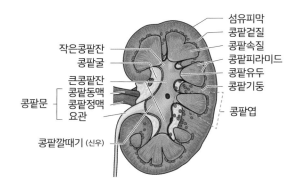

섬유피막
콩팥겉질
콩팥속질
콩팥피라미드
콩팥유두
콩팥기둥

작은콩팥잔
콩팥굴
큰콩팥잔
콩팥동맥
콩팥정맥
요관
콩팥깔때기 (신우)

콩팥문

콩팥엽

긴 소변을 받아 모아 요관으로 흘려보냅니다. 임상에서는 **신우**라는 명칭으로 많이 부릅니다. 예를 들어 '신우신염', 이렇게 쓰입니다.

콩팥깔때기는 여러 개로 갈라지고 가장자리가 잔 모양을 하고 있습니다. 이것을 작은콩팥잔(소신배)이라고 합니다. 작은콩팥잔이 두세 개 모인 것이 큰콩팥잔(대신배)입니다. 작은콩팥잔에는 콩팥의 원추형 조직이 박혀 있는데 이것이 콩팥피라미드입니다. 이 끝에서 소변이 나옵니다. 여러 개의 콩팥피라미드를 통틀어 콩팥속질(신수질)이라고 합니다.

그 이외의 부분을 콩팥겉질(신피질)이라고 하며, 콩팥 가장자리와 콩팥피라미드와 콩팥피라미드 사이의 틈새를 메웁니다.

콩팥동맥·콩팥정맥

콩팥동맥은 배대동맥의 측면에서 좌우 각각 1개씩 거의 직각으로 갈라집니다. 콩팥정맥도 마찬가지로 아래대정맥에서 직각으로 갈라집니다. 콩팥의 혈류량은 양쪽 콩팥에 단위 시간(1분)당 1L이며, 심박출량의 비율로 5분의 1 수준입니다. 그것을 반영해서 콩팥동맥과 콩팥정맥은 모두 굵습니다.

콩팥동맥과 콩팥정맥, 특히 콩팥동맥은 여러 개 있는 경우도 드물지 않습니다. 해부학 실습에서는 30구 중 1~몇 구 정도는 이에 해당하는 것 같습니다.

콩팥동맥이 겹치는 경향이 있는 것은 콩팥이 원래 골반안에서 생기고, 그것이 배안으로 올라가기 때문입니다. 이동하는 과정에서 가장 가까운 위치에서 콩팥동맥이 새롭게 자라 교체됩니다.

최종 위치의 콩팥동맥은 사실 세 번째로, 보통 이것만 남아 있습니다. 하지만 1개 앞의 동맥도 남아 있을 때가 있습니다. 이것이 중복 콩팥동맥입니다.

콩팥동맥이 중복되어도 대개는 아무렇지도 않습니다. 드물게 콩팥 혈류에 이상이 생겨 고혈압이 생기기도 하는데, 콩팥은 혈압의 센서이기도 하고, 혈압을 올리는 호르몬인 레닌을 분비하기 때문입니다.

콩팥단위(네프론)

콩팥은 **콩팥단위**(네프론)라는 미세 구조가 모여 형성됩니다(그림 6-20).

그림 6-20 콩팥겉질과 콩팥속질

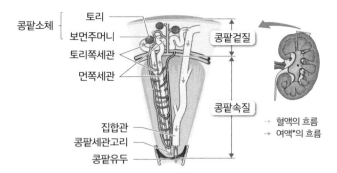

* 여액은 콩팥 사구체에서 걸러낸 액체이다. - 옮긴이

한쪽 콩팥당 약 100만 개의 콩팥단위가 있습니다. 콩팥단위는 토리 (사구체)라는 모세혈관 덩어리이며, 여기서 혈액의 액체 성분이 걸러집니다. 혈액 속에는 혈구와 분자가 큰 단백질이 머무릅니다. 이 액체를 원뇨라고 하며, 양쪽 콩팥 모두 하루에 200L나 됩니다. 보통 가정이라면 욕조 하나를 채울 분량입니다(혹시 댁의 욕조가 월풀 형태라면 비즈니스 호텔의 욕조를 생각하면 됩니다). 이대로 두면 사람은 금방 말라버리겠네요.

원뇨를 받는 주머니가 보먼주머니입니다. 보먼주머니에 이어 토리쪽 세관, 콩팥세관고리, 먼쪽세관으로 이어집니다. 토리(사구체)부터 여기까지가 콩팥단위입니다. 다수의 콩팥단위가 집합관에 모여 콩팥피라미드(신장피라미드) 끝부분에 열려 있습니다.

그래서 원뇨가 요세관과 집합관을 지나는 동안에 그 관을 만드는 상피세포가 물을 혈액으로 되돌려놓습니다. 이것을 수분 재흡수라고

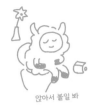

앉아서 볼일 봐

합니다. 나트륨 등의 염류, 포도당, 아미노산 등도 재흡수됩니다. 암모니아, 요소 등 불필요한 것은 소변으로 내보내는데 이를 분비라고 합니다. 그런 식으로 실제로 소변으로 콩팥에서 나가는 것은 하루에 2L 정도입니다. 100분의 1이네요. 하루 수분 섭취량과 같은 정도입니다(땀으로 배출되는 분량도 있으므로 완전히 동일하진 않습니다).

요관과 협착부와 요관결석

콩팥깔때기(신우)에서 이어지는 관이 요관입니다(그림 6-19). 요관은 후복벽 앞을 내려가 골반안으로 들어가 방광으로 이어집니다. 요관에는 민무늬근벽이 있고 연동운동으로 소변을 방광으로 보냅니다. 방광벽으로 비스듬히 들어가기 때문에 역류하지 않도록 판막 역할을 합니다.

요관에는 세 군데 좁아진 곳이 있는데 중요한 부위입니다. 콩팥에서 생긴 결석이 요관을 흘러가면 이 협착부에서 막히기 때문이죠.

먼저 콩팥깔때기에서 요관으로의 이행부입니다. 갑자기 가늘어져서 돌이 끼기 쉽습니다. 다음이 골반안 입구에서 온엉덩동맥을 넘어가는 곳입니다. 뒤에서 동맥에 의해 밀려서 좁아집니다. 마지막으로 방광의 벽을 관통하는, 판막이 되는 곳입니다.

돌이 끼어서 막히면 요관이 밀려나고 심한 둔통이 발생합니다. 요관의 연동운동 때문에 강한 통증이 간격을 두고 반복적으로 찾아옵니다. 이것을 급경련복통(산통)이라고 하는데 기분이 나빠지고 토하기도 합니다.

요관의 통각을 전달하는 섬유는 T11~L2입니다. 그것이 지배하는 피부분절에 관련된 통증이 나타납니다. 돌이 있는 쪽의 갈비뼈와 엉덩뼈능선 사이의 등, 샅굴부위에서 두덩뼈에 걸쳐 음낭, 대음순, 그리고 넙다리 앞쪽입니다. 통증으로 고통스러워하면서도 조심하면 결석이 내려가면서 통증 부위가 이동하는 것을 알 수 있을지도 모릅니다. 실제로는 잠을 자도 서 있어도 앉아도 아파서 서성거리느라 그럴 여유가 없겠지만요.

아픈 곳에는 이상이 없고(관련 통증이므로), 등을 주먹으로 때리면 '윽!' 하고 신음 소리가 나며(후복벽에서 진동이 전달되므로), 소변검사에서 잠혈이 확인된다면(요관이 손상되었기 때문에) 요관결석일 가능성이 큽니다. 엑스레이나 CT를 찍으면 결석이 보일 것입니다.

결석을 녹이는 약을 쓰고 수분을 충분히 섭취하고 돌이 흘러나오기를 기다립니다. 결석이 너무 커서 나오지 않을 것 같으면 내시경을 요관에 넣어 돌을 부수고 제거하기도 합니다. 결석이 방광까지 들어가면 통증은 사라지지만, 방광이 간지럽다고 할까, 가렵다고 할까, 소변이 마려운 것 같은 자극을 받습니다. 잠시 후, 결석이 요도에서 나올 것입니다. **변기에 부딪히는 소리가 들릴 수 있으니 기대해봅시다.**

20 부신은 부속품이 아니다

부신은 내분비기관 중 하나입니다. 삼각형 모양의 장기로 콩팥의 윗부분에 모자처럼 붙어 있습니다. 제로타근막 안에 콩팥과 함께 들어 있어서 콩팥의 부속물처럼 보이지만 **사실은 별개입니다.** 부신은 원래 지금의 위치에서 형성되는데, 골반안에서 생긴 콩팥이 거기까지 올라옵니다. 부신에 콩팥이 딱 붙어서 완성입니다.

부신의 내부는 겉질(피질)과 속질(수질)로 나누어져 있습니다. 겉질과 속질은 하나의 장기이지만, 이것도 원래는 완전히 별개입니다.

부신겉질(부신피질)은 중배엽에서 유래하며 부신겉질호르몬(부신피질호르몬)을 분비합니다. 부신겉질호르몬에는 여러 종류의 스테로이드가 포함되어 있습니다. 그중 당질 스테로이드는 의약품으로도 이용됩니다. 가려움 방지 연고나 알레르기 비염약 등에도 사용됩니다.

부신속질(부신수질)은 신경제에서 온 세포로 형성되고 아드레날린과 노르아드레날린을 분비합니다. 기능은 교감신경계와 같고, 어떤 '위기'를 느낄 때의 반응과 투쟁 도주 반응을 일으킵니다.

부신에 영양을 공급하는 동맥은 아래가로막동맥에서 분기하는 **상부신동맥**, 대동맥에서 직접 분기하는 **중부신동맥**, 콩팥동맥의 가지인 **하부신동맥**, 이렇게 세 가지로 나뉩니다.

21 배대동맥과 가슴림프관

복부의 혈관과 림프관을 살펴보겠습니다. **배대동맥**과 **아래대정맥**은 척추의 양쪽에 또렷이 보입니다. 이러한 굵은 가지, 복강동맥, 위창자간막동맥, 아래창자간막동맥은 관찰이 끝난 상태죠. 콩팥동맥과 콩팥정맥도 보았습니다. 잘 보이지 않은 것은 동맥의 가는 가지와 뒤에 숨어 있는 가슴림프관(흉관)입니다. 가늘고 숨어 있지만 중요합니다.

배대동맥의 가는 가지

먼저 고환동맥/난소동맥을 볼까요. 콩팥동맥의 바로 아래에 있는 배대동맥의 앞쪽에서 좌우로 갈라져 골반안으로 향합니다. 고환동맥/난소 동맥이 이렇게 높은 위치에서 갈라지는 것은 고환/난소가 복강에서 형성되었을 때 동맥이 연결되었기 때문입니다. 고환/난소가 아래로 내려가면서 함께 따라갑니다. 난소동맥은 골반안까지 내려가지만 고환동맥은 고환과 함께 샅굴(서혜관)을 통해 음낭까지 내려갑니다.

이걸 알아서 뭐에 쓰냐고요?

고환암이나 난소암일 때 암세포는 림프관을 따라 전이되어 갑니다. 림프관은 동맥을 따라 가기 때문에, 배대동맥 주위의 림프절을 향해 갑니다. 전이가 없는지 확인하려면 우선 여기부터 봐야겠어요.

또 하나의 가는 가지가 **아담키비츠동맥**입니다. 정식 해부학명은 대전근동맥(대(大) 전근동맥)입니다. 배대동맥에서 갈비사이동맥(늑간동

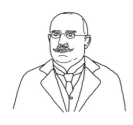

그림 6-21 앨버트 W. 아담
키비츠 (1850~1921년)

맥)과 허리동맥(요동맥)이 갈라지고, 그곳에서 갈라진 분기한 척수동맥이 척수신경을 따라 척수에 도달하여 영양을 공급합니다. 척수동맥 중 특히 굵고 1mm 정도 되는 것이 아담키비츠동맥입니다. 이 동맥이 척수의 허리팽대와 끝부분에 영양을 공급합니다.

이걸 알아서 어디에 쓰냐고 또 생각하나요?

동맥경화 때문에 배대동맥 해리가 일어났다고 합시다. 그러면 해리된 부분의 가는 가지가 막힙니다. **아담키비츠동맥이 영향을 받으면 척수경색이 일어납니다.** 이때 예를 들어 방광을 조절하는 자율신경이 손상되면 신경성 방광이라는 배뇨 장애가 발생합니다.

이 동맥의 이름은 폴란드의 병리학자, 앨버트 W. 아담키비츠에서 유래합니다(그림 6-21). 그는 척수동맥 연구로 성과를 올렸지만, 후에 주장한 '항암 혈청'의 존재가 잘못되었다는 비판을 받고 어쩔 수 없이 빈으로 이사를 가야 했습니다.

가슴림프관팽대와 가슴림프관

복부와 골반의 내장에서 오는 림프관, 다리에서 오는 림프관은 여러 림프절을 거쳐 몇 개의 굵은 림프관과 림프관줄기가 됩니다. 림프관줄기는 **가슴림프관팽대**(유미조)에 모입니다(60쪽 그림 1-20). 가슴림프관팽대는 림프관이 부풀어 오른 주머니와 같은 모양을 하고 있고, 허리뼈 앞, 가로막 바로 아래에 있습니다.

가슴림프관팽대에서 위로 뻗는 굵은 림프관이 바로 **가슴림프관**(흉관)입니다. 가슴림프관은 등뼈 앞을 비틀비틀 위로 향해 목 부위로 들어갑니다. 그러다가 왼쪽으로 휘어져 왼쪽의 속목정맥과 빗장밑정맥의 합류부(왼정맥각)에 합류합니다.

음식물에서 지질이 흡수되면 리파아제로 분해되어 중성지방으로 재합성됩니다. 그리고 단백질과 결합하여 리포단백질인 카일로미크론(암죽미립)이 됩니다. 카일로미크론은 작은창자 점막에서 흡수되어 림프관으로 흡수됩니다. 가슴림프관팽대의 구용어를 유미조라고 합니다. 기름기가 많은 음식을 많이 먹으면 이 때문에 림프액이 하얗게 탁해져 우윳빛을 띠게 되는데 '젖 유(乳)'와 '죽 미(糜)'를 쓰는 유미조(乳糜槽)는 이 때문에 붙여진 명칭입니다. 그러다가 정맥에 합류하기 때문에 혈액이 탁해지고 간과 지방세포에 도달해 축적됩니다.

혈액검사 전날 밤에는 식사를 삼가라는 말을 들은 적이 있나요? 혈액이 탁해지면 검사를 할 수 없기 때문입니다. 요즘 의사들이 대놓고 혼내거나 하진 않지만, 전날 밤에 먹은 것을 알게 되면 내심 어이없어 할지도 모릅니다.

모모타로적인…

암이 치명적인 질병인 것은 **무한히 퍼지며 증가하기 때문입니다.** 하지만 나름의 순서가 있으므로 의료계는 그 점에 착안하여 전이되는 곳을 찾습니다. 일본의 설화인 모모타로 이야기를 생각해봅시다.

할머니가 강에서 빨래를 하고 있는데 커다란 복숭아가 두둥실 떠내려왔습니다. 할머니는 그 복숭아를 건져서 집으로 가져갔습니다. 할아버지와 할머니가 복숭아를 먹으려고 잘라보니 안에서 건강한 남자 아기가 튀어나왔습니다.

암도 그렇게 흘러가며 퍼지고 살기 좋은 곳에서 커집니다. 강에 해당하는 것이 바로 정맥과 림프관입니다. 할아버지와 할머니의 집에 해당하는 것은 모세혈관이 있는 장기나 림프절입니다.

위암을 예로 들어봅시다.

위의 정맥은 문맥입니다. 암세포가 문맥으로 흘러 들어가면 다음 모세혈관은 간에 있습니다. 잘 되면 거기서 증식해서 전이성 간암이 됩니다. 더욱 전이되면 아래대정맥을 거쳐 허파로 흘러 들어가게 됩니다. 그리고 또 전이성 폐암이 됩니다. 만약 다시 전이되면 허파정맥에서 왼심방, 왼심실을 거쳐 대동맥으로 들어갑니다. 그 끝은 온몸이 되는데, 특히 혈류가 많은 장기로 전이되기 쉽습니다. 바로 뇌입니다.

암세포가 림프관에 들어가면 위 주위의 림프절에 걸려서는 증식하고, 밖으로 더 흘러나와서는 다음 림프절에 걸리기를 반복합니다. 가

슬림프관에 이르면 단숨에 가슴안(흉강)을 타고 올라 왼정맥각으로 갑니다. 그 부근의 림프절에서 암이 증식하면, 목 기저부가 부어오르게 되는데 이를 피르호 전이라고 합니다. 위암 검진이 보편화되지 않았던 시대에는 이 증상으로 인해 위암이 가장 먼저 발견되는 경우가 많았지만 이미 늦었을 때가 많았습니다.

22 큰허리근과 허리신경얼기와 가로막의 구멍

후유, 배안의 장기는 대체로 살펴보았고, 대동맥, 아래대정맥과 그 가지들도 보았습니다. 이제 배벽의 근육이 남았네요.

큰허리근

큰허리근(대요근)은 엉덩관절을 구부리게 하는 가장 강한 근육입니다 (그림 6-22). 서 있을 때는 넙다리를 들어 올리고, 누워서 다리를 누른 상태라면 몸통을 일으킵니다. 대립근은 큰볼기근(대둔근)입니다.

근력운동을 할 때 특히 중요하죠. 큰허리근과 큰볼기근의 단면적은 백 미터 달리기를 할 때 크게 관여한다고 알려져 있습니다(23).

큰허리근은 엉덩뼈(장골) 뒤쪽에서 시작하는 엉덩뼈근(장골근)과 합쳐서 엉덩허리근(장요근)이라고 불리기도 합니다. 복부에서는 큰허리근이 샅고랑인대를 지나 넙다리로 향하는 곳까지 볼 수 있습니다.

큰허리근 뒤쪽으로는 허리네모근이 하위 갈비뼈와 엉덩뼈능선 사이

그림 6-22 가로막의 위치와 형태

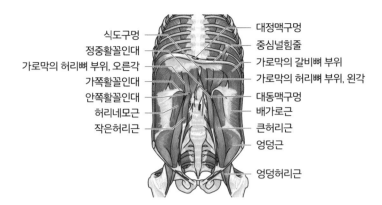

식도구멍
정중활꼴인대
가로막의 허리뼈 부위, 오른각
가쪽활꼴인대
안쪽활꼴인대
허리네모근
작은허리근

대정맥구멍
중심널힘줄
가로막의 갈비뼈 부위
가로막의 허리뼈 부위, 왼각
대동맥구멍
배가로근
큰허리근
엉덩근
엉덩허리근

의 틈을 메워 벽이 형성합니다. 그 바깥쪽에는 배가로근이 있습니다. 가로막도 전체가 보이네요.

이 복벽의 근육 표면을 따라 여러 가지 신경이 존재합니다.

큰허리근의 표면을 **음부넙다리신경**(음부대퇴신경)이 통과하여 넙다리와 샅굴로 향합니다. 큰허리근의 바깥쪽을 따라 굵은 신경이 있는데 큰허리근과 함께 넙다리 쪽으로 갑니다. 바로 **넙다리신경**(대퇴신경)입니다. 큰허리근과 허리뼈 틈새에도 굵은 신경이 있는데 이것을 **허리엉치신경줄기**(요천추신경간)이라고 하여 엉치신경얼기에 닿습니다. 샅고랑인대의 바깥쪽 끝을 통과하는 것이 바로 **가쪽넓적다리피부신경**(외측대퇴피부신경)입니다.

음, 큰허리근 주변에 신경이 많이 있군요. 뭔가 위기감이 드나요? 예리하네요.

허리신경얼기

신경 대부분이 큰허리근에 묻혀 있습니다. 이것을 **허리신경얼기**(요신경총)입니다. 우리 몸에는 '신경얼기(신경총)'라고 불리는 것이 여기저기 있지만, **근육 속에 묻혀 있는 것은 이곳뿐입니다.**

근육 속에 있지만 해부해서 꺼내기는 쉽습니다. 큰허리근은 정육점에서 말하는 '안심'에 해당합니다. 돈가스를 시켰을 때 나오는 긴 막대기 모양의 안심 돈가스죠. 기름기가 적고 힘줄도 없고 부드럽습니다. 가위나 핀셋, 손가락으로 쉽게 끄집어낼 수 있습니다. 무딘박리가 가능한 것이죠. 신경도 함께 잘라버릴 수도 있으니 절대로 메스를 사용하지 마세요. 이미 알고 있죠?

가로막의 구멍

가로막은 가슴안(흉강)과 배안(복강)을 분리합니다(그림 6-22). 체벽 주변의 여러 곳에서 시작하여 중심널힘줄(중심건)에 닿습니다. 가로막 사이로 있는 힘줄막이 클로버 모양인 곳이지요. 지배신경은 가로막신경으로 척수 번호 C3~C5에 해당합니다. 가운데의 통증 감각은 가로막신경이고 그 주변은 갈비사이신경을 통과합니다.

가로막의 구멍이 뚫린 곳을 통해서 흉강과 복강을 통과하게 되는데 마지막으로 순서를 확인해봅시다.

위에서부터 **대정맥구멍**(대정맥공), **식도구멍**(식도열공), **대동맥구멍**(대동맥공) 순으로 통과합니다(그림 6-22). 척추체 레벨로 말하자면 T8, T10,

T12입니다.

대정맥구멍에는 아래대정맥과 함께 오른가로막신경이 지나갑니다 (왼가로막신경은 독립적으로 왼쪽의 작은 구멍을 통과합니다). 식도구멍에는 식도와 그 주위의 미주신경이 지나갑니다. 대동맥구멍에는 대동맥과 가슴림프관이 있습니다.

가로막의 등쪽은 **가쪽활꼴인대, 안쪽활꼴인대**에서 시작하는데 현수교와 같은 형태입니다. 가쪽활꼴인대 1번 허리뼈의 갈비돌기와 12번 갈비뼈 사이에 붙어 있고, 그 뒤로 허리네모근이 지나갑니다. 안쪽활꼴인대는 허리뼈몸통과 1번 허리뼈의 갈비돌기에 붙어 있고, 그 뒤에 큰허리근과 교감신경줄기가 있습니다.

이야, 가로막의 구멍을 마지막으로 복부 해부를 마쳤습니다. 모두 수고하셨습니다.

참고문헌

(1) Haeck PC, et al：Evidence-based patient safety advisory: liposuction. Plast Reconstr Surg, 124：28S-44S, 2009

(2) Chow I, et al：Is There a Safe Lipoaspirate Volume? A Risk Assessment Model of Liposuction Volume as a Function of Body Mass Index. Plast Reconstr Surg, 136：474-483, 2015

(3) Cárdenas-Camarena L, et al：Strategies for Reducing Fatal Complications in Liposuction. Plast Reconstr Surg Glob Open, 5：e1539, 2017

(4) Kadar A, et al：Case 39-2021: A 26-Year-Old Woman with Respiratory Failure and Altered Mental Status. N Engl J Med, 385：2464-2474, 2021

(5) 李 啓充：「肥満は自己責任」論の不毛. 医学界新聞, 2988：5, 2012

(6) Rai R, et al：Tendinous inscriptions of the rectus abdominis: A Comprehensive Review. Cureus, 10：e3100, 2018

(7) 厚生労働省：第6回ＮＤＢオープンデータ(https://www.mhlw.go.jp/stf/seisakunitsuite/bunya/0000177221_00010.html)

(8) Kleisner K, et al：The evolutionary history of testicular externalization and the origin of the scrotum. J Biosci, 35：27-37, 2010

(9) Ding X, et al：Insights into the Evolution of Spermatogenesis-Related Ubiquitin-Proteasome System Genes in Abdominal Testicular Laurasiatherians. Genes (Basel), 12：doi:10.3390/genes12111780, 2021

(10) Vasconcelos-Castro S & Soares-Oliveira M：Abdominal pain in teenagers: Beware of testicular torsion. J Pediatr Surg, 55：1933-1935, 2020

(11) Patel AP：Anatomy and physiology of chronic scrotal pain. Transl Androl Urol, 6：S51-S56, 2017

(12) 「ひと目でわかるビジュアル人体発生学」(山田重人, 山口 豊/著), 羊土社, 2022

(13) Platell C, et al：The omentum. World J Gastroenterol, 6：169-176, 2000

(14) Liu Y, et al：The Essential Involvement of the Omentum in the Peritoneal Defensive Mechanisms During Intra-Abdominal Sepsis. Front Immunol, 12：631609, 2021

(15) Platell C, et al：The omentum. World J Gastroenterol, 6：169-176, 2000

(16) 吉川文雄：脾裂溝について. 日医大誌, 28：1303-1306, 1961

(17) 「図解・内臓の進化」(岩堀修明/著), p289, 講談社, 2014

(18) Masahata K, et al：Generation of colonic IgA-secreting cells in the caecal patch. Nat Commun, 5：3704, 2014

(19) Mörbe UM, et al：Human gut-associated lymphoid tissues GALT; diversity, structure, and function. Mucosal Immunol, 14：793-802, 2021

(20) 「急性腹症診療ガイドライン2015」(急性腹症診療ガイドライン出版委員会/編), 医学書院, 2015

(21) Gebhart GF & Bielefeldt K：Physiology of Visceral Pain. Compr Physiol, 6：1609-1633, 2016

(22) Morton D & Callister R：Exercise-related transient abdominal pain ETAP. Sports Med, 45：23-35, 2015

(23) Tottori N, et al：Trunk and lower limb muscularity in sprinters: what are the specific muscles for superior sprint performance? BMC Res Notes, 14：74, 2021

정리

- 배벽을 9분할하고 명치(심와부), 갈비밑부위라고 말하니까 진짜 의사가 된 거 같은데?
- 뱃살은 캄퍼근막이었고 그 아래의 스카르파근막은 선생님이 보여주셨지만 잘 모르겠다
- 서혜관(샅굴)이 관이 아니라는 말을 듣고 당황했지만 밤찹쌀떡으로 회복되었다
- 사타구니 통증 이야기를 들으니 오싹하기도 하고 가슴이 두근거리기도 하고
- 장관은 꼬였다가 돌았다가 들러붙었다가 정말 바쁘군
- 전장, 중장, 후장 각각의 신경을 배우고 연관통을 알게 되었다
- 충수염 관련 통증은 배꼽 주변과 맥버니압통점. 외웠다!
- 간경변이면 문맥압항진증으로 피를 토하고 하혈을 하며 배꼽 주위가 구불구불 튀어 나온다
- 통팥은 지방과 제로타근막에 싸여 있다
- 기름기가 많은 라면을 먹으면 혈액이 탁해진다. 채소를 많이 먹어야겠군!
- 허리신경얼기가 근육에 파묻혀 있었다. 해부학 실습에서 잘 집어낼 수 있어서 기분이 좋다

제 7 장

골반부 · 회음부

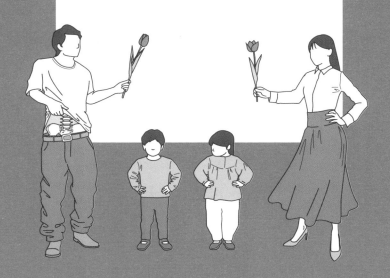

수업 시간에 이 주제를 이야기할 때는 항상 긴장됩니다. 아무래도 민감한 주제로 받아들여질 수 있기 때문이죠. 하지만 인간으로서, 생물로서 이야기의 내용이 중요하기 때문에 일단 시작하면 원활하게 진행될 수 있을 것 같습니다.

여느 때와 마찬가지로 이야기는 골격부터 시작합니다.

1 골반은 내장과 다리를 지탱한다

골반은 다양한 역할을 하는 뼈대입니다(그림 7-1).

엉치뼈에 **볼기뼈**가 합쳐진 것을 골반이라고 합니다. 파친코 기계의 열린 튤립 모양을 떠올려 보세요. 열린 꽃잎 부분을 큰골반이라고 하며 배벽의 일부가 되어 배안(복강)의 내장을 지지합니다.

파친코의 구슬이 들어가는 부분을 작은골반이라고 하며 뼈로 둘러싸인 터널이 되어 골반안(골반강)을 형성합니다. 이곳에 방광, 자궁, 난

그림 7-1 골반 (앞쪽)

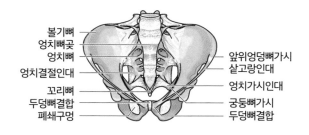

볼기뼈
엉치뼈곶
엉치뼈
엉치결절인대
꼬리뼈
두덩뼈결합
폐쇄구멍

앞위엉덩뼈가시
샅고랑인대
엉치가시인대
궁둥뼈가시
두덩뼈결합

소, 곧창자 등 골반의 내부장기가 들어갑니다. 큰골반과 작은골반의 경계를 **위골반문**이라고 합니다. 이곳은 약간 봉우리처럼 되어 있어서 **활꼴선**이라고 합니다. 작은골반 아래쪽 부분인 아래골반문은 인대와 근육으로 막혀 있고 항문과 외부생식기를 지지합니다.

골반이랑 튤립이 뭐가 비슷하냐고요? 아, 비슷하지 않나요? 죄송합니다, 급하게 진행하느라 그렇습니다.

볼기뼈의 외측면에는 엉덩관절(고관절)이 있고 다리로 이어집니다. 즉 볼기뼈는 다리의 시작이자 다리이음뼈이기도 합니다.

팔이음뼈인 어깨뼈와 빗장뼈와 마찬가지로 볼기뼈는 다리를 움직이는 근육 중 상당수가 이어져 있습니다. 한편으로 볼기뼈는 팔이음뼈보다 크고 튼튼합니다. 팔이음뼈는 척추에 고정되어 있지 않지만 볼기뼈는 척추에 단단히 고정되어 있습니다. 체중을 지탱하고, 발을 앞으로 뻗어서 움직이게 하는 데 적합합니다.

골반 표면의 기준

골반은 몸 표면에서 만질 수 있는 기준이 많습니다. 위치의 길잡이가 될 뿐만 아니라, 근육과 인대가 부착되는 부위이기도 합니다. 자신의 몸을 만져봅시다.

먼저 **앞위엉덩뼈가시**부터 보겠습니다(그림 7-1). 이른바 허리뼈에 해당하는 부분입니다. 벨트 라인이 이 아래에 있으면 복식 용어로 '로라이즈'라고 하지요. 충수염의 맥버니 압통점을 설명할 때도 부분에서도 다루었습니다. 여기에 넙다리빗근이 시작되고 샅고랑인대가 부착됩니다.

앞위엉덩뼈가시에서 뒤쪽으로 뼈의 가장자리를 따라갑니다. 이것이 **엉덩뼈능선**입니다. 좌우 엉덩뼈능선의 꼭짓점을 연결하는 선이 야코비선이며 4번 허리뼈를 찾을 때의 기준이 됩니다.

두덩뼈결절도 몸의 표면에서 만져집니다. 여기에 넙다리모음근군(대퇴내전근군)이 일어나기 시작합니다.

마지막으로 궁둥뼈결절입니다. 의자에 걸터앉아 손바닥을 위쪽으로 해서 엉덩이 밑에 넣어보세요. 단단하게 만져지는 뼈가 바로 궁둥뼈결절입니다. 앉아 있을 때 여기서 체중을 지탱합니다. 궁둥뼈결절에는 넙다리폄근(햄스트링)이 시작합니다.

엉치뼈와 볼기뼈

엉치뼈는 척주를 이야기할 때 배웠습니다. 5개의 엉치가 합쳐져 하나의 뼈가 된 것이군요.

엉치뼈는 전체적으로 뒤로 볼록한 형태를 띱니다. 허리뼈가 전체적으로 앞으로 볼록한 것과 반대입니다. 5번 허리뼈와 엉치뼈와의 경계는 곡선이 불연속적이고 앞으로 돌출된 모서리가 있습니다. 이것이 **엉치뼈곶**입니다(그림 7-1).

좌우에 2개의 볼기뼈가 있습니다. 각각의 볼기뼈는 나비넥타이를 90도로 비튼 형태입니다. 아래쪽에는 큰 구멍이 뚫려 있는데 이것을 폐쇄구멍이라고 합니다. 뼈 표본에서는 구멍이지만, 생체에서는 섬유성질의 강한 막인 폐쇄막이 붙어 있어서 닫혀 있습니다. 전부 막는 것이 아니라 약간의 틈이 있고, **폐쇄신경**이 그 안을 지나갑니다.

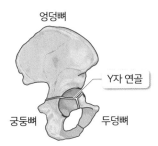

그림 7-2 볼기뼈와 3개의 뼈

엉덩뼈
Y자 연골
궁둥뼈
두덩뼈

성인의 경우 볼기뼈는 하나의 뼈이지만 원래는 3개의 뼈가 융합되어 있습니다. 사춘기까지는 **엉덩뼈, 두덩뼈, 궁둥뼈**로 나뉘며 그사이가 연골(Y자 연골)로 연결되어 있습니다 (그림 7-2).

세 뼈는 딱 엉덩관절구에서 맞물립니다. 사춘기 이후에 연골이 골화되면서 3개의 뼈가 흔적도 남기지 않고 통합됩니다.

볼기뼈의 안쪽 면에는 관절면이 2개 있습니다. 하나는 엉덩뼈에 있고 이를 **귓바퀴면**이라고 합니다. 이곳이 바로 엉치뼈의 귓바퀴면과 엉치엉덩관절을 만듭니다. 즉 움직일 수 있습니다. 그렇지만 실제로는 강한 인대에 둘러싸여 있기 때문에 **아주 조금밖에 움직이지 않습니다.**

다른 하나의 관절은 **두덩뼈결합**인데 좌우의 두덩뼈를 연결합니다 (그림 7-1). 섬유 연골이 사이에 끼어 있고 인대가 주변을 지지합니다. 즉, 이곳도 조금밖에 움직이지 못합니다.

남성과 여성의 골반

남성과 여성의 엉덩이 모양이 다르다는 건 이미 알고 있을 것입니다. 자신의 엉덩이가 어떻게 보일지 신경 쓰는 사람도 꽤 많지요.

남녀 모양의 차이는 골반만 봐도 알 수 있습니다. 그렇기 때문에 백골이 된 시체의 성별을 신속하게 추정할 때 골반부터 확인합니다. 전체적으로 여성의 골반이 둥글고 넓으며 남성의 골반은 탄탄하고 세로로 깁니다(그림 7-3). 뭔가 애매한가요?

세부적인 내용을 살펴보면 차이를 쉽게 알 수 있습니다. 먼저 위골반문을 보면 여자는 둥글고 옆으로 넓으며 남자는 하트 모양으로 좁습니다. 또 두덩뼈 아래의 각도가 여성은 둔각이지만 남성은 예각입니다. 궁둥뼈가시와 꼬리뼈가 튀어나온 정도가 여성은 작고 남성은 큼직합니다. 이것들은 물론 출산과 관련이 있습니다.

전혀 상관없는 이야기일 수도 있지만, 의학부에서 사용하는 진짜 뼈 표본은 남성이 많습니다. 거의 다 수입된 뼈인데 당시에는 남녀 비

그림 7-3 남성과 여성의 골반

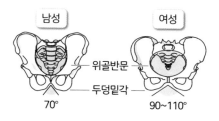

율이 편중되어 있었던 것 같습니다. 저에게는 30년 전 인체 골격 표본 카탈로그가 있는데 그것이 최신판입니다. 지금은 모든 나라에서 인체 골격 표본의 수출입이 금지되어 있으므로 남녀 관계없이 귀중합니다. 여성의 골격은 특히 귀중하므로 접할 수 있다면 행운입니다.

골격의 방향

한때 골반교정이 유행했었죠. 체조도 하고 마사지도 하고, 우드득 소리가 나게 하기도 하는데 무엇을 어떤 상태에서 어떤 상태로 고치려고 하는 것일까요? 저는 잘 모르겠습니다.

골학 실습에서는 학생들에게 엉치뼈과 볼기뼈를 조합해 골반을 재현하게 합니다. 그러면 방향도 모양도 이상한 것이 완성됩니다. 개중에는 찌그러진 나방 같은 것도 있습니다. 해부학을 이해하는 것부터 '교정' 해야 하지 않을까요?

이게 더 쉽습니다.

엉치뼈와 볼기뼈의 귓바퀴면을 딱 맞춥니다. 그리고 좌우 두덩뼈를 넣어 두덩뼈결합을 재현합니다. 휴지를 둥글게 말아서 연골이 들어갈 만한 틈을 만들어 줍니다. 양생 테이프를 작게 자르고 아틀라스를 보면서 실제 인대에 맞게 관절을 테이프로 고정해 나갑니다. 완성되면 좌우 앞위엉덩뼈가시와 두덩뼈결절이 같은 수직면이 되도록 방향을 맞춥니다. 골반을 벽에 대고 확인하는 것이 좋습니다. 이때, 몸의 무게중심으로부터의 수선이 좌우 엉덩관절의 축을 지나 균형 있게 세웁니다.

일어나서 골반을 벽에 대보세요. 앞위엉덩뼈가시와 두덩뼈결절이 서로 수직이 되나요? 혹시 배가 먼저 벽에 부딪히나요? 사실은 저도 그렇습니다.

몸이 피곤할 때는 이 방향이 서로 수직이 되지 않고 어긋날 때가 있습니다. 척추와 근육의 부담이 커져서 문제를 일으킬 수도 있습니다. 다리와 허리가 좀 피곤하거나 나른하다고 느낄 때는 이 위치 관계를 확인하고 조심하는 게 좋겠습니다.

골반 바닥

다음 이야기는 인대와 근육입니다.

배안과 골반안의 경계인 위골반문은 골반의 형태를 기준으로 한 가상의 경계입니다. 이에 비해 골반안 아래 경계에는 물리적인 벽이 있습니다. 바로 **골반바닥**입니다(그림 7-4).

골반바닥은 골반의 뼈와 몇 개의 인대와 근육으로 구성됩니다.

궁둥뼈가시와 엉치뼈 사이에 **엉치가시인대**(천극인대)가 있고, 그것과 같은 형태의 꼬리뼈근이 얹혀 있습니다(그림 7-1, 4). 궁둥뼈결절과 엉치뼈 사이에는 **엉치결절인대**가 붙어 있습니다.

엉치가시인대와 엉치결절인대가 엉치뼈와 볼기뼈의 틈을 막아서 두 개의 구멍을 만듭니다. 이것이 **큰궁둥구멍**과 **작은궁둥구멍**입니다. 큰궁둥구멍에는 궁둥구멍근(이상근)이 지나가면서 큰궁둥구멍을 거의 막습니다. 폐쇄구멍은 폐쇄막으로 닫힙니다. **속폐쇄근**은 부채꼴 형태로

그림 7-4 골반바닥

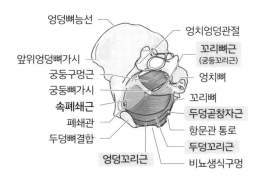

시작되며 안쪽 면을 덮습니다.

덧붙여서, 궁둥구멍의 구용어인 이상근은 근육의 모양이 서양 배 모양 같다고 해서 붙여진 이름입니다. 하지만 서양배와 별로 비슷하지 않은 것 같은데요. 영어로는 피얼포미스(piriformis)라고 쓰며 발음이 좀 귀엽네요.

골반바닥을 그릇과 같은 형태로 막아주는 것이 **항문올림근**(항문거근) 입니다. 항문올림근은 그 이름 이상의 기능을 합니다. 가장 중요한 기능은 골반의 내장을 받쳐주는 것이며 곧창자와 항문의 위치를 유지해줍니다. 그리고 바깥항문조임근은 여러모로 중요하고 소중한 근육이죠.

항문올림근은 이는 곳, 닿는 곳에 따라 **두덩꼬리근**(치골미골근)·**엉덩꼬리근**(장골미골근)·**두덩곧창자근**(치골직장근)의 세 부분으로 나뉩니다(그림 7-4).

두덩곧창자근은 곧창자를 둘러싸고 고리를 만듭니다. 두덩곧창자근에는 두 개의 구멍이 뚫려 있습니다. 먼저 두덩뼈 뒤에 있는 U자형 구멍인 **비뇨생식구멍**입니다. 다른 하나의 구멍은 곧창자의 끝이자 항문관이 통과하는 구멍입니다.

비뇨생식구멍 아래에는 **비뇨생식가로막**이라는 또 다른 벽이 있는데, 비뇨생식구멍을 아래쪽에서 막아줍니다. 여기에 **요도와 여성의 질이 통과합니다.**

자세한 내용은 뒤에서 다룰 회음부에서 이야기하겠습니다.

인간의 난산과 제왕절개와 진화

여성의 골반안은 출산을 할 때 산도가 됩니다. 출산 전에는 자궁은 위로 확장되고 태아는 배안에 있습니다. 출산을 할 때 골반안을 통해 밖으로 나가죠. 이곳을 태아가 지나갈 수 있는지가 문제입니다. 지역, 인종, 개인, 경우에 따라서 상당한 차이가 있습니다.

영장류 중 사람은 특히 출산에 어려움을 겪는다고 합니다. 태아의 머리가 산도에 비해 커서 여유가 없기 때문입니다. 뇌가 커져서 지능이 높아진 반면, 두 발 보행을 위해 골반의 모양과 크기가 제한된다는 딜레마가 있는 것이죠(1).

태아의 몸 중 직경이 큰 부분이 머리와 어깨, 골반입니다. 머리는 앞뒤 지름이 크고, 나머지는 가로지름이 큽니다. 그에 비해 산도 입구는 가로로 넓은 타원형입니다. 궁둥뼈가시가 있는 중간 부분이 가장 좁고, 세로 방향입니다. 출구도 세로로 깁니다. **정상분만에서는 태아가 머리부터 먼저 나옵니다.** 어떻게 하면 잘 통과할 수 있을까요?

핵심은 바로 '회전'입니다. **태아는 몸을 돌려 태어납니다.** 우선 머리가 옆으로 산도로 들어갑니다. 그리고 태아가 임산부의 엉덩이를 향하도록 회전하여 산도에서 얼굴을 내밉니다. 여기까지가 가장 힘든 부분입니다. 이때 어깨가 산도 입구에 옆으로 들어갑니다. 어깨뼈는 잘 움직이기 때문에 한쪽씩 나아갑니다. 그 후 골반이 통과하고, 나머지는 부드럽게 통과합니다.

이런 식으로 몸을 돌려가면서 태아가 나오는 것은 인간뿐입니다. 원숭이의 태아는 회전하지 않고 얼굴을 앞으로 향하게 하여 태어납니다.

산부인과 의사는 출산 전에 산도와 태아의 머리 크기를 신중하게 측정하여 통과할 수 있는지 판단합니다. 만약 여유가 없어서 걸릴 것 같으면 개복수술로 태아를 자궁에서 꺼냅니다. 바로 제왕절개입니다. 산도가 좁다는 이유 외에 일본에서는 **골반위(역아)와 전치태반인 경우에는 제왕절개를 합니다.**

전 세계에서 전체 출산 중 제왕절개는 10~15%라고 합니다. 일본은 20%, 미국은 30%로 의료기술이 발달한 선진국에서 비율이 높습니다. 브라질에서는 절반이 제왕절개입니다.

미국에서는 임산부가 원해서 하는 경우도 꽤 많으며 대부분 자연분만에 대한 공포심이 이유인 것 같습니다(2)(3).

2 회음은 '회음'보다 넓다

의학에서 말하는 **회음**(샅)은 양쪽 허벅지 사이에 있는 마름모꼴 부위입니다(그림 7-5). 앞쪽의 꼭짓점은 두덩뼈결합, 좌우 꼭짓점은 궁둥뼈결절, 뒤쪽 꼭짓점이 꼬리뼈입니다. 앞의 두 변은 두덩뼈, 뒤의 두 변은 엉치결절인대입니다. 일반적으로 '회음'이라고 하면 외음부와 항문 사이를 말합니다. 의학의 회음부는 그보다 넓군요.

회음을 2개의 삼각형으로 나눕니다. 두덩뼈결합과 좌우의 궁둥뼈결절로 둘러싸인 삼각형을 **비뇨생식삼각**이라고 합니다. 궁둥뼈결절과 꼬리뼈가 만드는 삼각형을 **항문삼각**이라고 합니다(그림 7-5). 이 경계는 가상이 아니라 실체가 있습니다. 회음의 마름모꼴 중심에 **회음체**라는 결합조직 덩어리가 있고, 궁둥뼈결절에서 회음체를 향해 얕은샅가로근이 있습니다.

비뇨생식삼각에는 **비뇨생식가로막**이 쳐져 있어 항문올림근의 비뇨생식구멍을 아래에서부터 막아줍니다. 비뇨생식가로막은 가로 방향으

그림 7-5 회음부 (여성)

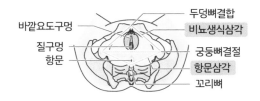

로 나 있는 근섬유를 약간 포함하는 벽입니다. 또한, 요도 주위에 **바깥 요도조임근**(외요도괄약근), 여성의 경우 질 주위에 **질 조임근**이 있습니다. 여성은 궁둥뼈와 요도 사이에 있는 요도압박근이 조임근을 돕습니다. 비뇨생식가로막의 뒤쪽에는 얕은샅가로근이 있습니다.

항문삼각에는 항문이 있고, 그것을 그릇 모양의 **항문올림근**이 지탱합니다. 골반과 항문올림근 사이에는 쐐기 모양의 틈이 있고, 이곳은 지방조직으로 채워져 있습니다. 지방이 골반바닥의 쿠션 역할을 하는 것이죠.

이 주변의 근육은 모두 골격근, 맘대로근육(수의근)이며, 지배 신경은 **음부신경**입니다. 시험 삼아 힘을 주어 꽉 조여 봅시다. 모두 다 같이 움직이죠? 이것이 골반저근 운동입니다.

고환

남성의 경우, 고환이 배안에서 튀어나와 음낭 내에 들어 있으므로 여기서 살펴보겠습니다. 여성의 난소는 골반안에 있습니다.

음낭에는 고환 2개가 정삭에 매달려 있습니다.

고환은 **고환초막**으로 둘러싸여 있고 고환초막을 열면 안은 반들반들하고 매끈합니다.

배막으로 만들어진 것이니까요(275쪽). 고환초막의 뒤쪽은 고환과 닿아 있습니다. 뒤쪽도 절개하면 하얀 고환이 나타납니다.

고환이 하얀 이유는 표면을 덮는 강한 결합조직의 층인 **백막** 때문입니다. 백막은 내부 격벽까지 이어져 있습니다. 고환에서는 끊임없이 정자가 생성되고 내부 압력이 있기 때문에 백막이 그것을 억제합니다. 하얀 복어 이리는 부드럽지만, 그와 달리 사람의 고환이 덩어리져 있는 것은 백막 때문입니다. 고환 뒤쪽에는 **부고환**이 있으며 정삭 내 정관으로 연결됩니다. 부고환도 백막에 싸여 있지만, 고환보다 팽팽하지 않고 구불구불합니다.

고환에는 **정세관**이 있으며 정자는 정세관의 상피에서 만들어집니다. 한쪽 고환에는 800~1600개의 정세관이 있다고 하는데, 길이가 600m에 달하기도 합니다. 핀셋으로 정세관을 하나 집으면 고리 형태임을 알 수 있습니다. 정세관에서 생긴 정자는 일단 그물코 모양의 관인 고환그물(고환망)을 거쳐 부고환으로 흘러갑니다. 부고환은 구불구불한 하나의 관으로 이루어져 있으며, 거기서 **정관**으로 연결되어 골반 안으로 들어갑니다.

고환암은 일단 적출한다

고환이 붓고 암이 의심되면 먼저 사타구니에서 정삭을 끊고 끝을 정리하여 적출합니다. 그 후 꺼낸 조직을 현미경으로 검사합니다.

다른 암이라면 우선 조직을 조만 잘라내어 조직검사를 하고 그 결과에 따라 수술 여부를 결정합니다. 하지만 고환은 백막으로 단단히 싸여 있어서 조직검사를 한다고 상처를 내면 오히려 암을 퍼뜨리게 됩니다. 게다가 진행이 빠르기 때문에 **우선 적출부터** 합니다.

검사 결과, 고환암이면 전이 여부를 확인합니다. 고환암은 림프관을 통해 근처의 림프절로 전이되는 경우가 많습니다. 림프절이 어디인지 한번 생각해봅시다.

고환은 원래 배안에 있었다고 했지요. 그때 생긴 혈관과 림프관을 데리고 고환은 음낭까지 내려갑니다. 고환동맥은 배대동맥에서 바로 갈라집니다. 림프관은 동맥을 따라 있습니다. 즉 고환암이 림프관을 타고 전이될 때, 첫 번째 전이 부위는 배대동맥 주위의 림프절입니다. 직선거리에서는 샅고랑 림프절이 더 가깝지만요.

고환암의 연간 발생률은 10만 명 중 1명꼴로 드문 편이지만 15~35세로 젊은 사람에게서 흔히 볼 수 있습니다. 고환은 혼자서도 쉽게 만질 수 있으니 목욕할 때 가끔 확인해보는 것이 좋습니다. 혹이 만져지거나 부어 있다면 비뇨기과에서 진찰을 받아봅시다.

남녀의 생식기는 같다

남녀의 외부생식기는 모양에 큰 차이가 있습니다. 하지만 발생의 기원이 같아서 동일한 부분이 많습니다. 기원을 생각하며 공부하면 쉽게 이해할 수 있습니다. 여성이 기원에 더 가깝기 때문에 여기에서는 여성의 생식기부터 먼저 설명하겠습니다.

뭔가 의식하게 된다고요? 괜찮아요, 다 그렇습니다. 문학작품에서도 나와 있지요. 일본의 소설가이자 의사인 나기 게이시의 『의학생』에 나오는 유지라는 등장인물도 해부학 실습에서 상당히 긴장하고 있었죠.

두덩뼈결절 앞쪽에서는 얕은근막이 두꺼워져 볼록해집니다. 이것이 불두덩(치구)이며 남녀 모두 있습니다.

사춘기 이후에는 여기에 음모가 생깁니다. 여성의 경우 불두덩에 이어 부풀어 오른 부분이 좌우에 또 있습니다. **대음순**입니다. 여기에도 음모가 생깁니다. 대음순은 회음체 부근에서 좌우가 합쳐집니다. 대음순 안쪽에 얇은 피부 주름이 있는데 이곳이 **소음순**입니다. 여기에 음모는 없습니다.

소음순이 앞쪽에서 좌우 합쳐진 곳에 **음핵**이 있습니다. 음핵을 후드처럼 보호하는 피부가 음핵포피입니다.

좌우 소음순이 둘러싼 영역이 **안뜰**(전정)입니다. 이곳에 요도구멍과 질구멍이 있습니다. 전정의 표면은 피부가 아니라 점막이며 항상 습합니다. 요도구멍 좌우에 **요도곁샘**, 질구멍의 좌우에 **큰질어귀샘**(대전정선)이 열려 분비액이 점막을 보호합니다. 소음순은 평소에는 좌우로 닫혀 있어서 전정을 건조하지 않게 보호합니다.

남성의 외부생식기는 여성보다 단순한 느낌이 들죠? 좌우가 합쳐져 있기 때문입니다.

음핵의 원래 모양을 생식결절이라고 하는데, 남성의 경우 이것이 자라서 **음경**이 됩니다. 소음순의 원래 모양을 배설강막 주름이라고 하며, 남성은 좌우가 융합하여 음경의 피부와 포피가 됩니다. 여성의 안뜰의 원형을 배설강막이라고 하며, 남성의 경우 좌우가 닫혀 관이 되고 음경의 요도가 됩니다. 여성의 질어귀망울은 남성의 경우에는 좌우가 합쳐져서 요도해면체가 됩니다. 대음순의 근원은 생식기능선이고 남성의 경우 좌우가 융합해서 음낭이 됩니다. 거기에 고환이 떨어지는 거죠. 요도곁샘에 해당하는 것이 전립샘이고 큰질어귀샘에 해당하는 것이 요도망울샘(쿠퍼샘)입니다.

음경에 털이 없고 음낭에 털이 있는 것은 이 때문입니다. 음경의 배쪽(음경의 배쪽, 등쪽은 발기한 상태에서 가리킵니다)에서 음낭에 걸쳐 실밥 같은 이음줄, **음낭솔기**가 있는 것은 실제로 좌우를 이었기 때문입니다.

생소한 해부학 용어가 잔뜩 나왔는데, 기억하기 쉽게 나름대로 정리해봅시다.

발기 조직

외부생식기의 본체는 **발기 조직**입니다. 발기 조직은 정맥의 집합체로 성적으로 흥분하면 혈액이 흘러들어 부풀어 오릅니다. 음경을 질 안으로 삽입할 수 있도록 하고, 전정을 보강하여 음경을 압박합니다. 마찰이 심해지고 성적 자극이 강해져 오르가슴을 느끼게 됩니다.

발기 조직도 남녀가 같으므로 함께 정리해보죠. **여성/남성 순서대로** 설명하겠습니다. 두덩뼈와 비뇨생식가로막이 발기 조직의 기본입니다. 복습하면서 넘어갑시다.

먼저 **음핵다리**(음핵각)/**음경다리**(음경각)이 두덩뼈에 고정되어 있습니다. 두덩뼈결합 부분에서 좌우가 합쳐져 아래쪽으로 꺾이고 그 끝을 음핵해면체/음경해면체라고 합니다. 음핵해면체는 조금만, 음경해면체는 크게 늘어나서 몸의 표면으로 돌출되어 있습니다.

또 하나의 발기 조직이 **질어귀망울**(전정구)/**음경망울**(요도구)입니다. 이 것들은 비뇨생식가로막에 얹혀 있습니다.

여성의 **질어귀망울**은 좌우로 나누어져 있고, 사이에 요도구멍과 질 구멍이 있습니다. 질어귀망울은 앞쪽에서 하나가 되어, 끝이 부풀어 올라 음핵귀두를 형성합니다. 음핵귀두는 음핵해면체와 합쳐집니다.

남성의 **음경망울**과 **요도해면체**는 질어귀망울에 해당하는 곳이 결합 된 것입니다. 이때 전정에 해당하는 점막이 관여해 음경의 요도가 됩 니다. 요도해면체의 끝이 버섯우산처럼 펼쳐져 음경해면체의 끝을 덮 습니다. 이것이 **음경귀두**입니다.

음핵다리(음핵각)/음경다리(음경각)와 질어귀망울/음경망울은 음핵/음 경의 저장소 역할을 합니다. 음핵/음경이 압박되었을 때 혈액이 빠져 나올 수 있는 곳입니다. 모두 근육으로 덮여 있고, 즉시 혈액을 짜서 음핵/음경으로 되돌릴 수 있습니다. 음핵다리/음경다리를 덮는 것이 **궁둥해면체근**, 질어귀망울/음경망울은 **망울해면체근**입니다. 남성의 망 울해면체근은 사정할 때도 작용합니다.

질어귀망울 바로 뒤에 **큰질어귀샘**(바르톨린샘)이 있어 질구멍 바로 옆 에서 열립니다. 남성의 경우 **요도망울샘**(쿠퍼샘)으로 요도에 열립니다. 성적 흥분 상태에서 점액을 분비하고 **질어귀**(전정)/**요도**를 촉촉하게 합 니다. 쿠와타 케이스케(桑田佳祐)가 작사한 노래 가사에도 있네요.[1]

발기와 사정

남성의 발기부터 사정까지는 부교감신경, 교감신경, 몸신경이 차례로 작용합니다.

성적으로 흥분하면 해면체의 동맥이 확장되어 평소보다 많은 혈액이 해면체로 쏠리면서 음경이 확대됩니다. 이때 뇌는 부교감신경(S2~S4)을 통해 해면체의 동맥을 확장시킵니다. 또 음경과 척수 사이의 반사만으로도 발기가 됩니다.

해면체는 결합조직의 피막으로 둘러싸여 있어 내압을 억제합니다. 음경해면체와 요도해면체의 피막도 백막이라고 합니다. 단단한 백막 주머니 속에서 내압이 높아지기 때문에 음경이 딱딱하게 발기할 수 있습니다. 음경해면체를 감싸는 **백막**은 특히 두꺼워 해면체에서 유출되는 정맥을 압박하기 때문에 혈액이 잘 흐르지 않습니다. 이 때문에 음경해면체는 요도해면체보다 단단해집니다.

한편, 민무늬근의 작용에 의해 체인이 정관, 전립선, 정낭에서 요도로 밀려 나옵니다. 이것들이 섞여서 정액이 되고 이는 교감신경(T12~L2)이 관장합니다. 정액은 음경망울부의 요도에 일단 저장됩니다. 교감신경은 속요도조임근도 닫아서 정액의 역류를 방지합니다.

요도에 정액이 쌓인 감각이 척수를 통해 반사되어 망울해면체근을 박동시켜 사정을 하게 됩니다. 이 지배신경은 **음부신경**(S2~S4)입니

---

1) 1982년에 발매된 '연인도 젖는 길목(恋人も濡れる街角)'을 가리키는 것 같습니다.

다. 음부신경은 회음부의 감각과 골격근을 지배하는 몸신경(체성신경)입니다.

골반내진자세(쇄석위)

출산 및 회음부 수술에 사용되는 자세를 **골반내진자세**(쇄석위)라고 합니다. 반듯이 누운 자세로 무릎을 구부려 벌린 다음 다리를 받침대에 올려 고정시킵니다. 실습 중에는 해부체가 고정되어 있어서 관절을 이런 식으로 움직일 수 없지만 골반내진자세를 떠올리면서 협력합니다. 관절이 좀 삐거덕거리나요?

구용어인 쇄석위는 히포크라테스 이전의 오래된 수술 과정에서 요로 결석을 회음부에서 제거했다는 데서 유래합니다. 재석위, 절석위라고도 합니다. 참고로 지금은 내시경을 사용합니다.

3 골반안은 사람의 시작과 끝

자, 이제 골반안(골반강)을 한번 살펴볼까요.

해부학 교과서나 아틀라스를 보면 골반부를 좌우로 나눈 단면 그림이 반드시 등장합니다. 해부학 실습에서도 그렇게 합니다. 시야를 확보하기 위해서죠.

골반부를 단면으로 보다

어쨌든 골반 내부 장기들의 위치 관계를 단면으로 자세히 살펴봅시다 (그림 7-6, 7).

우선 방광과 주위와의 위치 관계를 살펴보도록 하겠습니다. 비어 있는 방광은 두덩뼈 뒤쪽에 숨어 있다가 소변이 차면 두덩뼈 위로 솟아 오릅니다. 더럽지 않은 신선한 소변이 필요할 때나 요도에서 소변을

그림 7-6 남성의 골반 내장

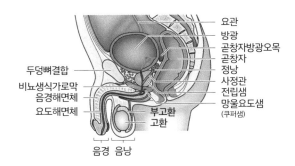

그림 7-7 여성의 골반 내장

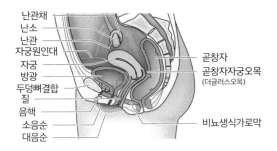

볼 수 없는 상태일 때 방광천자라고 해서 두덩뼈 바로 머리 쪽에서 방광에 바늘을 꽂을 수 있습니다. 여성의 경우 방광과 자궁과의 위치 관계를 확인합니다. **자궁 내의 작은 태아를 배에서 에코로 검사할 때 방광에 소변이 차 있으면 태아가 잘 보입니다.**

요도의 모양도 살펴봅시다. 여성의 요도는 짧고 곧기 때문에 카테터를 삽입하기 쉽습니다. 남성의 요도는 음경만큼 길고 두 군데로 휘어져 있으며 조임근을 지나는 곳이 좁습니다. 음경을 당겨서 요도를 늘리면 카테터가 막힘 없이 잘 통과합니다. 능숙한 간호사가 하는 것을 보면, 아직도 왠지 긴장되어 가슴이 두근거립니다(설레서 두근거리는 게 아닙니다).

남성의 요도는 조임근 끝에 이어져 있습니다. 소변을 보고도 몇 방울 뚝뚝 떨어지는 것은 그 때문입니다. 망울해면체근이 음경의 요도에 남은 소변 배출을 도와줍니다.

질과 주변 구조물 사이의 위치 관계도 함께 살펴보겠습니다. 질에 손가락을 넣어 진찰하는 것을 내진이라고 합니다. 실제로 만질 수 있는 범위가 얼마나 되는지 자신의 손가락과 단면을 비교하여 확인합니다.

곧창자에 손가락을 넣어 진찰하는 방법을 **곧창자촉진**이라고 합니다. 곧창자와 항문뿐만 아니라 주위 구조물도 만져볼 수 있습니다. 곧창자 앞쪽에 남성의 경우 전립샘이, 여성의 경우 자궁목(자궁경부)이 있습니다.

곧창자자궁오목(더글러스오목)/곧창자방광오목과도 인접해 있습니다.

즉 전립샘비대증, 전립선암, 자궁경부암, 배막안의 이상 여부를 곧창자 촉진으로 확인할 수 있습니다. 또한 곧창자에 에코의 프로브를 곧창자에 삽입하면 전립샘을 선명한 영상으로 촬영할 수 있습니다.

그런데 해부체의 곧창자를 조사할 때는 종이타월로 안쪽을 닦아냅니다. 괜찮습니다. 포르말린과 에탄올로 처리되어 있어서 세균학적 관점에서는 아무 문제가 없습니다.

내부생식기의 발생

남녀의 내부생식기는 세 개의 원생식기로 이루어집니다.

하나는 **비뇨생식굴**입니다. 이것은 장관의 꼬리쪽 끝이 배쪽으로 뻗은 것으로 **내배엽**입니다. 여성의 경우에는 안뜰, 방광, 요도, 질(상단 제외), 남성은 방광에서 요도까지가 비뇨생식굴에서 생깁니다. 요도곁샘/전립샘, 큰질어귀샘/망울요도샘도 비뇨생식굴입니다.

나머지 2개는 중배엽이고 **중간콩팥관, 중간콩팥곁관**이라고 합니다. 이 이름보다 **볼프관, 뮐러관**이라는 별칭이 더 잘 알려져 있습니다. 이들은 좌우 쌍을 이루며 남녀가 따로 발달합니다.

여성은 주로 뮐러관이 발달하여 자궁과 난관이 됩니다. 볼프관은 요관으로 남습니다. 그리고 난소 주위에 남아 있는 잔해물이 조금 남아 있습니다.

남성의 내부생식기는 부고환, 정관, 정낭까지 대부분 볼프관입니다. 뮐러관은 고환 근처에 조금만 남습니다. 그리고는 네, 전립샘을 지나는 요도에 약간 움푹 파인 곳이 있는데 이곳이 여성의 자궁에 해당합니다. **전립샘소실**이라고 하는데 특별히 하는 일은 없습니다.

중간콩팥관과 중간콩팥곁관, 볼프관과 뮐러관, 어느 쪽이 여성이고 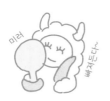 어느 쪽이 남성인지 항상 헷갈리지요. '**남자는 울프**(늑대), **여자는 미러**(거울)'라고 기억하면 어떨까요? 죄송합니다. 하지만 의대에서는 이런 식으로 외웁니다.

남성의 내부생식기

오해하기 쉬운 부분부터 이야기해두자면, **정낭에는 정자가 저장되어 있지 않습니다**. 사정관은 정액을 배출하지 않습니다. 정자가 생겨 요도에 도달하는 과정을 살펴봅시다.

정자는 고환에 있는 **정세관**의 상피에서 형성됩니다. 정세관은 고환 뒤에 있는 **부고환**에 합류합니다(그림 7-6). 부고환은 구불구불한 하나의 관으로 이루어져 있으며 총 길이가 6m나 됩니다. 정자는 이곳을 며칠에 걸쳐 지나갑니다. 고환에서 막 생긴 정자는 아직 헤엄칠 수 없지만, 부고환을 지나는 동안 성숙해지면서 헤엄칠 수 있게 됩니다. 그러나 부고환에 있는 동안에는 주위에 있는 액체로 인해 가만히 있습니다. 성적으로 흥분하면 부고환이 수축하면서 부고환액과 함께 정자가 **정관**으로 보내집니다.

남성의 경우 방광 아래에 **전립샘**이 있습니다. 방광에서 나온 요도가 전립샘을 지나갑니다. 전립샘의 샘 조직은 이 부분에 열려 있습니다. 정관이 전립샘을 통과하며 요도에 합류합니다. 이 부분의 정관을 **사정관**이라고 합니다. 사정관 바로 앞에서 정낭도 합류합니다.

정낭은 과당, 프로스타글란딘, 피브리노젠 등을 포함한 점액을 분비하고, 성적 흥분 중에 수축하여 사정관에 배출됩니다. 과당은 정자의 에너지원이고 프로스타글란딘은 여성의 생식기에 정자가 잘 통과할 수 있도록 만들어 줍니다. 피브리노젠은 사정된 정액을 일시적으로 응고시켜 질 속에 머물기 쉽게 합니다.

전립샘은 유백색 액체를 분비하고 성적 흥분 시 수축하여 요도에 배출됩니다. 전립샘액은 약알칼리성으로 약산성인 정액의 다른 성분과 산성인 질 내를 중화하여 정자의 운동을 강화합니다.

여성의 내부생식기

여성 생식기의 대부분은 골반안에 있습니다. 차근차근 살펴보도록 하겠습니다(그림 7-7).

자궁은 두꺼운 민무늬근으로 된 주머니이고 내면은 **자궁내막**이라는 특수한 점막으로 되어 있습니다. 내막은 월경 주기마다 증식과 탈락을 반복하고 탈락한 내막이 혈액과 함께 배출되는데 이것이 월경혈입니다.

자궁의 역삼각형 부분을 **자궁몸통**(자궁체부)이라고 하고, 그 아래로 이어지는 부분을 자궁목(자궁경부)이라고 합니다. **자궁목관 점막**(자궁경관 점막)은 점액을 분비합니다. 자궁목은 질로 이어지며 끝은 질 안으로 돌출됩니다.

질은 민무늬근으로 이루어진 관입니다. 안쪽 점막은 중층편평상피인데 피부와 구강 점막, 식도 상부 등과 같은 유형으로 마찰에 강합니다. 여기에는 분비샘은 없지만 상피 아래의 풍부한 혈관에서 점막을 통해 수분이 흘러나옵니다.

자궁 양쪽에는 **난소**가 있습니다(176쪽 그림 4-3). 난소도 흰 막으로 덮여 있어서 겉보기에는 흰색입니다. 여기에는 난자의 근원이 되는 난모세포가 있으며, 각각은 지지세포로 둘러싸여 있습니다. 이것을 난포라고 합니다. 난포는 양쪽 난소를 합쳐서 출생 시에는 약 200만 개이고 사춘기에는 4만 개 정도 됩니다. 여성은 일생 동안 약 400개의 난포를 배란합니다.

난관은 자궁몸통의 양쪽 끝에 연결되어 있으며 끝이 나팔처럼 벌어져 있습니다. 이곳을 팽대부라고 하고 그 끝은 히드라의 촉수처럼 나부끼는 형태를 띠는데 여기를 **난관채**라고 합니다. 난관은 거기에 열려 있고 난관채는 난소와 맞닿아 있습니다. 그리고 배란 과정에서 난포에 접하는 부분이 충혈되어 부어올라서 난소에서 나온 난자가 밖으로 새어 나가지 못하게 합니다.

지금까지의 설명에서 눈치채셨나요?

난소와 난관은 연속적이지 않습니다. **여성의 경우 난관을 통해 외부가 배막안에 개방되어 있습니다.** 질에는 여러 물질이 들어올 수도 있다는 말인데, 그 때문에 복막염이 되거나 하지는 않을까요?

여성에게는 질을 통한 감염을 막는 메커니즘이 있습니다. **일단 질 자체가 pH 4 정도의 산성을 띱니다.** 따라서 유산균이나 결핵균 등 특별히 산성에 강한 균 이외에는 생존하지 못합니다. 상피세포에 글리코겐이 많이 함유되어 있으며 유산균이 이것을 영양분으로 이용해 살고 있습니다. 그 젖산에 의해 질은 산성을 유지합니다.

다음으로 경관 점액입니다. 점성이 있어 세균은 통과할 수 없습니다. 경관 점액이나 질에서 나오는 침출액이 항상 몸 밖으로 흘러나와 질을 씻어냅니다. 그것이 분비물(냉)입니다. 투명에서 유백색으로 하루에 1 티스푼 정도의 양입니다. 월경 주기에 따라 양과 상태가 달라집니다.

난관채에 담긴 난자는 난관으로 보내집니다. 시기적절하게 성관계를 맺으면 정자가 질, 자궁, 난관으로 거슬러 올라옵니다. 수정은 대부분 난관팽대부에서 일어납니다. 수정이 일어나면 접합자는 약 1주일에 걸쳐 자궁으로 이동하여 자궁몸통에서 착상합니다. 이것이 임신입니다.

여성을 보면 임신했다고 생각하라

죄송합니다, 성희롱을 하려는 게 아니라, 의대생이나 수련의는 '여성을 보면 임신이라고 생각하라'고 배웁니다. 몸 상태가 좋지 않다고 하는 여성을 진찰할 때는, 임신의 가능성은 열어둬야 합니다. 일반적으로는 임신할 것 같지 않은 나이여도 그렇습니다. 자궁 외 임신이라고 해서 자궁 밖에서 배아가 착상하여 자랄 수도 있고, 파열되면 배안에 엄청난 출혈이 발생하기도 합니다. 오진하면 안 되니까요. 또한 임신했다면 약 처방도 고려해야 합니다.

백신 접종을 하기 전에 나눠주는 문진표를 보면 '현재 임신했을 가능성이 있습니까'라는 문항이 있지요.

이 부분도 모두 기입해야 합니다. 외모와 법적 성별, 혹은 겉보기의 나이에 상관없이 임신 가능한 몸인 사람이 있기 때문입니다. 왜 이런 걸 묻냐고 의아해하지 말고 성실하게 기입해 주세요.

태어나기 전부터 제출일에 아슬아슬

정자와 난자는 둘 다 감수분열을 할 수 있습니다. 음…(팔랑팔랑…4장을 확인…) 이미 설명했군요. 그런데 난자의 감수분열은 상당히 이상합니다.

감수분열은 제1분열과 제2분열, 이렇게 2단계로 일어납니다. 난자의 감수분열은 태아일 때 시작되어 태어날 때까지 제1분열의 중간까지 진행되다가 일단 멈춥니다. 이 상태가 바로 **난모세포**입니다. 어렸을 때는 이 상태를 유지합니다.

사춘기가 되어 초경이 시작될 무렵에 양쪽 난소에서 하나씩 감수분열이 다시 일어납니다. 배란이 되면서 제1분열에서 제2분열로 넘어가는데, 여기서 다시 도중에 진행이 멈춥니다. 다시 시작하는 것은 수정이 일어난 후입니다. 이제 정말 아슬아슬하게 정자의 핵과 합쳐지기 직전에 완료됩니다. 학교 숙제에 빗대자면 과제물을 걷어가는 선생님의 손안에서 겨우 마무리하는 느낌입니다.

항상 과제 제출일에 아슬아슬하게 내지 않나요? 태어나기 전부터 그런 식이었으니 어쩔 수 없어요. 농담입니다. 제출일은 잘 지키도록 합시다.

위로 갔다가 아래로 갔다가

남성의 경우 **정관은 일단 요도 위를 지나** 전립샘까지 내려가 요도에 합류합니다. 요도는 비스듬히 곧장 방광까지 나아가 방광 벽을 비스듬히 들어갑니다.

여성의 경우 **요관은 자궁동맥 바로 위를 교차**하여 방광에 도달합니다. 이 교차부는 자궁을 지탱하는 굵은 **기인대** 안에 있습니다.

이러한 교차부를 수술할 때 주의할 점이 있습니다. 예를 들어 자궁을 수술로 적출할 때, 자궁동맥을 묶어서 막은 후(결찰) 자르고, 기인대를 잘라 자궁을 골반에서 분리합니다. 이때 요관을 손상시키거나 동맥과 헷갈려서 잘못 결찰하지 않도록 주의해야 합니다. 자궁적출은 질에서 접근하여 상처를 작게 하는 방식(질식 자궁 적출 수술)도 상당히 많지만, 교차 부위를 확인하기 힘들 수 있습니다. 이 경우 배쪽에서 복강경을 넣어 지원하기도 합니다.

방광

방광은 민무늬근으로 된 주머니로, 내면은 이행상피라는 신축성이 있는 막으로 덮여 있습니다. 소변은 항상 콩팥에서 생성되어 방광에 일단 저장됩니다. 일반적으로 방광 용량은 300~500ml이며, 200~300ml쯤 되면 소변이 마렵다고 느낍니다.

방광 출구에는 이중으로 된 조임근이 있는데 하나는 방광 벽이 두꺼워져서 생긴 **속조임근**입니다. 다른 하나는 요도가 회음격막을 관통하는 곳에 있는 **바깥조임근**입니다. 속조임근은 민무늬근으로 된 제대로근육(불수의근)이고, 바깥조임근은 가로무늬근육으로 된 맘대로근육(수의근)입니다.

평소에는 내외부 모두 조임근이 조여져 있어서 소변이 나오지 않습니다. 방광에 소변이 차면 벽의 확장이 자극을 받아 척수를 통해 반사되고 속조임근이 느슨해집니다. 하지만 소변을 봐도 되는 상황이 될 때까지 뇌가 바깥조임근을 조여서 막습니다. 변기에 걸터앉아서 소변을 봐도 되면(남자분들도 집에서는 앉아서 하죠?) 바깥괄약근도 느슨해지면서 소변이 배출됩니다.

방광 내부를 보면 요관 입구와 요도 출구를 연결한 삼각형 모양의 **방광삼각**은 다른 곳과 달리 편평합니다. 사실 요관이었던 것이 방광에 들어간 생긴 부분이며 중배엽에서 유래했습니다. 다른 부위는 비뇨생식굴이며 내배엽에서 유래했습니다. 방광 점막에서 생기는 이행 상피암은 방광삼각에서 형성되기 쉽습니다.

곧창자와 항문

곧창자는 엉치뼈 바로 앞에 있습니다. 구불잘록창자는 간막이 있지만 곧창자부터는 배막뒤에 위치합니다. 구불잘록창자과 곧창자의 직장의 경계선은 약간의 각도가 있어서 대변의 흐름을 차단합니다. 즉 변은 평소에 잘록창자까지 차 있고 곧창자는 비어 있는 것이죠.

내림잘록창자에 변이 쌓이면 잘록창자 전체가 대연동이라고 불리는 수축운동을 합니다. 그러면 변이 곧창자로 밀려납니다. 곧창자가 확장되었다는 감각이 뇌에 전달되어 변의를 느끼게 되는 거죠.

곧창자로 이어지는 항문에는 조임근(괄약근)이 이중으로 있습니다. 곧창자의 안쪽돌림층이 두꺼워진 속조임근과 항문올림근의 가장자리가 두꺼워진 바깥조임근입니다. 속조임근은 민무늬근으로 이루어진 제대로근육이고, 바깥조임근은 가로무늬근으로 이루어진 제맘대로근육입니다.

자, 곧창자는 이미 대변으로 막혀 있습니다. 그 자극이 엉치신경(S2~S4)에서 반사되어 부교감신경을 거쳐 속조임근을 느슨하게 합니다. 이런, 아직 변을 볼 때가 아니네요. 여기서 뇌는 음부신경(S2~S4)을 통해 바깥조임근을 꽉 조입니다. 하지만 장 쪽에서는 변을 밀어내려고 연동운동을 계속합니다. 큰일 났습니다.

화장실로 뛰어가서 속옷을 내리고 변기에 걸터앉았습니다. 후유, 이제 바깥조임근을 조이지 않아도 됩니다. 안팎 모두 느슨해지면서 배변을 합니다.

좌약은 너무 안으로 집어넣지 않는다

곧창자는 아래대정맥계의 정맥과, 문맥계의 정맥이 일치하는 장소이기도 합니다.

곧창자 위쪽에서는 위곧창자정맥에서 간문맥으로 혈액이 들어갑니다. 아래쪽에서는 중간곧창자정맥과 아래곧창자정맥을 거쳐 아래대정맥으로 혈액이 흐릅니다. 곧창자의 벽에 정맥얼기가 있어서, 이들 두 계통을 연결합니다. 앞에서 문맥압항진증 때문에 치핵이 생긴다고 설명했었지요(315쪽).

정맥얼기는 곧창자의 점막밑조직 내부와 근육층을 둘러싼 외막 안에 있으므로 쿠션 역할을 합니다. 평소에는 항문을 부드럽게 닫고, 변의가 생기면 압력을 부드럽게 받아들입니다.

좌약을 넣을 때는 깊이가 중요합니다. 좌약은 매끄럽고 탱탱해서 쉽게 빠져나올 것 같지요. 하지만 안쪽으로 너무 깊이 넣으면 약이 문맥계로 이동해 간에서 대사되어 약효가 떨어집니다. **조임근에 넣자마자 정도의 위치에서 가만히 녹기를 기다리면 약제가 아래대정맥계로 이동합니다.**

3시, 7시, 11시

간식과 저녁 식사와 야식 시간을 말하는 걸까요? 아니요, 치핵입니다.

골반내진자세(쇄석위)의 환자를 진찰할 경우 **배쪽을 시계의 12시라고 가정하면, 3·7·11시 방향으로 치핵이 생기기 쉽습니다.**

곧창자 끝의 안쪽에 들쭉날쭉한 점막이 있는 곳이 있는데 이를 **빗살선**(치상선)이라고 합니다. 발생 시기에 곧창자가 항문과 통해 있을 때 생긴 것으로, 안쪽은 내배엽, 바깥쪽은 외배엽에서 유래합니다. 빗살선보다 안쪽에 생기는 치핵을 속치핵, 바깥쪽에 생기는 치핵을 바깥치핵이라고 합니다. 3, 7, 11시에 생긴 치핵은 속치핵입니다.

빗살선 안쪽은 통각 섬유가 적기 때문에 내치핵은 아프지 않지만, 갑자기 통증이 시작될 때가 있습니다. 정맥에 혈전이 생겼을 때입니다. 이 경우 절개를 통해 혈전을 제거합니다.

치핵은 의학적 처치를 하면 바로 좋아지기 때문에 부끄러워하지 말고 전문의와 상담해보세요. 괜찮습니다, 전문의는 항상 보는 광경이므로 아무 생각도 하지 않습니다.

골반부의 동맥은 세 계통이다

배대동맥은 골반안 바로 앞쪽에서 좌우로 갈라져 온엉덩동맥(총장골동맥)이 됩니다. 온엉덩동맥은 바깥엉덩동맥과 속엉덩동맥으로 나뉩니다(57쪽 그림 1-18). 속엉덩동맥의 가지는 크게 **내장쪽가지**와 **벽쪽가지**로 나뉩니다.

바깥엉덩동맥은 아래배벽동맥 등으로 갈라진 후 샅고랑인대를 지나 넙다리동맥이 됩니다.

속엉덩동맥의 장쪽가지는 골반 내장에 영양을 공급합니다. 폐쇄구멍을 통과하는 폐쇄동맥, 발기 조직에 혈액을 보내는 내음부동맥, 방금 설명한 자궁동맥도 내장쪽가지입니다.

배쪽가지는 주로 골반벽과 앞부분에 영양을 공급합니다. 큰궁둥구멍에서 궁둥구멍근 위를 지나는 가지가 위볼기동맥이고 궁둥구멍근 아래를 지나는 것이 아래볼기동맥입니다.

사관

엉덩동맥계통을 해부할 때 흔히 볼 수 있는 것이 **사관**(死冠)이라는 변이입니다. 죽음의 관이라니, 무시무시한 이름이네요. 폐쇄동맥과 아래배벽동맥 사이가 연결된 형태를 말합니다. 전체의 40~60% 정도에서 발견된다고 하니 흔히 볼 수 있다는 말이네요. 이보다는 적지만 정맥에서도 볼 수 있습니다(4).

이 문합동맥이 왜 '죽음'이냐 하면 이 샅굴탈장이나 넙다리탈장(대퇴탈장) 근처를 지나가기 때문입니다. 디스크 수술을 할 때 잘못해서 잘라 버리면 배안에 피가 흘러 생명이 위태로워집니다. 이 주변의 다른 수술들도 위험한 편이어서 혈관조영술이 없던 과거에는 큰 문제가 되었습니다.

골반부의 신경얼기

엉치뼈 앞쪽에는 수많은 신경이 촘촘하게 모인 신경얼기가 있습니다. 이것이 **아래아랫배신경얼기**(골반신경얼기)입니다. 아래·아랫배신경얼기라고 읽어주세요. 복부의 척추뼈 앞쪽에 있는 척추앞신경얼기, 5번 허리뼈 앞쪽에 있는 위아랫배신경얼기에서 이어져 있는 자율신경계 신경얼기입니다. 교감신경줄기도 엉치뼈 앞까지 내려오고, 마지막으로 짝이 없는 홑신경절로 끝납니다.

아래아랫배신경얼기를 배우고 나면, 몸신경계의 신경얼기, 엉치신경얼기와 꼬리신경얼기입니다. 엉치신경얼기는 S1~S4의 앞가지와 허리엉치신경줄기를 통해 합류하는 L4~L5 앞가지로 이루어져 있습니다. 그러면 가지를 살펴보겠습니다.

궁둥신경은 인체의 가장 굵은 신경으로 연필 굵기 정도입니다. 큰궁둥구멍의 궁둥구멍근 아래쪽 틈을 통해 볼기쪽으로 나옵니다. 궁둥신경은 온종아리신경과 정강신경이 합쳐져 하나로 된 것입니다. 넙다리 뒤쪽을 지나다가 도중에 두 부분으로 나뉩니다.

위볼기신경은 큰궁둥구멍의 궁둥구멍근 위쪽을 지나고, 아래볼기신경은 궁둥구멍근 아래쪽을 지납니다. 둘 다 볼기 근육을 지배합니다.

음부신경은 회음의 작은 보스

음부신경은 굵지는 않지만 중요합니다. 아래곧창자신경, 회음신경, 음경(음핵)배신경으로 나뉘어 회음 전반에 분포합니다.

바깥항문조임근과 항문올림거근을 지배합니다. 바깥요도조임근과 회음의 골격근도 지배합니다. 회음부의 피부와 외부생식기의 감각을 전달하기도 합니다. 만약 이곳이 마비되면 여러 가지 곤란한 일이 벌어진다는 걸 알 수 있습니다.

궁둥신경과 아래볼기신경과 마찬가지로 음부신경도 궁둥구멍근 아래 틈을 통해 볼기쪽으로 나옵니다. 하지만 바로 엉치가시인대를 돌아 작은궁둥구멍에서 골반안으로 돌아갑니다. 속폐쇄근의 근막에 음부신경관이라는 터널을 형성하여 회음부로 향합니다. 도중에 항문삼각으로 갈라지면서 여러 부위를 지배합니다.

음부신경관을 빠져나가면 비뇨생식삼각에서 분포하여 여러 부위를 지배합니다. 들어갔다가 나왔다가 터널을 지나가는 등 해부하기 참 힘든 신경입니다.

음부신경의 경우 속엉덩동맥에서 분기한 속음부동맥도 함께 지나갑니다. 회음에 영양을 공급하고 발기 조직에 혈액을 보내는 중요한 동맥입니다.

척수손상과 배뇨·배변장애

배뇨와 배변에는 요의와 변의를 전달하는 감각신경인 속조임근을 조절하는 교감신경·부교감신경, 바깥조임근을 조이는 운동신경이 관여합니다.

속폐쇄근을 조이는 교감신경은 T10~L2 분절이 기반이며 배뇨·배변을 촉진하는 부교감신경섬유는 아랫배신경얼기에 있으며 S2~S4입니다. 바깥조임근은 모두 음부신경의 지배를 받으며 S2~S4입니다. 방광과 곧창자에서 발생하는 내장 감각은 부교감섬유와 함께 지나갑니다.

척수손상이나 신경근 장애가 있으면 이런 기능이 잘 작동하지 않아서 소변과 대변을 배출하지 못하거나 새는 문제가 발생할 수 있습니다. 손상 수준과 범위에 따라 장애 형태가 달라집니다.

건강한 사람에게는 말하기도 어렵고 이해받지 못할까 봐 힘들어하는 사람들이 많습니다. 이미 내 주변에 그런 사람이 있거나 또는 우연히 알게 될 수도 있습니다. 자료는 인터넷에서 쉽게 찾을 수 있고, 오늘 배운 내용을 바탕으로 이해할 수 있을 겁니다.

골반부도 한번 정리해보겠습니다. 남녀가 달라서 힘들었을 거예요.

참고문헌

(1) Gruss LT & Schmitt D：The evolution of the human pelvis: changing adaptations to bipedalism, obstetrics and thermoregulation. Philos Trans R Soc Lond B Biol Sci, 370：20140063, 2015

(2) 厚生労働省：医療施設の動向「平成25年 わが国の保健統計」(https://www.mhlw.go.jp/toukei/list/130-25.html)

(3) Reyes E & Rosenberg K：Maternal motives behind elective cesarean sections. Am J Hum Biol, 31：e23226, 2019

(4) Sanna B, et al：The prevalence and morphology of the corona mortis (Crown of death)：A meta-analysis with implications in abdominal wall and pelvic surgery. Injury, 49：302-308, 2018

정리

- 애써 태연한 척했더니 묘하게 피곤하네. 에너지 드링크 하나 주세요

- 골반을 조립하고 있는데 선생님이 웃고 계시네요. 아무래도 잘못한 것 같다

- 골반바닥은 엉치가시인대와 엉치결절인대, 궁둥구멍근, 꼬리근, 속폐쇄근, 항문올림근, 비뇨생식가로막과, 그리고 근육과…(중얼 중얼)

- 남자는 늑대고 여자는 거울…무슨 말이냐고요?

- 위치 관계는 손가락으로 만져보면서 열심히 했다. 괜찮아, 손가락이 기억하고 있겠지

- 3시, 7시, 11시는 식사 시간이다. 다 외웠다

- 배뇨·배변·사정의 메커니즘을 배웠다. 척수신경 번호로는…

- 여자를 보면 임신이라고 생각해라

- 음부신경이 들락날락하는 것을 열심히 공부했다. 스케치는 완벽하다고 생각한다

제 8 장

다리

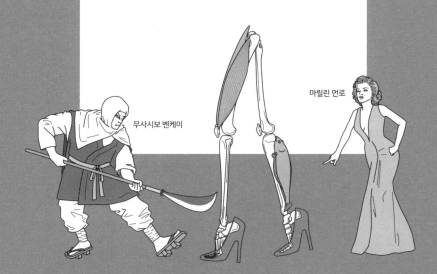

무사시보 벤케이

마릴린 먼로

이 장에서는 다리를 살펴봅니다. 서기, 걷기, 달리기는 다리의 중요한 기능입니다. 가슴과 배 부위와는 달리 골격, 관절, 근육, 신경이 학습의 핵심 포인트입니다.

평소처럼 다리 골격부터 보고 배우겠습니다. 네, 아주 오래전 일처럼 생각되겠지만 앞에서 배운 **팔과 비교하면서** 다리를 살펴보는 것도 좋습니다. 공통점과 차이점이 있으니 기억의 길잡이가 되어줄 겁니다.

1 다리 골격으로 잠금장치를 한다

그림 8-1 다리뼈

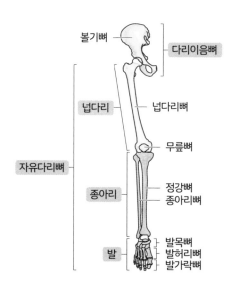

다리 골격은 **다리이음뼈**와 **자유다리뼈**로 구성됩니다(그림 8-1). 다리이음뼈는 볼기뼈이며 골반 부위에서 엉치뼈과 함께 골반의 일부라고 배웠습니다. 자유다리뼈는 넙다리뼈, 정강뼈와 종아리뼈, 발뼈로 이루어집니다(그림 8-1). 순서대로 살펴보겠습니다. 아, 무릎뼈도요, 잊을 뻔했네요.

볼기뼈

볼기뼈를 살펴봅시다. 같은 팔다리이음뼈라도 어깨뼈과 달리 몸통에 단단히 고정되어 있습니다. 엉치엉덩관절과 그 주위의 인대입니다. 골반에서 배웠습니다(7장).

다리의 시작 부분에 있는 뼈로서 볼기뼈에는 관절이 있고, 근육의 부착부가 있습니다. 또한 골반안과 다리를 연결하는 혈관과 신경이 통과하는 틈도 있습니다.

우선 눈에 띄는 것이 볼기뼈의 외측면에 있는 그릇 같이 패인 부분입니다. 엉덩관절의 관절오목입니다. 여기에 넙다리뼈머리(대퇴골두)가 들어갑니다. 이곳은 바로 엉덩뼈, 두덩뼈, 궁둥뼈 경계의 교차점이기도 합니다. 관절면 아래쪽에 잘린 부분이 있고, 넙다리뼈머리인대가 이곳을 지나갑니다.

볼기뼈에는 엉덩관절과 무릎관절을 움직이는 근육이 많이 부착됩니다.

골반에는 틈이 있으며 **가장 큰 틈이 샅굴인대와 볼기뼈 사이입니다**. 넙다리로 향하는 굵은 혈관과 신경과 림프관, 그리고 엉덩허리근도 이곳을 지나갑니다. **폐쇄구멍, 큰궁둥구멍, 작은궁둥구멍**에도 신경과 혈관이 지나갑니다.

미리 살짝 말해두는데, 구멍에 뭔가 지나가는 내용은 시험문제로 나오는 경우가 많습니다.

그림 8-2 넙다리뼈 (앞)

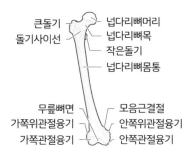

큰돌기 — 넙다리뼈머리
돌기사이선 — 넙다리뼈목
— 작은돌기
— 넙다리뼈몸통

무릎뼈면 — 모음근결절
가쪽위관절융기 — 안쪽위관절융기
가쪽관절융기 — 안쪽관절융기

넙다리뼈

다리뼈는 사람의 몸에서 가장 크고 긴 뼈입니다(그림 8-2). 볼거리가 많습니다.

넙다리뼈머리는 반구 모양으로 둥그스름합니다. 이것이 볼기뼈의 관절절구에 들어가 엉덩관절을 만듭니다. 뼈머리 끝에는 보조개처럼 생긴 홈이 있으며 여기서 넙다리뼈머리인대가 형성됩니다.

넙다리뼈머리를 지나 가늘어지는 부분이 **넙다리뼈목**입니다. 넙다리뼈목은 넙다리뼈몸통에서 안쪽으로 접혀 있고(125~130도) 약간 뒤쪽으로 뻗어 있습니다(15도). 이로써 근육의 힘의 방향이 넙다리 장축에서 벗어나 힘이 들어가기 쉬워지고 관절을 구부렸을 때 근육이 빠져나갈 수도 있게 됩니다.

이 접힌 부분에 돌기가 2개 있습니다. **큰돌기**와 **작은돌기**입니다. 둘 다 근육이 닿는 부분입니다. 큰돌기에는 볼기의 근육이 몇 개 닿아 있어서 넙다리를 가쪽으로 돌리거나 벌릴 수 있게 합니다(398쪽). 작은돌기에는 엉덩허리근(큰허리근+엉덩근)이 닿아 엉덩관절을 구부릴 수 있게 합니다.

넙다리뼈 몸통의 뒤쪽에는 **거친선**이라는 능선이 세로로 뻗어 있습니다. 거친선에는 햄스트링과 모음근군이 닿아 있습니다. 그 이외의 골간부에는 넙다리네갈래근 중 가쪽넓은근·중간넓은근·안쪽넓은근이 시작합니다.

넙다리뼈의 먼쪽 끝은 타원형 롤러가 2개 나란히 늘어서 있습니다. **안쪽관절융기**와 **바깥쪽관절융기**이며(그림 8-2) 이것들이 정강뼈 윗단과 무릎관절을 만듭니다. 자세한 내용은 무릎관절 부분에서 설명하겠습니다.

엉덩관절

엉덩관절은 넙다리 밑동에 있습니다. 어깨관절과 같이 구관절이어서 다양한 방향으로 움직일 수 있습니다. 그러나 움직이는 범위는 어깨관절보다 좁습니다. **엉덩관절은 체중을 지탱할 만큼 견고하기 때문입니다.**

일단 **관절절구가 깊습니다.** 또한 엉덩관절을 보강하는 단단한 인대가 있어서 튼튼합니다. 넙다리뼈목을 관절오목 주위에 연결합니다. 그중에서도 **엉덩넙다리인대**가 특히 단단해서 사람의 몸 중 **가장 강한 인대**로 꼽힙니다.

그림 8-3을 잘 보세요. 엉덩관절의 인대는 전체적으로 꼬여 있습니다.

엉덩관절을 펴거나(넙다리를 뒤로 뻗는다), 안쪽돌림하면(넙다리를 안쪽으로 돌린다) 인대의

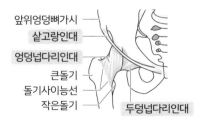

그림 8-3 엉덩관절의 인대

앞위엉덩뼈가시
샅고랑인대
엉덩넙다리인대
큰돌기
돌기사이능선
작은돌기
두덩넙다리인대

비틀림이 강해지면서 넙다리뼈머리를 관절절구쪽으로 붙입니다. 반대로 엉덩관절을 구부러지게 하거나 가쪽으로 돌리면 비틀림이 느슨해집니다. 즉 엉덩관절은 차렷 자세로 서 있을 때 안정적이며, 적은 근력으로도 몸을 지탱할 수 있게 합니다.

다리의 관절은 모두 서 있는 자세일 때 안정적이게 되어 있습니다.

이것을 잠금장치(Lock mechanism)라고 합니다. 인대의 비틀림이 바로 엉덩관절의 잠금장치입니다.

유연 체조 중에 다리찢기 동작이 있죠. 넙다리 근육 스트레칭인데, 다리찢기를 제한하는 최동 부위는 엉덩관절인대입니다. 선 자세보다 앉은 자세에서 더 넓게 다리를 벌릴 수 있습니다. 엉덩관절인대에 여유가 있기 때문입니다.

엉덩관절을 무리하게 벌리면 근육뿐만 아니라 엉덩관절인대까지 손상됩니다. 그러면 과신전이라고 해서, 섰을 때 엉덩관절이 과도하게 늘어나 다리가 뒤로 펴지고, 허리가 앞으로 쏠립니다. 운동선수는 목적이 있고 관절을 지탱하는 근육도 단련된 상태라서 괜찮지만 다리찢기만 연습하는 것은 위험합니다.

선천 엉덩관절탈구와 아기 옷

선천 엉덩관절탈구(선천 고관절탈구)는 아기 때부터 넙다리뼈머리가 관절구에 잘 맞지 않은 상태를 말합니다. '선천'이라고 하지만 여러 가지 요인이 관련되어 있습니다. 유전적 소인, 여아, 골반위치(역아) 등 선천적인 위험과 이를 실제로 후천적으로 촉진하는 요인도 알려져 있습니다. 그것은 **육아와 관련되어** 있습니다.

신생아나 유아를 맨몸으로 재우면 자연스럽게 **팔은 W자형, 다리는 M자형**이 됩니다. 아직 골격이 굳지 않은 아기에게는 그것이 자연스러운 자세입니다. 여기서부터 몸을 뒤척이기도 하고 기어 다니기도 하고 앉으면서 골격이 커집니다.

아기가 태어난 지 얼마 안 되었을 때는 몸을 천으로 돌돌 싸는 '속싸개'를 합니다. 해외에도 같은 풍습이 존재하며 이를 스와들링(swaddling)이라고 합니다. 하지만 속싸개는 아기의 엉덩관절에 물리적인 스트레스가 주어 선천 엉덩관절탈구를 조장합니다(1). 따뜻한 지역에서는 선천 엉덩관절탈구가 적고 추운 지역에 많은 것은 속싸개의 사용 빈도와 관계가 있습니다. 4개월 검진 시 선천 엉덩관절탈구 여부를 확인하는 검사가 있는데, 보통 3개월 정도까지 발병하기 때문입니다.

정강뼈와 종아리뼈

종아리의 뼈는 2개입니다. **정강뼈**와 **종아리뼈**죠(그림 8-1). 아래팔뼈가 2개인 것과 같습니다. 두 뼈 사이에 뼈사이막(골간막)이 있는 것도 똑같습니다. 하지만 공통점은 여기까지입니다.

정강뼈는 굵고 튼튼하며 그에 비해 종아리뼈는 가늘어서 어딘지 미덥지 않습니다. 팔과 달리 **종아리뼈는 교차하지 않고, 회전도 하지 않습니다.** 몸에 가해지는 **중력을 넙다리뼈에서 발뼈로 전달하는 것은 정강뼈**

뿐입니다. 종아리뼈는 무릎관절에는 관여하지 않고, 다리 관절에서는 외측면을 지탱할 뿐입니다. 팔꿈치 관절에서 자뼈~뼈사이막~노뼈~손목뼈까지 힘이 전달되는 팔과는 구조가 다릅니다.

정강뼈의 상단은 평평하고 수평을 이룬다고 해서 이 부위를 **정강뼈고평부**라고 합니다. 이 안쪽과 바깥쪽 부분에는 얕게 팬 곳이 있습니다. 여기에 넙다리뼈의 안쪽관절융기와 가쪽관절융기가 올라갑니다. 그 사이에는 뿔처럼 튀어나온 부분이 2개 있습니다. 관절 내에 있는 2개의 십자인대가 부착되는 곳입니다. 종아리뼈의 상단은 뾰족하고 정강뼈 위쪽의 바깥쪽 뒤에 관절을 이룹니다.

정강뼈와 종아리뼈의 하단은 관절로 조합되어 'ㄷ'을 반대로 뒤집어 놓은 모양입니다. 여기에 발목뼈인 목말뼈가 들어옵니다.

무릎뼈

무릎뼈, 흔히 말하는 '무릎의 접시 모양'은 넙다리네갈래근의 근육 안에 생긴 종자뼈입니다(그림 8-1). 우리가 먹는 밤을 거꾸로 한 모양입니다. 관절이 구부러질 때 근육이 무릎관절에 스치지 않도록 합니다.

사지에는 종자뼈가 많지만, 콩알뼈(두상골) 외에는 전무 몇 밀리미터에 불과합니다. 종자뼈를 영어로는 'Sesamoid bone'라고 하는데 '참깨씨 모양의 뼈'라는 뜻입니다.

따라서 무릎뼈는 **인체에서 가장 큰 종자뼈**이며 있을 수 없을 정도로 거대한 참깨씨라고 할 수 있습니다.

무릎관절

무릎관절[1]은 인체에서 가장 크고 복잡한 관절입니다. 무거운 하중을 받는데도 가동 범위가 넓기 때문에 부상이 많습니다.

무릎관절을 만드는 뼈는 넙다리뼈와 정강뼈, 그리고 무릎뼈입니다(그림 8-1).

먼저 정강뼈 상단의 정강뼈 고평부에 넙다리뼈 하단의 안쪽관절융기와 가쪽관절융기가 높입니다. 뼈 표본을 조합해보면 알 수 있는데, 뼈만으로는 지지력이 없고 흔들흔들합니다. 그러나 생물체에서는 구부러지고 펴는 기능밖에 하지 않습니다. 인대와 연골이 무릎관절을 지탱하기 때문입니다.

우선 양쪽 측면을 지지하는 인대가 안쪽곁인대와 가쪽곁인대입니다(그림 8-4). 안쪽곁인대는 폭이 넓고 넙다리뼈와 정강뼈를 연결합니다. 가쪽곁인대는 가늘고 넙다리뼈와 종아리뼈를 연결합니다. 이 인대들이 무릎이 옆으로 꺾이는 것을 막고 회전을 억제합니다.

관절에도 인대가 있습니다. 앞십자인대와 뒤십자인대입니다. 이 2개가 교차하고, 넙다리뼈와 정강뼈를 연결합니다. 앞십자인대는 정강뼈가 앞으로 어긋나는 것을, 뒤십자인대는 뒤로 어긋나는 것을 막아줍니다.

무릎관절에 있는 가장 큰 인대가 무릎뼈와 정강뼈를 연결하는 무릎

---

1) 구 용어로 슬관절이라고도 합니다.

그림 8-4 무릎관절의 인대

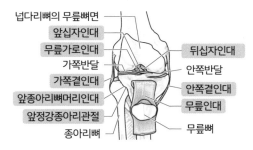

넙다리뼈의 무릎뼈면
앞십자인대
무릎가로인대
가쪽반달
가쪽곁인대
앞종아리뼈머리인대
앞정강종아리관절
종아리뼈
뒤십자인대
안쪽반달
안쪽곁인대
무릎인대
무릎뼈

인대입니다. 단, 이것은 넙다리네갈래근의 힘줄이 이어진 것입니다. 중간에 종자뼈인 무릎뼈가 있으므로 형식상으로는 힘줄이 아닌 인대라고 부릅니다.

무릎관절 안쪽에도 연골이 있습니다. 이것을 안쪽반달, 가쪽반달이라고 하며 넙다리뼈와 정강뼈 사이의 틈을 메웁니다.

무릎관절의 잠금장치

무릎관절에도 선 자세에서 작동하는 잠금장치가 있습니다.

먼저 넙다리뼈의 안쪽관절융기와 가쪽관절융기입니다. 편 위치(관절을 늘린 위치)에서 정강뼈와 닿는 면이 직선으로 되어 안정적입니다. 무릎을 구부리면 정강뼈 고평부에서 안쪽관절융기와 가쪽관절융기가 굴러 들어가 둥근 면이 정강뼈에 접하게 됩니다.

다음으로 인대를 봅시다. 안쪽곁인대와 가쪽곁인대는 서 있을 때 긴장합니다. 또 선 자세에서는 넙다리뼈가 정강뼈에 대해 약간 안으로 회전합니다. 이로 인해 곁인대의 긴장이 높아집니다. 무릎관절 뒤쪽에 있는 **오금근**(슬와근)은 정강뼈에 넙다리뼈를 밖으로 돌려서 무릎관절의 잠금 기능을 제거하는 기능이 있습니다.

앞, 뒤십자인대는 무릎관절의 위치와 상관없이 늘 긴장함으로써 무릎관절이 앞뒤로 흔들리지 않도록 해줍니다.

앞십자인대 손상

무릎을 약간 구부리면 무릎관절의 잠금이 풀리면서 불안정해집니다. 약간이지만 안팎으로 돌릴 수 있는 상태입니다. 이때 무릎을 밖으로 돌리게 하는 강한 힘이 가해지면 관절면에 생기는 압력에 의해 종아리가 안으로 돌아가고 앞십자인대를 당기는 힘이 생겨 인대가 끊어집니다. 농구와 축구 등 빠르게 움직이는 운동을 하다가 종종 일어납니다.

인대가 끊길 때는 '뚝'하는 소리가 들립니다. 십자인대에는 통각 섬유와 혈관이 풍부하기 때문에 끊어지면 '헉!'할 정도로 통증을 느끼고 관절 내에서 출혈이 일어나 무릎이 바로 부어오릅니다. 정강뼈가 앞으로 어긋나 버려서 잘 걸을 수도 없습니다.

십자인대는 자연적으로 재생하기 어려워서 내시경 수술을 통해 치료합니다. 손상된 인대를 떼어내고 넙다리뼈와 정강뼈에 구멍을 내고, 자신의 몸에서 떼어온 힘줄을 구멍에 통과시켜 원래 인대와 비슷하게 고정합니다. 넙다리 뒤쪽에 있는 반힘줄근의 힘줄을 자주 이용합니다.

그림 8-5 발뼈

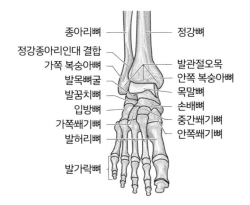

종아리뼈 ——   —— 정강뼈
정강종아리인대 결합 ——
가쪽 복숭아뼈 ——   —— 발관절오목
발목뼈굴 ——   —— 안쪽 복숭아뼈
발꿈치뼈 ——   —— 목말뼈
입방뼈 ——   —— 손배뼈
가쪽쐐기뼈 ——   —— 중간쐐기뼈
발허리뼈 ——   —— 안쪽쐐기뼈

발가락뼈 ——

발뼈

발뼈(그림 8-1, 5)도 기본형은 팔과 같습니다.

몸쪽에 발목뼈가 7개 있습니다. 손목뼈는 8개였지만, 콩알뼈가 종자뼈이므로 때로는 셀 때 제외합니다. 5개의 발허리뼈는 발등을 형성합니다. 각 발허리뼈에 발가락뼈가 붙습니다. 엄지발가락이 2개, 나머지는 3개인데 이것도 손뼈와 같습니다.

발목뼈의 이름을 외워볼까요? 관절이나 인대 명칭으로도 사용하므로 기억해 두면 꽤 편리합니다.

목말뼈(거골)

발꿈치뼈(종골)

발배뼈(주상골)

입방뼈

안쪽쐐기뼈

중간쐐기뼈

가쪽쐐기뼈

일부 외우기 힘든 부분이 있긴 하지만요.

발목뼈끼리는 관절이 있어서 약간만 움직입니다. 그중에서도 목말발배관절과 발꿈치입방관절을 합쳐서 **쇼파르 관절**(Chopart's joint)이라고 합니다. 연속적이고 평평하기 때문에 이 면에서 발목을 비틀 수 있습니다. 가로발목뼈관절(횡족근관절)이라는 정식 명칭은 잘 쓰이지 않습니다.

쇼파르 관절이라는 명칭은 프랑스의 외과 의사 프랑수아 쇼파르 (1743~1795년)에서 유래했습니다. 다리를 절단할 때 이 관절면을 이용하는 술기를 개발했습니다.

발활

발뼈는 전체적으로 위로 볼록하게 구부러져 있습니다. 이를 **발활**(족궁)이라고 합니다(그림 8-6). 발이 지면에 닿았을 때의 충격을 흡수하기 위해서입니다. 사람과 원숭이처럼 발뒤꿈치를 지면에 붙이고 걷기에

그림 8-6 발 인대 (안쪽)

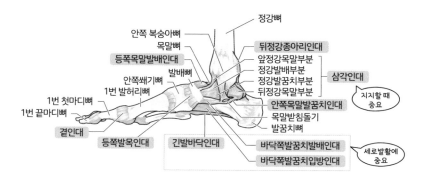

적합합니다.

엄지발가락 쪽에서 보았을 때의 굴곡이 안쪽세로발활이며 발바닥의 아치를 만듭니다. 새끼발가락쪽이 가쪽세로발활입니다. 앞에서 봤을 때의 굴곡이 가로발활입니다.

결과적으로 발꿈치(발꿈치뼈), 엄지발가락뼈(MP관절 부근), 새끼발가락뼈, 엄지발가락·새끼발가락 끝에서 체중을 주로 받게 됩니다.

항상 신고 다니는 운동화의 깔창을 빼보세요. 마침 그 부분이 닳아있지요.

발활을 지탱하는 것은 인대와 힘줄입니다. 바닥쪽발꿈치발배인대, 바닥쪽발꿈치입방인대(단족저인대), 긴발바닥인대, 발바닥인대가 세로발활을 형성합니다. 이 중에서도 **바닥쪽발꿈치발배인대**가 가장 강인하며 **스프링 인대**라고도 불립니다. 손상되면 세로발활이 유지되지 않고 편평발이 됩니다.

또한, 종아리에서 오는 힘줄도 동적으로 발활을 만듭니다. 앞정강근, 뒤정강근, 긴종아리근은 모두 엄지발가락의 MP 관절 부근에 닿아 있으며, 전체적으로 발밑을 뒤쪽에서 당기는 끈처럼 되어 있습니다. 이를 통해 가로발활이 생기고 세로발활도 지지할 수 있습니다.

발 관절

발 관절은 발목 관절을 가리킵니다. 정강뼈와 종아리뼈, 목말뼈로 이루어집니다(그림 8-5). **발목관절**이라고도 합니다.

목말뼈 윗면이 롤러처럼 되어 있고, 그곳에 정강뼈 끝이 얹힙니다. 정강뼈의 안쪽 복숭아뼈와 종아리뼈의 가쪽 복숭아뼈가 목말뼈를 양쪽에서 끼워 넣습니다. 그러면 경첩관절이 형성됩니다.

목말뼈 관절면을 위에서 보면 앞이 넓고 뒤가 좁은 사다리꼴입니다. 이것이 발 관절 잠금장치입니다.

발등굽힘을 했을 때(발등을 위쪽으로 구부렸을 때), 목말뼈가 넓은 쪽이 가쪽 복숭아뼈와 안쪽 복숭아뼈를 밀어 넓히면서 단단히 맞아들어갑니다. 그러면 발 관절이 안정됩니다. 반대로 다리를 바닥쪽으로 구부렸을 때(아래로 구부렸을 때)는 목말뼈의 좁은 부분이 닿기 때문에 발 관절에 틈이 생깁니다. 발 관절을 축으로 약간의 내반 (발바닥을 안쪽으로 향함)·외반 (발바닥을 바깥쪽으로 향함)·회전도 할 수 있습니다.

잠깐 직접 해볼까요? 발뒤꿈치를 잡고 안으로 굽히거나 밖으로 굽히고 회전시켜 보겠습니다. 발바닥쪽 굽힘(저굴위)일 때만 가능하죠? 참고로 쇼파르 관절 등으로 발 자체를 비틀 수 있기 때문에, 발가락뿐이라면 등쪽굽힘자세(배굴위)로도 내반·외반·회전할 수 있습니다.

발을 삐다

하이힐을 신으면 발관절은 발바닥쪽 굽힘이 됩니다(그림 8-7). 하중이 발끝에 집중되는 것은 물론이고 다리 관절이 불안정해지기 때문에 익숙하지 않은 사람이 하이힐을 신으면 다리가 뻐근해집니다. 저는 하이힐을 신어 본 적이 없어서 잘 모르겠습니다만.

발의 염좌도 발바닥쪽 굽힘에서 일어나기 쉽습니다.

발 관절을 측면에서 지지하는 인대에 안쪽인대(삼각 인대)와 가쪽곁인대가 있습니다. 안쪽 인대는 정강뼈의 안쪽 복숭아뼈와 발목뼈를 연결하고 가쪽곁인대는 종아리뼈의 가쪽 복숭아뼈와 발목뼈를 연결합니다.

그림 8-7 하이힐을 신은 발

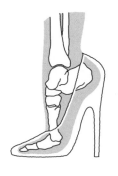

뛰다가 계단이나 풀밭에서 발끝이 걸리면, 다리 관절의 잠금장치가 해제된 곳에 발바닥쪽으로 구부러지고 발목을 안쪽으로 돌리는 힘이 가해집니다. 그리고 가쪽곁인대가 손상됩니다. 특히 **앞목말종아리인대**가 잘 끊어집니다. 종아리에 대해 다리가 앞으로 어긋나서 통증이 가라앉은 후에도 잘 걷지 못합니다.

2 먼로 워크와 볼기근

볼기에는 폄근(신근), 벌림근(외전근), 돌림근(회전근)이라는 세 근육이 있습니다. 모두 엉덩관절에 작용하는 근육입니다.

먼저 가장 **큰볼기근**(대둔근)을 살펴보겠습니다. 엉덩이의 모양을 만드는 근육이라 신경이 쓰이지요? 평행사변형 모양이며 엉치뼈 등에서 폭넓게 시작하여 넙다리뼈 뒷면에 부착합니다.

큰볼기근은 엉덩관절을 펼 때 작용하는 주동근입니다. 쉽게 말하자면 **다리를 앞으로 뻗어서 밟을 때 작용하는 가장 중요한 근육입니다.** 이 근육이 마비되면 의자에서 일어나거나 계단을 오를 수 없습니다. 엉덩이의 튀어나온 부분 가운데 부분(이해하나요?)을 만지면서 계단을 올라가 보세요. 큰 근육이 뭉쳐서 바짝 수축하는 것을 느낄 수 있습니다. 이것이 큰볼기근입니다.

볼기근 아래에 있는 것이 중간볼기근(중둔근), 그 아래가 작은볼기근(소둔근)입니다. 모두 엉덩뼈에서 시작해 넙다리뼈의 큰돌기에 부착합니다. 중간볼기근과 작은볼기근은 넙다리를 바깥쪽으로 벌려 회전시킵니다. 넙다리가 고정된 상태에서는 골반 반대쪽을 들어 올립니다.

큰돌기의 안쪽 면에 부착되는 근육도 있습니다. **궁둥구멍근, 속폐쇄근, 쌍둥이근**입니다. 그 밑에는 넙다리네모근이 있습니다. 이들은 모두 넙다리뼈를 가쪽으로 회전시킵니다. 궁둥구멍근의 아래 틈에는 인체에서 가장 굵은 신경인 궁둥신경이 있는데 연필이나 볼펜 정도의 두

께입니다. 엉덩이부터 발까지 이어지는 가장 긴 신경입니다.

중간볼기근·작은볼기근과 에너지 보존

사람이 걸을 때 **에너지를 효율적으로 사용하며 걷기 위해서는 최대한 무게중심을 흔들지 않는 것이 중요합니다. 엉덩관절에서 중간볼기근과 작은볼기근이 그 역할을 담당합니다.**

무게중심이 가장 크게 올라가는 것은 걷고 있다가 좌우 다리가 서로 교차할 때입니다. 한쪽 다리는 땅에 닿고 다른 쪽은 떠 있습니다. 이때 지면에 닿은 다리의 중간볼기근과 작은볼기근이 적당히 작용하여 골반의 반대쪽이 너무 올라가거나 내려가지 않도록 적절하게 지지합니다.

이때 눈을 내리깔고 걸으면 마릴린 먼로(1926~1962년)의 먼로 워크가 됩니다. 먼로가 주연을 맡은 영화 《나이아가라》(1953년)에는 걸어가는 먼로의 엉덩이를 카메라가 30초나 쫓는 장면이 있습니다.

오케이, 엉덩이가 볼록하게 나온 윗부분을 만지면서 걸어보자구요 (벌써 미국에 갔나 봐요). 다리가 땅에 닿을 때 중간볼기근이 확 수축하는 것을 느낄 수 있습니다.

중간볼기근과 작은볼기근이 마비되면, 골반을 지탱할 수 없어서 오리처럼 어색한 걸음걸이를 하게 됩니다(그림 8-8). 이것을 **트렌델렌부르크 보행**(Trendelenburg Gait)이라고 합니다. 이 명칭은 독일의 외과 의사 프리드리히 트렌델렌부르크(1844~1924년)에서 유래했습니다.

그림 8-8 트렌델렌부르크 보행 (오른쪽)

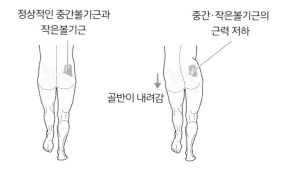

정상적인 중간볼기근과 작은볼기근

중간·작은볼기근의 근력 저하

골반이 내려감

▶ 참고문헌 3에서 인용

따끔합니다~ 중간볼기

근육 주사라고 하면 삼각근과 중간볼기근입니다. 예방접종을 할 때 삼각근에 놓지요. 중간볼기근은 부피가 있어서 다소 용량이 많은 주사도 놓을 수 있습니다. 몸 표면에서 접근하기 쉽고, 굵은 신경과 혈관이 주변에 없고, 바늘이 깊이 들어가도 뼈에서 멈춥니다.

옛날에는 큰볼기근에 놓기도 했지만 뒤쪽에 궁둥신경이 지나가 위험하기 때문에 지금은 중간볼기근에만 놓습니다.

3 넙다리는 셋으로 나눈다

넙다리를 살펴보겠습니다. 넙다리에는 엉덩관절과 무릎관절을 움직이는 근육이 있습니다. 팔과 마찬가지로 다리의 근육도 근막으로 구역이 구분됩니다(그림 8-9). 근육이 여러 개 있는데, 구역별로 보면 꽤 이해하기 쉽습니다. 넙다리는 앞부분, 안쪽, 뒷부분, 이렇게 3구역으로 구분합니다.

넙다리 앞부분

넙다리 앞부분에 있는 근육은 넙다리빗근(봉공근)과 **넙다리네갈래근**(대퇴사두근)입니다. 엉덩허리근(큰허리근·엉덩근)도 넙다리 부분에서는 앞부분에 위치합니다.

큰허리근 외에는 모두 넙다리신경이 지배합니다. 엉덩관절 굽힘과 무릎관절 폄이 주요 기능입니다.

넙다리빗근

넙다리의 깊은근막 바로 아래에 있는 것이 **넙다리빗근**입니다(36쪽). 앞

그림 8-9 넙다리와 종아리의 구획

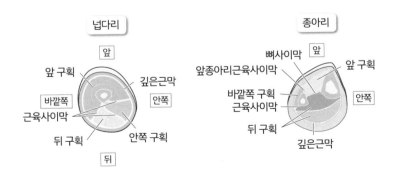

위엉덩뼈가시에서 시작하여 넙다리를 비스듬히 가로질러 정강뼈 상
부의 안쪽 면에 닿습니다. 엉덩관절과 무릎관절을 걸쳐 있기 때문에
양쪽을 굴곡시키지만 힘이 약합니다. 넙다리에 비스듬히 걸쳐 있으므
로 다리를 벌린 자세, 예를 들어 책상다리를 하거나 수영의 평영이 특
기입니다. 넙다리빗근의 구용어는 봉공근(縫工筋)인데 옷을 만드는 장
인이 책상다리를 하고 옷을 꿰매고 있었던 데서 유래한 것 같습니다
(여러 가지 설이 있음).

넙다리네갈래근

넙다리네갈래근은 사람의 근육 중 가장 큽니다(그림 8-10).

4개의 근육머리 중 앞면에 보이는 것이 넙다리곧은근이고 앞아래

그림 8-10 넙다리 앞쪽 구획

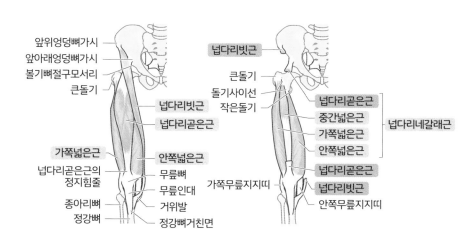

엉덩뼈가시에서 시작합니다. 넙다리곧은근의 양쪽에는 안쪽넓은근과 가쪽넓은근이 있고 사이에 중간넓은근이 있습니다. 이 근육들은 넙다리뼈의 골간부에서 시작합니다.

4개의 근육머리가 합쳐져 **무릎뼈**에 부착합니다. 이렇게 말하는 것은 표면상이고 무릎뼈와 무릎지지띠까지를 포함해서 넙다리네갈래근의 정지힘줄이라고 생각하면 됩니다. 사실상의 닿는곳(정지)은 정강뼈 위쪽 앞면에 있는 거칠거칠한 **정강뼈거친면**(경골조면)입니다.

넙다리네갈래근의 주된 기능은 **무릎관절의 폄 운동**입니다. 넙다리곧은근만 엉덩관절도 지나가기 때문에 엉덩관절의 굽힘 기능도 있습니다. 하지만 엉덩관절의 굽힘에는 엉덩허리근이 더욱 강하게 관여합니다.

넙다리삼각의 VAN

샅굴인대, 넙다리빗근, 긴모음근(뒤에 설명)을 경계로 한 영역을 **넙다리삼각**(대퇴삼각)이라고 합니다(그림 8-11). 여기에는 골반안과 넙다리를 오가는 것이 줄지어 있습니다.

이 주변의 위치 관계는 의료계에서 많이 언급하는데 기억하나요? 여기도 VAN입니다. 안쪽부터 순서대로 **넙다**

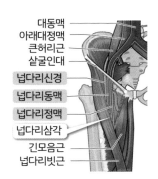

그림 8-11 넙다리삼각

대동맥
아래대정맥
큰허리근
샅굴인대
넙다리신경
넙다리동맥
넙다리정맥
넙다리삼각
긴모음근
넙다리빗근

리정맥(V), **넙다리동맥**(A), 넙다리신경(N)입니다. 넙다리정맥의 더욱 안쪽에는 림프관이 지나고 있고 림프절이 모여 있습니다.

넙다리동맥의 맥박은 몸 표면에서 확인할 수 있습니다. 엉덩관절을 펴서 샅굴인대의 중심점을 찾은 다음, 거기서 몇 센티미터 아래를 만지면 알 수 있습니다.

넙다리 안쪽 구획

넙다리의 안쪽 구획의 근육은 모두 엉덩관절을 안쪽으로 모으게 합니다. 이를 모음근이라고 합니다.

두덩뼈에서 시작해 넙다리뼈 뒷면에 있는 힘줄, 즉 거친선에 부착합니다. 지배신경은 **폐쇄신경**입니다. '다리를 모으니까 폐쇄신경'이라고 기억하는 건 어떨까요? 위에서 순서대로 두덩근, 짧은모음근, 긴모음근이 있고, 가장 안쪽에 있는 것이 두덩정강근입니다. 이들 뒤에 큰모음근이 있습니다. 근력운동을 할 때 소홀해지기 쉬운 부위임을 의식하면서 운동해봅시다.

햄스트링

넙다리 뒤쪽 구획에 있는 근육을 통칭하여 햄스트링이라고 합니다. 햄이라니, 샌드위치 속 재료 같은 이름이네요. 맛있게 들립니다.

하지만 원래는 '무릎 뒤쪽에 움푹 파인 곳을 만드는 힘줄'이라는 뜻입니다. 영어에서는 동사로도 사용되고 있으며, 다리 뒤쪽 힘줄을 절단하여 사람(포로나 죄인 등)이나 동물(사냥감 등)을 걷지 못하게 한다는 의미입니다. 이 경우의 힘줄은 햄스트링의 힘줄이나 아킬레스 힘줄일 수 있습니다. 더 나아가서는 '방해하다, 좌절하게 하다'라는 뜻도 있습니다. 먹음직스러운 느낌이었는데 점점 살벌해지네요(음, 해부 얘기를 해야겠네요…).

이는 곳은 공통적으로 궁둥결절이고 닿는 곳은 다리뼈입니다. 무릎관절의 굽힘과 엉덩관절의 폄 운동에 작용합니다. 2개의 관절에 작용하는 이유는 햄스트링이 엉덩관절과 무릎관절을 지나는 이관절근[2]이기 때문입니다. 뒤쪽 구획에 속하는 근육의 지배 신경은 **모두 궁둥신경**입니다. 안쪽부터 순서대로 설명하겠습니다.

먼저 **반힘줄근**(반건형근)입니다. 이름에서 알 수 있듯이 근복 중간에 중간힘줄(중간건)이 있습니다. 그 안쪽에 **반막근**(반막형근)이 있습니다. 편평하긴 하지만 '막'이라고 표현하는 건 좀 지나친 느낌이 드네요. 이 것들은 정강뼈에 닿습니다. 바깥쪽에 있는 것이 **넙다리두갈래근**입니다. 긴 갈래가 궁둥결절에, 짧은 갈래가 넙다리뼈의 거친선에서 시작해서 종아리뼈머리에 닿습니다. 즉 이 짧은 갈래만 단관절근[3]입니다. 반힘줄근·반막근의 힘줄과 넙다리두갈래근의 힘줄이 무릎 양쪽으로 갈라져 있으며, 그 사이의 공간이 **다리오금**(슬와)입니다.

---

2) 2개의 관절을 움직이는 근육.-옮긴이
3) 단 하나의 관절만을 접하는 근육.-옮긴이

이관절근

팔과 다리의 근육에는 2개의 관절에 접하는 것들이 많습니다. 이것을 **이관절근**이라고 합니다.

한번 체험해봅시다. 일어서서 한 손을 벽이나 테이블에 붙여서 몸을 안정시킵니다. 한쪽 다리의 넙다리가 배에 묻힐 정도로 꽉 들어 올려 주세요. 무릎을 굽히고 다리를 늘어뜨립니다. 그 자세에서 무릎만 펴세요. 아무리 노력해도 넙다리쪽이 조금 내려갈 겁니다.

이것은 햄스트링 때문입니다. 무릎이 구부러지면 햄스트링이 느슨해져서 엉덩관절이 구부러지는 것에 제약이 없습니다. 그런데 무릎을 펴면 햄스트링이 종아리쪽으로 당겨지면서 엉덩관절을 늘리려고 합니다.

한 근육이 2개의 관절을 움직이다니, 관절을 조절하기 어렵게 할 뿐이라는 생각이 드네요.

잘 생각해보면 각 관절에는 굽히는 쪽과 펴는 쪽에 각각 이관절근과 단관절근이 접해 있습니다. 다리 관절을 정리하면, 이런 느낌입니다(표 8-1).

관절이 구부러지거나 펴지면 반대쪽 근육들은 모두 동시에 적당히 긴장하여 스프링처럼 작용합니다. 이 구조는 신경계를 정밀하게 제어하지 않고도 여러 관절을 연동하여 다리를 원활하게 움직일 수 있도록 도와주는 것으로 생각됩니다.

이것은 햄스트링이 근육 파열을 일으키기 쉬운 것과도 관련이 있습

표 8-1 다리 관절

		단관절근	이관절근
엉덩관절	굽힘근	엉덩허리근	넙다리곧은근
	폄근	큰볼기근	햄스트링
무릎관절	굽힘근	넙다리두갈래근 짧은머리	햄스트링
	폄근	안쪽넓은근·중간넓은근·가쪽넓은근	넙다리곧은근
발관절	발바닥굽힘근	가자미근	장딴지근
	발등굽힘근	앞정강근	–

그림 8-12 장애물을 뛰어넘는 선수

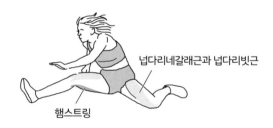

넙다리네갈래근과 넙다리빗근

햄스트링

니다.

햄스트링은 엉덩관절이 구부러지고 무릎관절이 펴진 위치에서 가장 많이 늘어납니다. 예를 들면 장애물 달리기를 할 때, 이 자세(그림 8-12)에는 엉덩허리근과 넙다리네갈래근이 주동근이 됩니다. 햄스트링스에는 불리한 상황에서 만약 햄스트링까지 급격히 수축하면 파열하거나 찢어집니다.

즉, 부상을 피하기 위해 중요한 것은, 스트레칭, 준비운동, 그리고, 적절한 자세와 근육 수축 순서를 몸에(신경과학적으로 말하자면 소뇌에) 기억시키기 위한 달리기 연습입니다. 장애물 달리기는 연습해 본 적이 없어서 잘 모르겠네요.

4 종아리 파열과 울음소리

종아리의 깊은근막은 팔다리 중에서도 특히 강인합니다. 얕은근막을 벗겨내면 윤기 있는 근막이 종아리를 덮고 있는 모습을 볼 수 있습니다.

종아리의 근육도 근막으로 구획을 구분합니다. 근육의 수가 많아서 이야기가 산만해지기 쉽지만, 구획별로 정리하면서 배워보겠습니다.

일본에서는 '벤케이도 우는 곳(弁慶の泣き所)'이라는 표현이 있는데, 일본 헤이안 시대의 승려이자 호걸인 벤케이도 채이면 아파서 우는 곳이라는 뜻입니다. 정강뼈 앞면에는 피부 바로 아래에 뼈막(골막)이 있습니다. 그 때문에 부딪히면 뼈막에 직접적인 영향을 주어서 통증을 느끼는 것이죠. 그런데 사실은 절말로 '우는 곳'은 구획입니다. 무슨 말인지 뒤에 설명하겠습니다.

종아리 바깥쪽 구획

두 가지 이유로 바깥쪽 구획부터 설명하겠습니다. 이곳은 근육이 두 개밖에 없어서 설명하기 쉽습니다(외워야 할 것이 적죠). 또 하나는 눈여겨봐야 할 신경이 갈라져 나오기 때문입니다.

이곳에는 **긴종아리근**과 **짧은종아리근**이라는 2개의 근육이 있습니다 (그림 8-13).

짧은종아리근은 발 바깥쪽을, 긴종아리근은 발밑을 돌아 안쪽을 당깁니다. 다리의 발바닥굽힘(발끝을 폄)과 가쪽번짐(발을 바깥쪽으로 비틈) 작용을 합니다.

지배신경은 **얕은종아리신경**입니다. 궁둥신경에서 갈라진 **온종아리신경**이 깊은종아리신경과 얕은종아리신경으로 갈라지는데 그것이 긴종아리근 속에 있습니다. 이 부분은 몸의 표면과 뼈에 가깝기 때문에 압

그림 8-13 종아리의 바깥쪽 구획

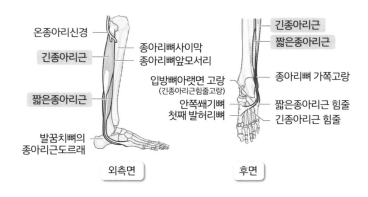

박을 받아 마비되기 쉽습니다. 외상 외에도 부츠, 꽉 조이는 스타킹, 다리를 꼰 자세에서도 발생합니다. 그러면 발을 움직이기 힘들어집니다.

종아리 앞쪽 구획

종아리 앞쪽 구획의 근육은 정강뼈의 앞쪽측면에 겹쳐져 있습니다. 지배신경은 깊은종아리신경이며 발등을 위로 굽히는 것과 발가락을 펴는 데 작용합니다.

얕은층부터 순서대로 살펴보겠습니다.

앞정강근은 발등을 안쪽으로 발바닥을 향하여 첫 번째 발허리뼈 기저부에 부착됩니다(그림 8-14). 발의 발등굽힘과 안쪽번짐 운동을 합니

그림 8-14 종아리 앞쪽 구획

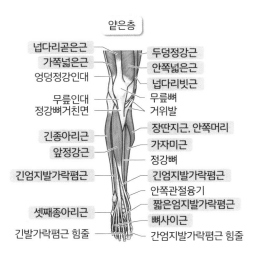

다. **긴발가락폄근**의 작용은 두 번째 발가락에서 다섯 번째 발가락까지의 폄과 발등굽힘을 담당합니다. 그 아래에 있는 **긴엄지발가락폄근**은 엄지발가락을 펴는 동작과 발등을 굽히는(발끝을 위로 올리는) 동작을 담당합니다. 간혹 **셋째종아리근**(제삼비골근)이 있는 사람도 있습니다. 지배신경은 깊은종아리신경이고 앞쪽 구획에 속하지만, 명칭과 작용이 비슷해서 가쪽 구획에 속하는 근육으로 인식되기도 합니다.

종아리 뒤쪽 구획

뒤쪽 구획에도 여러 층의 근육이 겹쳐져 있습니다(그림 8-15). 지배신경은 **정강신경**이고 발등굽힘과 발가락 굽힘, 발의 안쪽번짐 운동에 관여합니다.

그림 8-15 종아리 뒤쪽 구획

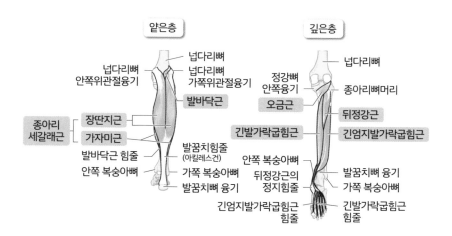

장딴지근과 그 아래에 있는 가자미근은 몸의 표면에서도 잘 알 수 있습니다. 종아리의 모양을 만들기 때문에 무척 신경 쓰이는 근육이죠. **장딴지근**은 넙다리뼈의 안쪽위관절융기와 가쪽위관절융기에서 각각 시작합니다. 이 두 근육이 합쳐져서 정지힘줄인 발꿈치힘줄이 됩니다. **아킬레스힘줄**이라고 하는 편이 이해하기 쉽겠네요. 장딴지근과 가자미근을 합쳐서 **종아리세갈래근**(하퇴삼두근)이라고도 합니다.

종아리세갈래근은 발 관절의 강력한 발바닥굽힘근이며 체중을 지탱하고 걷거나 뛰거나 뛰어오를 때 움직이는 근육입니다.

정강뼈의 가쪽위관절융기에서 시작하여 아킬레스건에 합류하는 가는 근육이 **장딴지빗근**입니다. 작은 근육에서 가늘고 긴 힘줄이 이어집니다. 너무 가늘어서 있으나 없으나 똑같을 것 같네요. 실제로 10% 정도는 이 근육이 없다고 합니다. 다른 포유류 중에는 장딴지빗근이 발바닥널힘줄에 연결되어 있는 종도 있습니다. 이런 경위는 긴손바닥근과 비슷합니다.

오금에 있는 것이 **오금근**입니다. 종아리를 안쪽으로 돌려 무릎관절의 잠금을 해제하는 근육이라고 했습니다. 종아리세갈래근에 숨어 있는 것이 **긴발가락굽힘근, 뒤정강근, 긴엄지발가락굽힘근**입니다. 발목굴[4]을 통해 발바닥을 아래쪽으로 굽히거나 발바닥면을 안쪽으로 움직이거나 발가락을 굽히는 데 작용합니다. 뒤정강근은 앞정강근·긴

---

4) 정강뼈의 안쪽 복숭아뼈와 발꿈치뼈 사이에 움푹 파인 곳. 발밑을 향하는 근육, 혈관, 신경이 지나가며 여러 인대가 있습니다.

종아리근과 함께 발활을 유지하는 데 도움이 됩니다.

구획 증후군

남자 축구부에서 활약하는 고2 학생이 있습니다. 연습 경기 중 상대 선수의 스파이크
가 정강이에 맞아 통증 때문에 퇴장했습니다. 곧바로 얼음주머니를 댔더니 통증이 일
단 가라앉았다고 합니다. 하지만 집으로 온 뒤 통증이 심해져서 얼음주머니를 떼어 보
니 종아리가 퉁퉁 부어 있었습니다. 통증은 점점 더 심해졌고 걱정이 된 가족들은 구
급차를 불렀습니다.

이것은 **구획 증후군**입니다(Compartment Syndrome). 일단 이 이야기는
허구입니다. 다리의 깊은근막은 다른 부위에 비해 특히 두껍고 강인
합니다. 게다가 구획으로 분리되어 있습니다. 여기에 타박상이나 골절
이 발생하면, 안에 있는 근육이 염증으로 부어오릅니다. 그러나 튼튼
한 근막 때문에 붓기로 인해 생긴 내부 압력을 피할 방법이 없습니다.
결국 혈관이 압박을 받으면서 혈류가 끊깁니다. 허혈로 인해 염증이
더 심해지고 압력이 상승한 결과, 신경이나 근육에 장애가 생깁니다.

악순환입니다. 멈출 수가 없습니다. 더욱 악화되면 다리를 잃게 됩
니다. 횡문근 융해증(가로무늬근 융해증)이라고 해서 근육이 갑자기 괴사
하면 생명에 지장이 생깁니다. 근육세포에서 혈액으로 흘러간 단백질

이 신장에 막히면 급성신부전이 되고 유출된 칼륨에 의해 심장이 멈춥니다.

이것이 종아리에 관해 설명하는 첫머리에서 이야기했던 '진짜 우는 곳'입니다.

구획 증후군은 근막으로 둘러싸인 공간이라면 어디에서나 일어날 수 있습니다. 근막이 두껍고 구획이 좁은 종아리는 특히 외상을 입기 쉬워서 구획 증후군을 일으킬 가능성이 큽니다. 근육을 단련하는 운동선수들은 만성적으로 구획 내압이 높기 때문에 특히 위험합니다. 마라톤 등 격렬한 운동으로 근육이 손상되어도 발생할 수 있습니다.

치료 방법은 좀 무섭게 느껴질 수도 있으니 여기부터는 가볍게 읽어 보세요.

서둘러 마취와 소독을 하고 피부를 절개한 후 깊은근막을 엽니다. 근막절개와 감장절개라는 치료법입니다. 그러면 내압이 빠져나가 부어오른 근육이 상처 단면에서 서서히 올라갑니다. 부기가 가라앉을 때까지 상처를 열어둔 상태에서 젖은 거즈로 상처를 덮습니다.

5 발에 남아 있는 손의 흔적

다리는 손만큼 자유롭게 움직이진 못하네요. 하지만 인간의 진화 과정에서 그렇게 된 것일 뿐 여전히 손과 비슷한 형태를 유지하고 있으니 둘을 비교하면서 알아보는 것이 좋습니다.

발바닥

발바닥부터 살펴보겠습니다. 근육과 힘줄이 많은데, 층별로 정리하면 알아보기 쉽습니다.

발바닥의 피부는 두껍고 튼튼합니다. 얕은근막은 망사 형태의 섬유질과 풍부한 지방으로 이루어져 쿠션감이 있습니다. 해부하려고 하면 딱딱해서 힘들지만 끈기 있게 벗겨내세요.

가장 먼저 등장하는 것은 **발바닥널힘줄**(족저근막)입니다. 발뒤꿈치뼈에서 발끝까지 세로로 뻗어 있습니다. 발바닥을 보호하고 세로활(발바닥 아치)을 유지합니다. '힘줄'이라고 하지만 근육은 힘줄은 연결되어 있지 않습니다. 사람의 경우 발바닥근이 목말뼈에서 끝나기 때문이죠.

발바닥널힘줄을 벗겨내면 근육이 보입니다. 이 근육을 네 개의 층으로 나누어봅시다.

첫 번째 층에는 발꿈치뼈에서 시작하는 **엄지발가락벌림근, 짧은발가락굽힘근, 새끼발가락벌림근**입니다(그림 8-16 왼쪽). 손에는 엄지맞섬근,

그림 8-16 발바닥의 근육

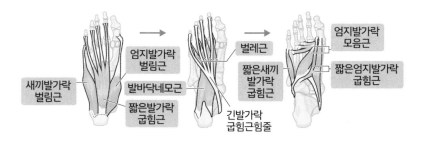

새끼맞섬근이 있지만 발에는 그에 해당하는 근육이 없습니다. 진화 과정에서 손실되어 사람은 발로 물건을 집을 수 없게 되었죠.

다음 층에는 긴발가락굽힘근의 힘줄이 나타납니다. 그것과 발꿈치뼈 사이에 발바닥네모근이 있습니다(그림 8-16 가운데). 발바닥네모근은 힘의 방향을 바꿉니다.

긴발가락굽힘근의 힘줄이 발가락이 갈라지는 곳에 **벌레근**(충양근)이 있습니다.

세 번째 층에는 **짧은엄지발가락굽힘근, 엄지발가락모음근, 짧은새끼발가락굽힘근**이 있습니다(그림 8-16 오른쪽).

마지막 층은 **뼈사이근**(골간근)입니다. 발등쪽뼈사이근은 발가락의 가쪽벌림, 발바닥쪽뼈사이막은 안쪽모음으로 작용하는 것은 손과 공통적입니다. 또한 앞정강근힘줄, 뒤정강근힘줄, 긴정강근힘줄이 엄지발가락의 손목발목관절(TM 관절) 주변에 닿는 것도 보입니다. 이것이 발활을 유지한다고 했던 것 기억하나요?

발바닥에 분포하는 신경은 종아리부위의 뒤쪽 구획을 통해 들어갑니다.

발등

발등에 관한 이야기는 이제 곧 끝날 것 같습니다. 다리는 이제 이것만 살펴보면 되어서 얼마 얼마 남지 않았습니다.

종아리 앞쪽 구획에서 시작하는 것이 **긴발가락폄근**과 **긴엄지발가락**

폄근입니다. 발꿈치뼈에서는 **짧은엄지발가락폄근**과 **짧은발가락폄근**이 시작하고 이들은 모두 깊은종아리신경이 지배합니다. 종아리신경이 마비되면 발관절과 발가락 등관절을 젖힐 수 없는 것을 이제 알 수 있겠죠? 걸을 때 발끝이 축축 떨어져서 발의 앞부분을 들어올릴 수가 없습니다. 이것을 **발처짐**(족하수)이라고 합니다.

이제 끝났습니다.

이야, 다리에 관해 뼈와 근육, 신경을 살펴보았는데 꽤 힘들었네요. 여러분의 뇌 속에 있는 다리도 잘 서고 걸어 다닐 수 있으면 좋겠습니다.

참고문헌

(1) Ulziibat M, et al：Traditional Mongolian swaddling and developmental dysplasia of the hip: a randomized controlled trial. BMC Pediatr, 21：450, 2021

(2) 古賀英之：ACL損傷の受傷メカニズム. 日本臨床スポーツ医学会誌, 27：351－356, 2019

(3) 「PT・OTビジュアルテキスト専門基礎　解剖学」(坂井建雄/監, 町田志樹/著), 羊土社, 2018

정리

- 다리는 팔과 비슷하면서도 미묘하게 다르네. 시험 공부 할 때 주의해야겠다

- 엉덩관절은 꼬이고 잠긴다. 무릎관절은 당기고 잠긴다. 다리 관절은 사다리꼴이며 잠긴다

- 아기 속싸개는 좋지 않다

- 앞십자인대는 엄청 아픈 것 같다

- 구획이 중요하다. 암기하기 쉽다고 하는데 시험에 나오나?

- 먼로 워크를 하다가 중간볼기근에 주사를 놓는다

- 이관절근을 확인했다. 몸이 뻣뻣한 것을 남들에게 들켰다

- 부츠를 신고 다리를 꼬고 폼을 잡았더니 종아리신경이 마비되었네

- 발 근육은 손바닥과 거의 같다. 하지만 물건을 잡을 수는 없다

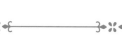

제 9 장

머리와 목

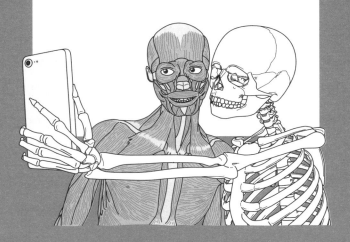

해부학 이야기도 이제 머리와 목 부위만 남았습니다. 해부학 교과서 중에는 머리와 목에 관해서 전체의 3분의 1 정도를 할애하는 책도 있습니다. 즉 이 부분이 해부학의 끝판왕이라고 할 수 있습니다. 휴식을 취하고 지금까지의 성과를 되돌아보며 수명을 늘려봅시다.

평소와 다름없이 뼈대부터 살펴보겠습니다.

1 머리뼈는 퍼즐 맞추기

의학용어로 머리뼈는 두개골이라고 읽기도 합니다. '두개'라고만 써도 같은 의미입니다.

머리뼈는 여러 부분이 조합되어 이루어집니다(그림 9-1). 아래턱뼈는 턱관절에서, 혀뼈는 인대와 근육으로 연결되어 움직입니다. 나머지는 모두 봉합되어 있어서 움직이지 않습니다. 직소 퍼즐처럼 들쭉날쭉한 곡선으로 뼈끼리 맞물려 결합되어 있지요.

머리뼈는 전체를 봐도, 부위별로 봐도 구멍이나 관이 있거나 돌기가 있는 등 복잡한 형태를 띱니다. 여기서는 먼저 머리뼈를 크게 두 가지로 분류하겠습니다. 바로 뇌머리뼈와 얼굴뼈입니다. 뇌머리뼈 안에는 뇌가 들어 있습니다. 뇌머리뼈가 뽑기 기계에서 튀어나오는 캡슐이라고 하면 꼭대기의 둥그스름한 뚜껑 부분을 머리뼈라고 합니다. 얼굴뼈는 뇌머리뼈 앞에 있고, 다양한 장기와 감각기관을 수용합니다.

그림 9-1 머리뼈

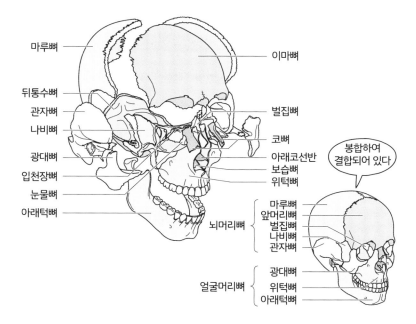

마루뼈
뒤통수뼈
관자뼈
나비뼈
광대뼈
입천장뼈
눈물뼈
아래턱뼈

이마뼈
벌집뼈
코뼈
아래코선반
보습뼈
위턱뼈

봉합하여
결합되어 있다

뇌머리뼈
- 마루뼈
- 앞머리뼈
- 벌집뼈
- 나비뼈
- 관자뼈

얼굴머리뼈
- 광대뼈
- 위턱뼈
- 아래턱뼈

▶ 참고문헌 1을 바탕으로 작성(참고문헌 2를 바탕으로 작성함)

머리뼈에는 구멍이 많다

머리뼈를 보면 다양한 크기와 모양의 구멍이 많이 있습니다. 각각 정해진 혈관과 신경이 통과하죠. 그것을 알고 있으면 구멍에 무슨 일이 생겼을 때 어떤 증상이 나타날지, 반대로 증상을 보고 어떤 문제가 있는지 유추할 수 있습니다.

머리뼈바닥 가운데에는 유난히 큰 구멍이 있는데 이것이 **큰구멍**(대공)입니다. 머리뼈안(두개강)에서 척주관으로 이어지는 구멍이며 척수가 통과합니다.

그 외에도 작은 구멍들이 많습니다. 이름이 있는 구멍만 해도 정중앙에 하나만 있는 것이 3개, 좌우에 있는 것이 각각 30여 개, 작은 구멍의 집합체가 하나씩 모여 있습니다. 얼굴신경을 이용해 연습 좀 해볼까요?

뇌신경의 다섯 번째 신경인 **삼차신경**(CN·Ⅴ)은 이름처럼 세 갈래로 갈라집니다. **눈신경, 위턱신경, 아래턱신경**이며 V1·V2·V3와 같이 아래에 숫자를 붙여서 나타냅니다. 이들은 통과하는 구멍이 정해져 있는데 각각 **위눈확틈새·원형구멍·타원구멍**이라고 합니다. 삼차신경의 가지가 이 구멍을 통해 각각 이마, 뺨, 아래턱의 감각을 전달합니다.

자신의 얼굴을 손가락으로 눌러도 확인할 수 있으니 한번 해보세요.[1] 눈썹 주변 뼈 가장자리를 누르면 아픈 곳이 있습니다. 바로 눈신경입니다(구멍과 신경의 이름은 눈확위패임과 눈확위신경으로 바뀝니다). 바로 아래 뺨 근처를 누르면 또 아픈 곳이 있습니다. 바로 위턱신경입니다(눈확아래구멍과 눈확아래신경)입니다. 바로 아래턱에도 누르면 아픈 곳이 있는데 이곳은 아래턱신경입니다(턱끝구멍과 턱끝신경)입니다. 이 세 개가 합류하는 모습을 상상해봅시다.

그건 그렇고 신기하네요. 작은 구멍에 딱 맞는 굵기의 혈관과 신경이 원활하게 통과하네요. 혈관과 신경이 마침 그 구멍을 발견하고 통

---

[1] 삼차신경을 검사할 때도 이용됩니다.

과하는 걸까요? 아니, 그럴 리 없죠. **신경과 혈관이 먼저 지나가고 그 주변에 뼈가 생기는 것입니다.**

턱 벌어져서 턱관절

죄송합니다, 너무 썰렁한 개그인가요.

귓구멍의 앞쪽을 만지면서 입을 살짝 벌렸다가 다물어보세요. 뼈가 움직이는 것을 알 수 있습니다. 아래턱뼈의 **관절돌기**가 관자뼈의 **턱관절오목**에 접하여 **턱관절**을 형성합니다.

관절돌기를 만져보면서 입을 크게 벌려보세요. 턱이 딱 벌어지는 느낌이 들고, 아래턱뼈가 앞쪽으로 어긋납니다. 관자뼈의 **관절결절**이라는 돌출부를 아래턱뼈의 관절돌기가 넘어가는 순간입니다. 입을 가볍게 여닫는 동안에는 관절돌기가 턱관절오목에 들어가 있지만, 관절 돌기를 앞으로 이동시키면 입을 크게 벌릴 수 있게 됩니다.

관절 안에 있는 연골인 **관절원반**이 이 동작을 잘할 수 있게 합니다. 뼈끼리 충돌을 완화하고 관절 틈새를 메우면서도 적절하게 가동성을 높입니다. 이게 잘 안되면 입을 벌리기 어려운 턱관절증이나 턱이 쉽게 빠지는 습관성 턱관절 탈구로 이어집니다.

씹기근육

씹기근육(저작근)은 아래턱을 움직이는 근육 중 삼차신경의 셋째 가지인 아래턱신경(CN·V3)의 운동근이 지배하는 근육입니다.

그림 9-2 씹기근육

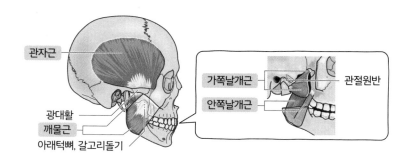

관자근

가쪽날개근 ─ 관절원반

안쪽날개근

광대활
깨물근
아래턱뼈, 갈고리돌기

깨물근(교근)과 **관자근**(측두근)은 몸의 표면에서도 확인할 수 있습니다(그림 9-2). 볼과 관자놀이를 만지면서 이를 악물면 근육이 단단해지는 것이 느껴집니다.

안쪽날개근·가쪽날개근은 아래턱뼈의 맞은편에 있어서 닿지 않습니다. 머리뼈바닥에서 시작해 가쪽날개근은 턱관절, 안쪽날개근은 아래턱뼈의 내측면에 부착합니다. '아인'이라고 발음해서 턱을 앞으로 내밀어 보세요. 양쪽의 안쪽날개근이 아래턱뼈를 앞으로 끌어냅니다. 미국 메이저리그 선수들처럼 풍선껌을 좌우로 질겅질겅 씹어 봅시다. 안쪽날개근과 가쪽날개근이 한쪽씩 번갈아 가며 아래턱뼈를 좌우로 움직이게 합니다.

입을 벌리는 근육은요? 아래턱 밑에 있는 근육이 당겨줍니다. 지배신경이 달라서 씹기근육의 범주에 들어가지 않을 뿐입니다.

목은 머리와 가슴 사이에 위치하지만 단순한 연결기관은 아닙니다.

턱을 위로 향하고 '이~' 하고 말하면서 목에 힘을 주면 힘줄이 서죠. 이것이 **넓은목근**(광경근)입니다. 목의 얕은근막 안에 있는 피부근육이며 아래턱뼈에서 시작하여 빗장뼈 주변의 진피에 닿습니다. 넓은목근 아래에는 깊은근막이 있습니다. 목도 깊은근막이 구획을 형성하므로 일단 그것부터 살펴보겠습니다.

먼저, 목 전체를 감싸는 **얕은엽**을 봅시다. 그 안에 있는 근막집이 근육·내장·혈관을 대략적으로 구분합니다. 목의 깊은층 근육을 척추뼈와 함께 감싸는 것이 **척추전근막**입니다. **기관전근막**은 인두·후두 ·기관·갑상샘·식도 등 목 부위의 내장을 감쌉니다. 목의 굵은 혈관인 온목동맥(총경동맥)과 속목정맥(내경정맥)을 감싸는 것이 목혈관신경집(경동맥초)이며 미주신경이 이곳을 지나갑니다.

인후농양이라는 질환이 있습니다. 척추전근막과 기관전근막 사이에 있는 척추전간극이라는 틈이 세균에 감염된 것입니다. 목과 코의 감염이 계기가 되지만 이 공간이 가슴까지 연결되어 있어서 위험합니다.

목 부위에서 얕은 층에 있는 근육

목 부위에서 얕은 층에 있는 근육 중 가장 먼저 눈에 띄는 것이 **목빗근**입니다. 목빗근의 구용어는 흉쇄유돌근인데, 복장뼈(흉골)와 빗장뼈

(쇄골)에서 시작해 관자뼈 꼭지돌기(유양돌기)에 닿는다는 뜻 그대로의 명칭입니다. 사실 제가 처음 외운 근육 명칭이 이것이어서 해부학은 식은 죽 먹기라고 생각했습니다. 그 후 좌절했지만요.

목빗근은 빗장뼈와 함께 목을 매력적으로 보이게 합니다. 잠깐 얼굴을 오른쪽 위로 돌려보세요. 왼쪽 목빗근이 작용합니다. 그런 다음 쭉 위를 향하세요. 양쪽 목빗근이 작용합니다. 목빗근은 등세모근(승모근)과 발생 기원이 같으므로 지배신경도 같은 **더부신경**(CN·XI)입니다.

목빗근을 넘기면 목에서 아래턱에 걸쳐 많은 근육이 보입니다. 목뿔뼈(설골) 아래에 있는 근육을 통칭하여 **목뿔아래근육**, 위를 **목뿔위근육**이라고 합니다. 이 근육이 목뿔뼈와 후두를 매달고 있어서 버팀목 역할을 합니다. 턱목뿔근, 복장목뿔근 등 대부분은 이는곳과 닿은곳을 근육의 이름으로 붙입니다.

목신경얼기

넓은목근을 제거하면 점차 신경이 보이기 시작하는데 **목신경얼기**가 근원입니다. 목신경의 C1~C5 앞가지에서 형성되며, 팔신경얼기와 허리신경얼기에 비해 작은 편입니다.

하지만 중요한 가지가 몇 개 있으니 잘 기억해둡시다. 우선 **가로막신경**이 가장 중요합니다. C3~C5 유래로 세로칸(종격)을 통해 가로막을 지배합니다. 다음은 목뿔아래근육을 지배하는 **목신경고리**입니다. 루프 모양의 신경이어서 잘 해부하면 매우 인상적입니다. 그래서인지 종종 스케치 과제의 주제로 등장합니다.

　감각신경으로는 **작은뒤통수신경**과 큰귓바퀴신경이 있습니다. 큰뒤통수신경과 함께 뒤통수의 지각을 지배합니다. 후두신경통이라는 뒤통수 통증은 이들이 원인입니다.

목동맥에서 두근두근

손가락을 후두 옆에 살짝 갖다 대면 생기 넘치는 박동을 느낄 수 있습니다. 바로 **온목동맥**입니다. 응급 시 맥박이 있는지 확인할 때 가장 먼저 시도하는 지점이죠. 온목동맥에 줄지어 있는 것이 **속목정맥**이고 그 사이에 미주신경(CN·X)이 지나갑니다. 이것들을 묶고 있는 것이 바로 **목혈관신경집**입니다.

　온목동맥의 박동을 따라서 위로 가다 보면 약간 부풀어 오른 부분이 있습니다. 온목동맥이 속목동맥과 바깥목동맥으로 갈라지는 곳입니다. **속목동맥**은 목동맥관을 통해 머리 안으로 들어가 뇌에 영양을 공급합니다. **바깥목동맥**은 머리 바깥과 머리 안에서도 경막에만 영양을 공급합니다. 역할 분담이 확실합니다.

　이 분기부에는 센서가 있습니다. 쌀알만 한 크기의 덩어리가 **경동맥소체**입니다. 혈중 산소와 이산화탄소, 수소이온농도(pH)를 감지합니다. 또한 속목동맥이 시작하는 곳에서 부풀어 있는 부분을 목동맥굴이라고 하며 혈압을 감지합니다.

　자세히 보면 이 주변에 미세한 신경이 있는 것을 알 수 있는데 이것

그림 9-3 음식물을 삼키는 과정

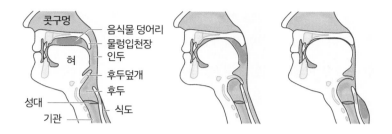

이 **혀인두신경**(IX)의 가지입니다.

  후두는 여러 개의 연골의 지지를 받는 관입니다(그림 9-3). 상부는 인두와 연결되어 있고 하부는 기관과 연결됩니다. 소화기계통과 호흡기계통이 인두에서 후두에 걸쳐 교차합니다. 이것을 **인두교차**라고 합니다. 기도와 소화관이 같은 관에서 교차하기 때문에 호흡과 삼킴을 동시에 할 수 없습니다. 하면 음식물이 기도로 잘못 넘어갑니다.

  즉, 후두의 중요한 역할은 인두교차를 잘 하는 것입니다. 음식과 공기를 교통 정리하는 것이죠. 애초에 왜 교차하는 것인지 의문이지만, 진화 과정에서 그렇게 되었습니다.

  숨을 쉴 때는 부드러운 **물렁입천장**(연구개)이 내려와 코안에서 인두로 공기가 흐릅니다(그림 9-3). 후두가 전체적으로 내려가고 후두덮개가 열립니다. 성대도 열리고 공기를 인두에서 기관으로 통과시킵니다.

  음식을 삼킬 때는 입천장과 함께 물렁입천장이 인두의 후벽에 눌려 음식물이 코안으로 들어가지 않도록 막습니다. 후두가 끌어올려지고 후두덮개가 내려가면서 후두 입구를 막습니다. 음식물은 후두덮개의 양옆에 있는 **후두인두**라는 공간을 통과해 식도로 향합니다. 만일 음식물이 후두에 들어가도 **성대**가 바로 닫히고 기침으로 되 밀어냅니다. 즉 성대의 기능은 잘못 삼키는 것을 방지하는 셔터라고 할 수 있습니다.

성대를 움직이는 근육 지배하는 것이 미주신경(CN·X)에서 오는 **위후두신경**과 **아래후두신경**(되돌이후두신경)입니다. 되돌이후두신경은 가슴 부위를 멀리 돌아서 오기 때문에 흉부 병변(폐암이나 대동맥류)으로 인해 마비될 수 있습니다. 성대가 잘 열리지 않아서 한쪽이면 쉰 목소리가 나고 양쪽이면 호흡 곤란을 겪습니다.

아기는 숨을 쉬면서 동시에 삼킬 수 있을까?

아기는 숨을 쉬면서 젖을 먹을 수 있다고도 한다. 신생아는 성인보다 후두의 위치가 높기 때문에 후두덮개가 뒤에서 목젖에 연결해 기도를 분리한다고 합니다. '동시 호흡삼킴 가설'이라고 해두자. 1969년에 기재된 이후 널리 알려졌습니다(3).

실제로 아기의 젖을 빨고 삼키고 숨을 쉰다는 일련의 행위를 보면, 젖을 먹은 다음 숨을 쉽니다(4). 연구 대상이 아기여서 검증이 어려운 부분은 있지만 실제로 엑스레이나 에코로 확인하면 아기의 후두덮개가 목젖에 닿지는 않으며, 삼킬 때는 물렁입천장이 코안을 폐쇄합니다. 기본적으로 성인과 동일하므로 '동시 호흡삼킴 가설'은 부정적입니다(5).

하지만 지금도 교과서나 전문지에서 '동시 호흡삼킴 가설'을 볼 수 있으며 검색하면 인터넷에서 드물지 않게 볼 수 있습니다. 일종의 인터넷 밈이라 할 수 있습니다.

볼펜을 목에 꽂지 마세요

목젖을 만져보세요. 이곳이 **갑상연골**입니다. 목의 길잡이로 많이 쓰이는데 남성이 더 돋보입니다. 사춘기 이후에 남성 호르몬에 반응해서 커지기 때문이죠. 안에 있는 성대도 커지면서 목소리가 낮아집니다. 변성기네요. 여성도 작지만 같은 변화가 일어납니다.

참고로 화장 후의 유골에도 목젖이 보이지만 이것은 중쇠뼈입니다. 치아돌기가 튀어나온 상태가 좌선하는 부처님과 닮았다고 해서 그렇게 알려져 있습니다. 갑상연골은 타서 남아 있지 않습니다. 그렇다고 해도, 시신을 화장하면 콜라겐 섬유가 타서 중쇠뼈도 약해져 쉽게 부서집니다(해부학 이야기를 해야 하는데 자꾸 옆으로 새네요).

갑상연골에서 손가락을 아래로 미끄러져 내려오면 작은 홈 뒤에 다시 딱딱한 것이 만져집니다. 이것이 **반지연골**입니다. 그 뒤로 탄력 있는 연골이 이어지는데 이것이 기관입니다.

갑상연골과 반지연골 사이의 홈에는 **반지갑상사이막**이라는 섬유성 막이 붙어 있습니다. 성대의 윗부분이 막혀 숨을 쉴 수 없을 때는 이곳을 절개하여 카테터를 삽입하는 경우가 있습니다. 영화나 만화에서 질식한 사람의 목구멍에 '에잇'하고 볼펜을 꽂는 장면이 나오는데 잘못된 행위입니다. 카테터를 대신으로 쓰는 장면이지만 실제로는 억지이며 주위를 손상시키기 때문에 위험합니다(7).

감상샘과 상피소체

갑상샘(갑상선)은 후두와 기관 사이의 전환기에 위치하며 나비 모양을 한 적갈색의 탄력 있는 조직입니다. 갑상샘 뒷면을 보면 약간 노르스름한 쌀알 크기의 것이 좌우 2개씩 있습니다. 이것이 **상피소체**(부갑상샘)입니다. 모두 호르몬을 분비하는 내분비기관입니다.

갑상샘 호르몬은 몸의 대사를 높입니다. 또한 갑상샘은 혈중 칼슘 농도를 낮추는 칼시토닌도 분비합니다. 상피소체 호르몬은 반대로 칼슘의 혈중 농도를 높입니다.

갑상샘의 대표적인 질환으로는 바제도우병과 하시모토병이 있습니다. 둘 다 목이 갑상샘의 나비 형태로 부어오릅니다. 바제도우병은 갑상샘 호르몬 항진증이고 하시모토병은 반대로 갑상샘 호르몬 저하증입니다.

참고로 올챙이에서 개구리로 변태하는 과정에서 갑상샘 호르몬이 분비됩니다. 같은 호르몬인데 인간과 전혀 다른 작용을 하네요.

3 미모도 따지고 보면 피부 한 꺼풀

이제 얼굴을 보겠습니다. 'Beauty is only skin deep.'이라는 속담이 있는데 외모가 다가 아니라는 뜻이죠. '미모도 따지고 보면 피부 한 꺼풀'이라고 번역할 수 있습니다. 당연히 피부가 다가 아니죠. 아니, 내면의 아름다움을 말하려는 것이 아니라 얼굴이 움직이는 구조 말입니다. 실습에서 피부를 조금씩 조심스럽게 벗겨내면 **표정근육**(얼굴근육)이 보입니다(그림 9-4). 표정근육은 진피에 닿는 피부근육입니다. 넓은목근도 표정근육에 해당합니다.

표정근육은 포유류에만 있습니다. 쥐, 개와 같은 동물과 영장류는 표

그림 9-4 표정근육과 씹기근육(＊ 표시함)

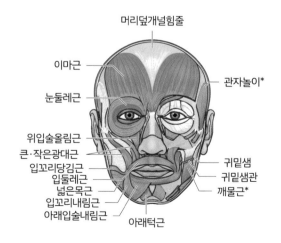

정근육을 사용해 서로 소통합니다(8). 무엇보다, 같은 감정이라도 사람과 개는 표정의 형태가 다른 것 같습니다(9). 종을 초월하여 공통적인 기능은 눈을 감는 것과 입을 다무는 것입니다.

표정근육의 지배신경은 **얼굴신경**(CN·Ⅶ)입니다. 얼굴신경은 턱 뒤쪽에 있는 귀밑샘(타액을 분비합니다)을 통과하여 얼굴로 나옵니다. 귀밑샘 중 이마·볼·아래턱, 크게 3~4개로 분기되어 있습니다.

그렇기 때문에 얼굴 운동은 얼굴신경이 담당합니다. 한편 얼굴의 지각행위는 삼차신경(V)입니다. 다만 씹는 근육은 삼차신경 가지인 아래턱신경(V3)입니다. 까다롭네요. 나중에 다시 한번 정리하겠습니다.

얼굴신경 마비

얼굴신경(CN·Ⅶ)의 주요 기능은 얼굴근육을 조절하는 것이지만, 운동신경 외의 성분도 포함되어 있습니다. 부교감신경의 성분은 눈물샘, 침샘, 코점막선의 분비를 촉진합니다. 혀의 미각을 전달하는 감각신경(고실끈신경)도 생성합니다.

얼굴신경이 마비되면 얼굴이 한쪽만 처지고 입이 벌어집니다. 치과에서 마취하고 입을 헹굴 때 물이 입에서 새어 나온 적은 없나요? 그런 느낌입니다. 진단을 한번 해보죠.

먼저 원인이 뇌에 있는지 말초 신경에 있는지를 구분합니다. **양쪽 이마에 주름이 잡히면 중추성**이고 한쪽만 움직이지 않으면 말초성입니다. 이마만 양쪽 중추에서 지배를 받기 때문입니다. 중추성의 경우 뇌경색이 종종 일어납니다.

골절 등 말초 부위에 신경이 손상되면 위치에 따라 증상이 달라집니다. 말초 중에서도 끝단이면 표정근육 마비가 유일하지만, 말초 앞부분이면 타액과 눈물이 잘 나오지 않거나 맛을 느끼지 못하거나 청력이 떨어집니다.

벨 마비는 바이러스 감염이나 자가면역으로 인해 얼굴신경이 마비되는 질환입니다. 대부분은 몇 달 안에 병이 낫습니다. 여기서 '벨'은 '벨-마장디 법칙'[2]에도 나오는 영국의 해부학자 찰스 벨의 이름이기도 합니다.

세세한 내용까지 설명해서 죄송합니다만, 얼굴신경은 귀밑샘을 통과하지만 침샘 중 혀밑샘과 턱밑샘만 지배하며 귀밑샘은 혀인두신경의 지배를 받습니다.

4 머리와 목은 절 투성이

머리와 목 부위(두경부)는 복잡하고 기괴한 모양이지만 발생 과정을 거슬러 올라가 단순한 구조에서 다시 보면 좀 더 이해하기 쉽습니다. 한번 해볼까요?

성체가 되면 이해하기 어렵지만, 발생 중인 배아의 몸은 마디마디로

---

2) 영국의사 찰스 벨이 척수앞쪽 뿌리가 운동성임을 발견했고 프랑스 생리학자 마장디가 척수 뒤쪽 뿌리로 감각정보가 들어가고 앞쪽 뿌리에서 운동신경정보가 나오는 것을 실험으로 증명했다. 그래서 이를 벨-마장디의 법칙이라고 한다. -옮긴이

이어져 있습니다. 몸통에서 마디를 만들었던 것은 **체절**이었지요(93쪽). 목 부위에서는 체절 외에도 고도로 분절된 구조가 배 쪽에도 생깁니다. 이것이 **인두활**(인두궁)입니다.

인두활는 인두를 둘러싸고 있는데, 연골과 혈관으로 부풀어 오른 사이에 홈이 형성되어 있습니다. 인두 내의 홈을 인두주머니, 몸 표면의 홈을 인두고랑이라고 합니다. **인두활은 모두 6쌍으로 문측**(입에 가까운 쪽)에서 첫째, 둘째, 이런 식으로 셉니다. 하지만 다섯째는 형성하는 과정에서 소멸하고 여섯째는 넷째와 합쳐집니다.

각 인두활에서 특정한 구조가 형성되고 변화합니다. 성체의 형태와 위치는 원래의 그것과는 동떨어져 있지만, 본래의 신경·근육·뼈의 관계는 유지합니다. 즉 **지배신경을 배울 때 인두활의 번호로 분류하면 외우기 편하겠죠.** 인간관계도 옛정이나 인연 같은 것이 중요하듯이 말입니다. 그중 몇 가지를 살펴봅시다.

첫째 인두활에서 위턱뼈의 하부, 아래턱뼈, 씹기근육이 생기는 것은 꼭 기억합시다.

척추동물의 특징은 여러 가지가 있는데, 한 가지 중요한 것은 먹잇감을 꽉 물어뜯는다는 점입니다. 턱이 있어서 가능한 일이죠. 첫째 인두활에는 위턱신경(CN, V2)과 아래턱신경(V3)이 통과합니다. 그래서 씹기근육이 아래턱신경에 지배를 받는 것입니다.

둘째 인두활에서 표정근육이 형성되고 그곳을 지나는 얼굴신경(VII)이 **지배신경이 됩니다. 넷째에서 여섯째 인두활에서는 후두의 연골과 근육**

이 생기고 미주신경(X)이 통과합니다. 미주신경이 멀리 돌아가는데도 (되돌이후두신경) 성대를 움직여야 하는 것은 이러한 구조 때문입니다.

인두활 자체는 척추동물의 독점물이 아닙니다. 척삭과 체절이 없었던 아주 옛시절의 신구동물에게도 인두활이 있었습니다. 인두활의 본래 기능은 물과 함께 흡입한 음식을 아가미구멍(인두고랑과 인두주머니가 연결된 것)으로 걸러내는 '여과섭식'입니다.

척추동물로 진화할 때 인두활에서 턱이 생겨 먹이를 물어뜯기 시작하면서(능동적 포식) 여과섭식의 필요성이 줄어들었습니다. 대신 인두활의 혈관이 호흡에 사용되거나(아가미), 인두에서 생긴 주머니가 폐가 되는 등 다양하게 변화했습니다. 머리와 목 부위가 복잡한 것은 이렇게 오랜 세월(무려 수억 년)에 걸친 변화 때문입니다.

5 머리가 없는 민달팽이와 인간의 머리

척추동물의 조상에 해당하는 척삭동물은 척추가 아직 진화하지 않아서 척삭으로 몸을 지지합니다. 그중에서도 민달팽이는 지금도 원시적인 구조가 남아 있습니다. 유선형의 몸에는 끝에서 끝까지 척삭과 체절이 있습니다. 즉 머리가 없습니다. 이런 상태에서 척추동물의 머리가 어떻게 생긴 것일까요? 아마 신경능선세포 덕분일 것입니다. 이 세포는 척추동물에게만 생깁니다(10).

머리의 신경능선세포는 이동하여 머리와 목의 다양한 구조물로 변화합니다. 마루뼈와 같은 편평한 뼈는 신경능선세포에서 막속뼈되기(막내골화)[3]를 거쳐서 생기며, 인두활로 이동한 신경능선세포는 연골을 거쳐 얼굴과 머리뼈의 많은 부분을 형성합니다.

6 머리와 목 부분의 단면을 살펴본다

인두와 그의 친구들

인두는 가로무늬근육으로 된 다기능 관으로 다양한 기관과 연결되어 있습니다.

먼저 코안과 후두에 연결되어 기도 역할을 합니다. 입안과 식도로 연결되어 소화관 기능도 합니다. 입안과 인두 사이의 경계선에는 **편도**라는 림프조직이 있으니 면역계통이기도 합니다. 그리고 인두에도 미각세포가 꽃잎처럼 겹쳐져 있어서 맛을 느낍니다. **귀인두관인두구멍**이 **귀인두**(이관)를 거쳐 가운데귀(중이)로 연결되어 가운데귀 내압의 안전판막으로 작용합니다. 잠수할 때 코를 잡고 귀인두에서 공기를 내보내는 행위는 이런 원리를 이용하여 고막 내부의 압력을 외부 수압과 같게 하는 것입니다.

PCR 검사나 항원 검사를 받아 본 적이 있나요? 검체를 어디서 채취하는지는 병원체에 따라 다르지만, 독감의 경우 코안 뒤쪽의 인두에

---

3) 결합조직의 막이 직접 뼈로 전환되는 방식으로 이마뼈, 마루뼈, 뒤통수뼈, 관자뼈, 위턱뼈 및 아래턱뼈와 같은 납작뼈와 빗장뼈가 이 방식으로 형성된다. -옮긴이

서 면봉으로 점액을 흡입합니다. 왠지 모르게 코에서 위쪽으로 면봉을 삽입하기 쉽지만, 그렇게 하면 안 됩니다. 면봉을 얼굴에 대해 직각으로 삽입해야 합니다.

코안

코안(비강)은 코안쪽 깊숙한 곳까지 뻗어 있는 공간입니다. **겉콧구멍**(외비공)에서 이어져 좌우 두 개로 나뉘고 뒤쪽에 있는 **뒤콧구멍**(후비공)을 통해 인두와 연결됩니다. 좌우를 나누는 정중앙의 **코사이막**(비중격)은 반들반들한 벽이지만, 바깥쪽(귀에 가까운 쪽) 내벽에는 돌출된 뼈가 세 층으로(위, 가운데, 아래) 있습니다. 이것을 **코선반**이라고 하며 코 점막의 면적을 늘려 들어온 공기를 데우고 습기를 머금게 합니다. 코안 꼭대기 벽에는 후각 신경(CN·I)이 분포합니다. 냄새를 맡을 때 킁킁거리는 것은 그곳으로 바깥 공기를 보내기 위해서입니다.

겉콧구멍 부근은 피부의 연속이며 콧구멍 안쪽에 코털이 나 있습니다(**코안뜰**). 그보다 안쪽으로 들어가면 코점막으로 덮여 있고 이곳에 가는 동맥이 모여 있습니다. 코사이막 앞쪽에 특히 가는 동맥이 많아서 코피가 나기 쉽죠. 이곳을 **키젤바흐 부위**라고 합니다.

코선반의 뒤쪽과 구석에는 **코곁굴**(부비강)로 이어지는 구멍이 있습니다. 코곁굴은 이마굴, 위턱굴, 벌집굴, 나비굴과 같이 코안 주위의 뼛속에 있는 공간입니다. 모두 한쪽이 막혀 있어서 감염되면 치료하기 어렵습니다.

입안

입안(구강)은 위턱뼈와 아래턱뼈로 둘러싸인 공간입니다. 그 외에 입천장뼈, 나비뼈, 관자뼈, 목뿔뼈도 입안을 형성합니다.

입안의 위쪽벽을 **입천장**(구개)이라고 하고, 뼈가 있는 곳을 **단단입천장**, 그 뒤의 근육으로 되어 있는 곳을 **물렁입천장**이라고 합니다. 물렁입천장 뒤끝에 **목젖**이 내려와 있고 그 양쪽에 있는 불룩한 부분이 **목구멍편도**(편도선)입니다. 림프 조직이기 때문에 감염되면 부어오르는데 이를 편도선염이라고 하죠.

입안바닥(혀와 잇몸 사이의 움푹 파인 곳)은 턱목뿔근과 아래턱근으로 이루어져 있습니다. 그 위에 있는 것이 혀입니다. 혀는 가로무늬근육의 집합체로 **혀밑신경**(CN·XII)이 지배합니다. 표면 점막에는 요철이 있는데 이를 **혀유두**라고 합니다. 이곳에는 **미뢰**가 모여 맛을 느낍니다. 혀의 앞 3분의 2의 미각은 **고실끈신경**(VII), 뒤 3분의 1은 **혀인두신경**(XI)이 전달합니다.

혀를 위로 올릴 때 혀 뒤로 서 있는 힘줄이 혀주름띠(설소대)이며 양쪽 입안 바닥에 울퉁불퉁한 것들이 보입니다. 자세히 보면 여기에 **턱밑샘**과 **혀밑샘**이 열려 있는 것을 볼 수 있습니다. 하품을 하는데 침이 튀어나온 적은 없나요? 턱밑샘이 눌려서 나오는 거예요. 이 흐름에서 볼 안쪽에 **귀밑샘**이 열려 있습니다. 이것은 자신의 입으로는 확인하기 어렵습니다.

위턱과 아래턱에는 **치아**가 줄지어 있죠. 인간은 잡식이므로 앞니(한

쪽 2개), 송곳니(1개), 작은어금니(2개), 큰어금니(3개)로 만능세트로 구성
됩니다. 입으로 먹잇감을 물어뜯지 않기 때문에 송곳니는 작지만 치
아의 교합 상태를 확인할 때 도움이 됩니다(11).

7 뇌경막의 안과 밖

대학에 따라 다르지만 실습을 할 때는 미리 해부체의 머리뼈를 열어
놓고 뇌를 빼놓습니다. 고정하기 어려운 뇌를 따로 처리하기 위해서입
니다. 머리뼈바닥을 들여다보면 검붉은 막으로 안에 붙어 있습니다.
이것이 **뇌경막**입니다. 척수경막은 지방과 정맥얼기가 뼈 사이에 있었
지만 뇌경막은 머리뼈 내면에 단단히 붙어 있습니다.

경막은 머리뼈 안을 몇 개의 구획으로 분할합니다. 경막이 정수리
의 시상면에 붙어 있는 부분을 **대뇌낫**이라고 하며, 대뇌반구를 좌우
로 나눕니다. 경막이 삼각형 모양의 방을 만들고 있는 곳은 **소뇌천막**
입니다. 여기에 소뇌와 뇌줄기(뇌간)가 들어갑니다.

뇌신경의 끝부분이 많이 보입니다. 뼈에서 경막을 조심스럽게 제거
하면 가운데에도 뭔가가 있습니다. 바로 뇌하수체입니다. 뇌하수체는
무려 11종류의 호르몬을 분비하는 내분비기관입니다.

경막 안에 정맥이 검푸르게 비칩니다. 이것을 **경질막정맥굴**이라고
하며, 뇌에서 정맥혈을 받아 속목정맥으로 흘려보냅니다. 경막과 뼈
사이의 공간인 **경막바깥공간**에는 동맥이 통과합니다.

리키이시 도오루는 왜 죽었을까?

다카모리 아사오(1936~1987년) 원작, 지바 테쓰야(1939년~) 그림인 일본 만화『내일의 죠』를 잠깐 이야기하겠습니다. 주인공 야부키 죠의 숙명의 라이벌인 리키이시 토오루는 야부키와 경기를 한 직후에 쓰러져 그대로 사망합니다. 사인이 뭐였을까요? 작중에서는 극단적인 감량과 관자놀이에 맞은 야부키의 펀치, 그때 쓰러지면서 뒤통수를 로프에 부딪친 것이라고 설명됩니다.

해부학에서는 관자부위를 프테리온(pterion)이라고 하며 머리뼈에서 골절되기 쉬운 곳 중 하나입니다. 이마뼈·마루뼈·관자뼈·나비뼈의 네 뼈가 봉합되어 있으며 다른 뼈보다 얇은 편입니다.

안쪽에는 중간뇌막동맥이 지나갑니다. 경질막바깥공간은 빈틈이 없는 잠재 공간이지만, 골절로 인해 동맥이 끊어지면 그곳에 피가 고입니다. 급성경막외혈종입니다.

급성경막외혈종의 특징은 부상을 입고 증상이 나오기까지 시간차가 존재한다는 점입니다. 혈액 누출이 경질막바깥공간에 점차 축적되면서 머릿속압력(두개내압)이 상승하고 대뇌 일부가 소뇌 천막으로 빠져나와 뇌줄기를 압박하여(천막 경유 탈출) 죽음에 이르게 됩니다. 리키이시의 경우는 6라운드에서 관자부위를 맞았지만 그때는 괜찮았다가 8라운드에서 야부키를 쓰러뜨리고 악수를 할 때 정신을 잃은 것이죠.

CT 촬영을 했다면 바로 진단하고 치료할 수 있었을지도 모르지만, 리키이시는 1970년에 사망했습니다. 일본에 처음 CT가 도입된 것은

1975년입니다.

8 눈에 티가 나다

'열공 모드'인 해부학 실습도 끝나가고 있습니다. 이제 눈과 귀가 남았네요. 둘 다 머리뼈를 조금씩 깎아야 해서 순서상 마지막입니다. 일단 눈부터 보죠. 눈은 영상을 신경의 신호로 변환하는 기관입니다.

눈확을 열다

안구가 들어가는 공간을 **눈확**이라라고 합니다. 크고 작은 뼈들이 합쳐져서 사각뿔체를 가로로 한 모양입니다. 시각신경이 그 정점을 통과하고, 안에 안구가 있으며 눈꺼풀(안검)이 밑면을 막습니다.

머리뼈바닥 쪽에서 뼈를 쪼개어 눈확의 위쪽 벽을 열면 그 안은 푹신푹신한 지방으로 채워져 있습니다. 이것이 눈확지방입니다. 눈은 눈확 안에서 다양한 방향으로 회전하지만 지구본처럼 회전 틀은 없습니다. 여기서 지방이 눈의 쿠션이 되어 안구를 지지하고 굴립니다. 아무리 살이 빠져도 이 지방은 끝까지 남아 있습니다.

바깥눈근육

눈이나 시각에 관해 이야기할 때는 바깥쪽을 **귀쪽**, 안쪽을 **코쪽**이라고 표현합니다.

안구를 움직이는 근육을 **바깥눈근육**(외안근)이라고 합니다(그림 9-5). 총 6종류가 있습니다. 시작은 눈확 안쪽에 있는 온힘줄고리(총건륜)에서 시작하여 시각신경에 붙어 있습니다. **가쪽곧은근**(외측직근)과 안쪽곧은근(내측직근)이 번갈아 수축하면 시선이 좌우로 움직입니다(12). 흠, 간단하네요. 하지만 쉬운 건 여기까지입니다.

아래곧은근(하직근)과 **위빗근**(상사근)은 시선을 아래로 향하게 합니다. 빗근이 뭐냐고요? 안구의 광축과 눈확의 축(바깥눈근육이 당기는 방향)이 어긋나므로 빗근이 필요합니다. 아래곧은근만 작동하면 시선이 아래로 향하기는 하지만 동시에 안구가 바깥쪽으로 돌아가게 됩니다(코쪽이 위쪽으로 회전). 위빗근은 그렇게 하지 않도록 해줍니다. 마찬가지로 시선을 위로 향하는 것은 **위곧은근**(상직근)과 **아래빗근**(하사근)입니다.

'힘의 모멘트'를 이용하여 각 근육이 회전력을 벡터화하면 알 수 있습니다……. 고등학교 때 물리를 선택했으면 무슨 뜻인지 아실 거예요.

그림 9-5 바깥눈근육

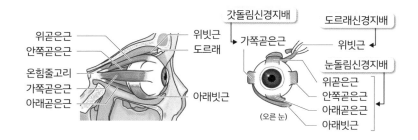

아무튼 바깥눈근육이 마비되면 어떻게 될지 생각해봅시다(13). 바깥눈근육의 지배신경 대부분은 눈돌림신경(동안신경)의 지배를 받으며, 가쪽곧은근의 갓돌림신경(외전신경)과 위빗근의 도르래신경(활차신경)만 예외입니다.

갓돌림신경(CN·VI)이 마비되면 시선이 귀쪽을 향하지 못합니다. **눈돌림신경**(III)이 마비되면 반대로 시선이 귀쪽을 향하게 됩니다. 이 부분은 쉽죠.

도르래신경(IV)이 마비되면 어떻게 될까요? 뇌 신경 중 도르래신경만 뇌줄기 뒷면에서 나옵니다. 뇌줄기를 우회하여 눈확까지 오기 때문에 중간에 손상되기 쉽습니다.

아래빗근은 제대로 작용하기 때문에 시선을 아래로 향하게 되지만, 눈의 가쪽돌림을 억제하는 위빗근이 작동하지 않습니다. 그 결과 시야가 돌아가서 사물이 이중으로 보입니다. 계단을 내려갈 때 증상이 강해지니까 위험합니다.

지긋이 눈을 보다

눈 속을 관찰하여 어떻게 이루어졌는지 생각해봅시다. 마침 카메라와 비슷한 구조입니다. 그렇다기보다는 카메라가 눈의 구조를 따라 한 것이지요.

안구 속벽은 3층으로 이루어집니다(그림 9-6). 가장속층이 **망막**입니다. 빛의 자극을 받아 시각신경에 전달하는 센서입니다.

그림 9-6 안구

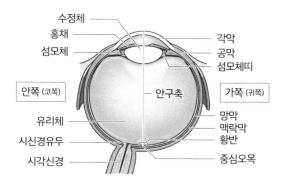

중간층은 **맥락막**인데 혈관과 멜라닌 색소가 풍부하고 검붉은색을
띱니다. 망막을 지원하며 난반사를 억제합니다. 전방에서는 **섬모체**와
홍채로 이어집니다. 홍채는 구경을 변화시켜 노출을 조정합니다.

눈의 가장 표층은 매우 튼튼합니다. 눈동자 부분은 투명한 **각막**으
로 되어 있으며 렌즈 기능을 합니다. 그 외에는 흰색을 띠며 이것을 **공
막**이라고 합니다. 백안이네요.

내부에는 젤리 상태의 **유리체**가 채워져 있습니다. 그 앞에 **수정체**가
있는데 이것이 두 번째 렌즈입니다. 섬모체와 **섬모체띠**가 수정체를 지
탱합니다. 섬모체근이 수축하면 섬모체띠가 느슨해져 수정체가 두꺼
워지고 초점거리가 짧아져서 가까운 곳에 초점이 맞습니다.

참고로 섬모체띠를 '진대(Zinn's membrane)'라고도 표기하는데 이것
은 독일의 해부학자인 요한 고트프리트 진(1727~1759년)에서 따온 명칭

입니다.

섬모체에는 **방수**라는 액체를 분비하는 기능도 있어서, 혈관이 없는 각막과 수정체에 영양을 공급하고, 안압(눈의 수압)에 의해 눈의 구형을 유지합니다.

망막을 보면 움푹 들어간 부분이 2개가 있는데 하나는 **시신경유두**입니다. 시각신경이 나오는 부분이죠. 이곳은 빛을 느끼는 시각세포가 없어서 맹점이 되므로 아무것도 볼 수 없습니다. 그 바로 옆에 **황반**이 있습니다. 광축 위에 있지요. 황반의 중앙부를 **중심오목**이라고 하며 망막에서 물체를 분별하는 변별력이 가장 뛰어난 부분입니다.

움푹 패여 있는데 왜 유두냐고요? 실제로는 움푹 들어가 있지만, 안저경이라는 검사 도구로 보면 부어올라 보입니다. 그리고 시신경유두가 정말 부은 일도 있습니다. 종양이나 출혈로 인해 머릿속압력이 상승하면 시각신경을 통해 눈으로 압력이 전달됩니다. 이것을 유두부종이라고 합니다.

인간의 망막은 오징어보다 어두울 수도 있다

사람의 눈과 같은 구조는 **카메라 눈**이라고 불리며 척추동물에게 공통적으로 나타납니다. 각막과 수정체가 렌즈가 되어 망막에 상을 맺기 때문에 세상을 영상으로 볼 수 있습니다.

사람의 눈은 100μm까지 작은 사물을 분간할 수 있습니다. 새는 수정체뿐만 아니라 각막도 변형시켜 가까이에서 멀리까지 초점을 맞출 수 있습니다(14). 매의 눈에는 황반이 2개 있어 정면으로 입체적인 영상을 파악하면서 옆쪽에서 더욱 세밀하게 볼 수 있습니다. 고양이 눈의 렌즈의 조리개 수치인 F값[4]은 0.9로, 사람 눈의 F2보다 4배 밝습니다. 금액으로 환산하면 더 이해하기 쉬울까요? 니콘의 표준 렌즈 F2는 3만6천 엔이지만 F0.95는 113만 엔이나 합니다.

문어와 오징어 등의 두족류도 포유류와 비슷한 카메라 눈 구조로 되어 있습니다. 척추동물과 두족류는 분류상 멀리 떨어져 있지만, 진화 과정을 거치면서 이러한 카메라 눈이 두 번 생긴 것이죠. 물론 차이점도 있습니다.

척추동물의 망막에서는 신호를 전달하는 신경섬유가 렌즈 쪽에 있고, 빛의 수용체가 그 반대편에 있습니다. 따라서 빛이 수용체에 도달하기 전에 망막 자체에 빛이 약간 산란합니다. 또 망막을 관통해서 신경을 눈 밖으로 내보내야 하므로 거기에 맹점이 생깁니다.

실제로 카메라의 수광소자(CCD 센서, CMOS 센서)도 렌즈 쪽에 전선이 있고 뒤쪽에 수광부가 있어서 전선으로 빛이 다소 산란합니다. 이것과 앞뒤 구조가 반대로 되어 있는 것도 있는데 이를 후면조사형 센서라고 합니다. 후면조사형 센서는 제조하기 어렵고 고가여서 특수한 고감도 카메라에만 사용됩니다. 그것을 일반형으로 양산한 것이 소니입니다. 지금은 스마트폰 카메라에도 사용되고 있지요.

---

4) 렌즈의 초점거리를 구경으로 나눈 값. F값이 작을수록 많은 빛이 렌즈에 들어가기 때문에 상이 밝지만, 렌즈는 크고 무겁고 비싸집니다.

두족류의 망막에서는 후면조사형 센서와 마찬가지로 수광부가 렌즈 쪽을 향합니다. 빛의 입자가 감소하지 않기 때문에 감도가 높고 맹점도 없습니다. 척추동물의 망막도 소니에서 만들었다면 좋았을 텐데요.

시각교차와 양귀쪽반맹

양쪽 눈에서 나오는 시각신경은 일단 합류했다가 다시 갈라져 좌우 뇌로 향합니다. 이것을 **시각교차**(시각신경교차)라고 합니다. 망막의 귀쪽(렌즈의 상이 반전하므로 시야는 코쪽)으로부터 온 신경은 여기서 교차하지 않고 같은 쪽의 뇌로 향하고, 코쪽(시야는 귀쪽)으로부터 온 신경은 교차해 반대쪽 뇌로 향합니다. 이것을 **반교차**라고 합니다. 이에 따라 두 눈 모두 왼쪽 시야는 오른쪽 뇌로 전달되고 오른쪽은 왼쪽으로 전달됩니다. 이것을 뇌가 처리해서 거리를 인식해 입체감을 느끼는 입체시를 할 수 있게 됩니다.

따라서 눈에서 뇌까지의 경로 중 어디에 장애가 생기는지에 따라 시야가 손상되는 방식이 달라집니다. 예를 들어, 시각교차가 손상되면 두 눈의 바깥쪽 시야가 보이지 않습니다. 이것을 **양귀쪽반맹**이라고 합니다. 시야의 가운데는 잘 보이기 때문에 자신의 상태를 인지하지 못하다가, 옷장이나 문에 어깨를 부딪치는 일을 자주 겪으면서 병원을 찾아가는 계기가 되기도 합니다.

설마 시각교차가 손상되겠냐고 생각하겠지만 실제로 그런 일이 일어납니다. 바로 뒤에 있는 뇌하수체에 종양이 생기면, 시각교차를 압박하여 양귀쪽반맹이 됩니다.

반교차의 비율은 동물마다 다릅니다. 눈이 앞에 붙어 있는 육식 동물은 교차가 많아 입체적으로 볼 수 있습니다. 눈이 측면에 붙어 있는 초식동물은 시야가 넓은 대신 교차가 적어 입체시 범위가 제한적입니다. 물고기의 시야는 교차하지 않았습니다. 좌우 눈의 시선이 교차하는 곳에 '스트라이크 존'이 있고, 거기에 먹잇감이 보이면 반사적으로 물어뜯습니다(15).

9 귀는 듣고 눈은 돌고

사람의 귀는 바깥귀(외이), 가운데귀(중이), 속귀(내이), 이렇게 세 부분으로 구성됩니다(그림 9-7). 바깥귀의 중간에서부터는 마루뼈 안에 있습니다. 귀는 소리를 듣고 몸의 균형을 느끼는 두 가지 감각을 담당하기 때문에 흥미로운 형태를 하고 있습니다.

바깥귀는 **귓바퀴**와 **바깥귀길**(외이도)로 이루어집니다. 귓바퀴가 바깥귀길을 향해 소리를 모읍니다. 바깥귀길은 표면 근처가 연골, 안쪽이 마루뼈 터널로 되어 있습니다. 그 끝에는 **고막**이 있어 음파를 기계적 진동으로 변환합니다.

가운데귀는 마루뼈 안에 있고, 고막과 **고실**(중이강)로 이루어집니다. 고막 안쪽에 있는 고실이라는 공간에는 **귓속뼈**(망치뼈, 모루뼈, 등자뼈)가

그림 9-7 귀의 구조

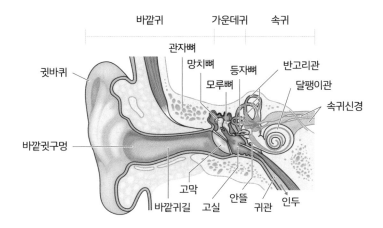

있습니다. 고막 내면에 망치뼈가 붙어 진동을 모루뼈에 전달하고, 모루뼈가 등자뼈에 전달하며, 등자뼈가 **안뜰창**을 진동시킵니다.

안뜰창 건너편이 **속귀**입니다. 그곳에는 동굴과 같은 관, 뼈미로가 있습니다. 달팽이처럼 생겼네요. 그 안에 막으로 된 **막미로**가 있습니다.

막미로는 달팽이관, 반고리관, 타원주머니, 둥근주머니로 구성됩니다. **달팽이관**이 소리, 세 개의 **반고리관**이 머리 회전, 타원주머니와 둥근주머니가 각각 머리 방향과 가속도를 감지합니다. 이러한 정보를 **속귀신경**(CN·VIII)이 뇌에 전달합니다.

막미로는 **속림프**로 가득 차 있습니다. 그 주위의 뼈미로에는 속림프와는 화학적 성분이 다른 **바깥림프**가 가득 차 있습니다. 앞뜰창으로 들어온 음파는 달팽이에게 전달되고, 그곳에서 신경 신호로 변환됩니다. 달팽이관을 왔다 갔다 하는 음파는 **달팽이창**으로 나옵니다.

귓속뼈가 고막과 앞뜰창 사이에 끼어 있는 이유는 무엇일까요? 소리가 매체를 통해 이동할 때 매체에 따라 소리의 전달 용이성과 난이도가 다릅니다. 매체의 파동을 전달하기 어려운 정도를 '임피던스(Impedance)'라고 합니다. 공기에서 물로 소리가 전달될 때 임피던스에 차이가 있기 때문에 경계면에서 소리가 반사되어 전도 손실이 발생합니다. 귓속뼈의 링크가 요철을 만들어 공기와 물의 임피던스 차이를 맞추는 것입니다. 이런 작용을 임피던스 매칭이라고 합니다.

물고기도 귀가 있지만 속귀와 평형기관만 존재합니다. 물고기의 주위에는 물이 있고, 물고기의 몸도 거의 물이기 때문에 물을 전달하는 음파는 물고기의 몸을 그냥 통과합니다. 대신 물고기는 옆줄이라는 기관으로 소리를 감지합니다. 어떤 물고기는 부레로 소리를 듣습니다.

속귀는 뼈 안에 있다

속귀도 관자뼈 안에 있습니다. 여기서는 형태가 특징적인 반고리관과 달팽이관을 살펴보겠습니다. 관자뼈 안에 생긴 공간과 그 안에 있는 막의 관에 관한 이야기입니다.

반고리관은 한쪽에 3개의 고리 모양으로 이루어진 관입니다. 세 관이 각각 직각 형태로 만나서 머리 회전을 3차원으로 감지할 수 있습니다. 반고리관의 막미로에는 속림프가 있습니다. 머리가 회전하면 관성에 의해 속림프가 상대적으로 반대 방향으로 흐릅니다. 고리의 한쪽 끝에서 그것을 감지하는 것이죠. 머리가 계속 회전을 하면 속림프 자체도 회전합니다. 그래서 머리 회전이 멈추어도 관성에 의해 속림프가 계속 흐르고 반고리관은 원래 방향의 회전을 감지합니다. 이것이 어지러움을 느끼는 상태입니다.

달팽이관은 그 이름처럼 달팽이 껍데기처럼 생겼습니다. 바닥에서는 고음을, 꼭대기 쪽으로 갈수록 저음을 포착합니다. 사람의 경우 2바퀴 반 정도 감겨 있으며 그것을 펴면 3cm 정도 됩니다. 사실 이렇게 감겨 있는 것은 포유류뿐입니다. 조류와 파충류에도 달팽이관이 있는데 명칭은 같지만 구조는 곧게 펴져 있습니다.

관자뼈의 머리 안쪽에는 속귀길(내이도)이 있고 속귀신경이 통과합니다. 속귀신경은 속귀에 안쪽에서 연결됩니다. 얼굴신경도 속귀길을 통과합니다.

이야~ 끝판왕 중의 끝판왕이라고 겁을 줬지만 이렇게 해서 머리와 목 부분도 무사히 마쳤습니다. 모두 끝까지 잘 버텨주었습니다.

참고문헌

(1) 「PT・OTビジュアルテキスト専門基礎　運動学　第2版」(山﨑 敦/著), 羊土社, 2022

(2) 「グレイ解剖学アトラス(原著第2版)」(Drake RL, 他/著, 塩田浩平, 秋田恵一/監訳), エルゼビア・ジャパン, 2015

(3) 「Anatomy of the Newborn: An Atlas」(Crelin ES), Lea and Febiger, 1969

(4) Sakalidis VS & Geddes DT：Suck-swallow-breathe dynamics in breastfed infants. J Hum Lact, 32：201-211; quiz 393, 2016

(5) Vilensky JA, et al：Infants can breathe and swallow at the same time? Clin Anat, 35：174-177, 2022

(6) 佐々木陽典：いざというときの身近な物品を使った緊急気道確保. レジデントノート増刊, 24：2951, 羊土社, 2023

(7) Braun C, et al：Bystander cricothyroidotomy with household devices - A fresh cadaveric feasibility study. Resuscitation, 110：37-41, 2017

(8) Dolensek N, et al：Facial expressions of emotion states and their neuronal correlates in mice. Science, 368：89-94, 2020

(9) Caeiro C, et al：Dogs and humans respond to emotionally competent stimuli by producing different facial actions. Sci Rep, 7：15525, 2017

(10) Jandzik D, et al：Evolution of the new vertebrate head by co-option of an ancient chordate skeletal tissue. Nature, 518：534-537, 2015

(11) Zimmerman B, et al：Physiology, tooth. StatPearls [Internet]. Treasure Island (FL)：StatPearls Publishing, 2022

(12) Breinin GM & Moldaver J：Electromyography of the human extraocular muscles. AMA Arch Ophthalmol, 54：200-210, 1955

(13) 「研修医のための内科診療ことはじめ　救急・病棟リファレンス」(塩尻俊明/監, 杉田陽一郎/著), 羊土社, 2022

(14) 杉田昭栄：鳥類の視覚受容機構. 「バイオメカニズム学会誌」, 31：143-149, 2007

(15) Gebhardt C, et al：An interhemispheric neural circuit allowing binocular integration in the optic tectum. Nat Commun, 10：5471, 2019

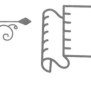

정리

- 머리뼈의 구멍과 통과하는 것들을 암기하자! 완벽한 시험 대비

- 첫째 인두활은 턱이 된다

- 목에도 구획이 있다. 척추전근막은 가슴까지 이어진다

- 후두의 기능을 구현하려고 콜라를 멋지게 원샷하다가 사레 걸렸다

- 가슴 이야기도 볼펜 이야기도 밈이었다

- 웃는 강아지가 사실은 웃고 있지 않다니! 입을 다물고 가만히 눈을 감았다

- 관자부위는 프테리온이고 경막외혈종에다가 음… '내일의 죠'?

- 매, 고양이, 오징어의 눈을 존경한다

- 바깥눈근육을 생각하니 눈이 돌았다

- 속귀를 생각하니 또 눈이 돌았다

마치며

해부학 수업은 어떠셨나요?

인간의 몸에 대해 알게 되면 세상을 조금 더 잘 알게 됩니다. 인간의 세상은 사람의 몸으로 이루어졌고, 자신의 몸이 접속 매체 역할을 하니까요. 인간의 몸을 아는 것은 자신에 관해 알아가는 것뿐 아니라 이를테면 세계 평화 같은 거창한 주제에 대해 생각할 때도 확실히 도움이 됩니다.

이번에 우리는 인간의 몸을 해부학이라는 기준에서 살펴봤습니다. 움직임을 배우는 생리학, 분자를 배우는 생화학, 신경계에 특화된 신경과학 등, 인간에 관한 기초 과학은 그 밖에도 많이 있습니다. 배움은 계속됩니다. 그럴 때 여러분이 잘하는 과목이 하나 있으면 그 과목이 의지가 됩니다. 이 책이 그렇게 되는 데 도움이 되었으면 좋겠습니다. 아니, 사실은 '해부학이 바로 이 세상이다!!'라고 단언하고 싶지만 이렇게 말하면 말릴 사람이 한둘이 아니겠지요.

사실 의학계에도 도시 전설이 꽤 많아서 수상쩍은 이야기는 원저 논문으로 확인했습니다. 그 밖에도 매력적인 일화가 다수 있었지만 근거 자료가 충분하지 않아 말을 아꼈습니다. 시대에 뒤떨어진 내용이거나 오해나 오타가 있을 수 있으니 발견하신 분은 꼭 알려주시길 바랍니다.

해부학의 수업을 함께 담당한 동료들과 수업을 들은 학생 에비하라 씨에게 이 책의 내용에 대해 소중한 조언을 받았습니다. 이 책을 담당한 요도샤 편집부 다가시라 미나미 씨가 제 원고를 항상 칭찬해 주셔서 의욕을 잃지 않을 수 있었습니다. 멋진 해부도를 그려 주신 요시다 소 씨, 깜찍한 삽화를 그려 준 아트공방 씨, 쿡, 하고 웃음이 나오는 겉표지와 디자인을 맡아주신 도리야마 다쿠로 씨, 영광입니다. 편집부 '후배' 씨가 그려준 '양 사원'의 그림은 교정 작업에 지칠 때마다 따라 그리곤 했습니다.

마지막으로 의학교육 연구를 위해 기증해주신 분과 유가족 여러분께 진심으로 감사드립니다. 의대생들과 교직원 모두 같은 마음입니다. 다시 한번 감사의 마음을 전해드립니다.

2023년 초여름 무라카미 도오루